植物のチカラで心と体を健康に！

ハーブティー事典

115種の
|効能|味|香り|ブレンド|

佐々木 薫 著

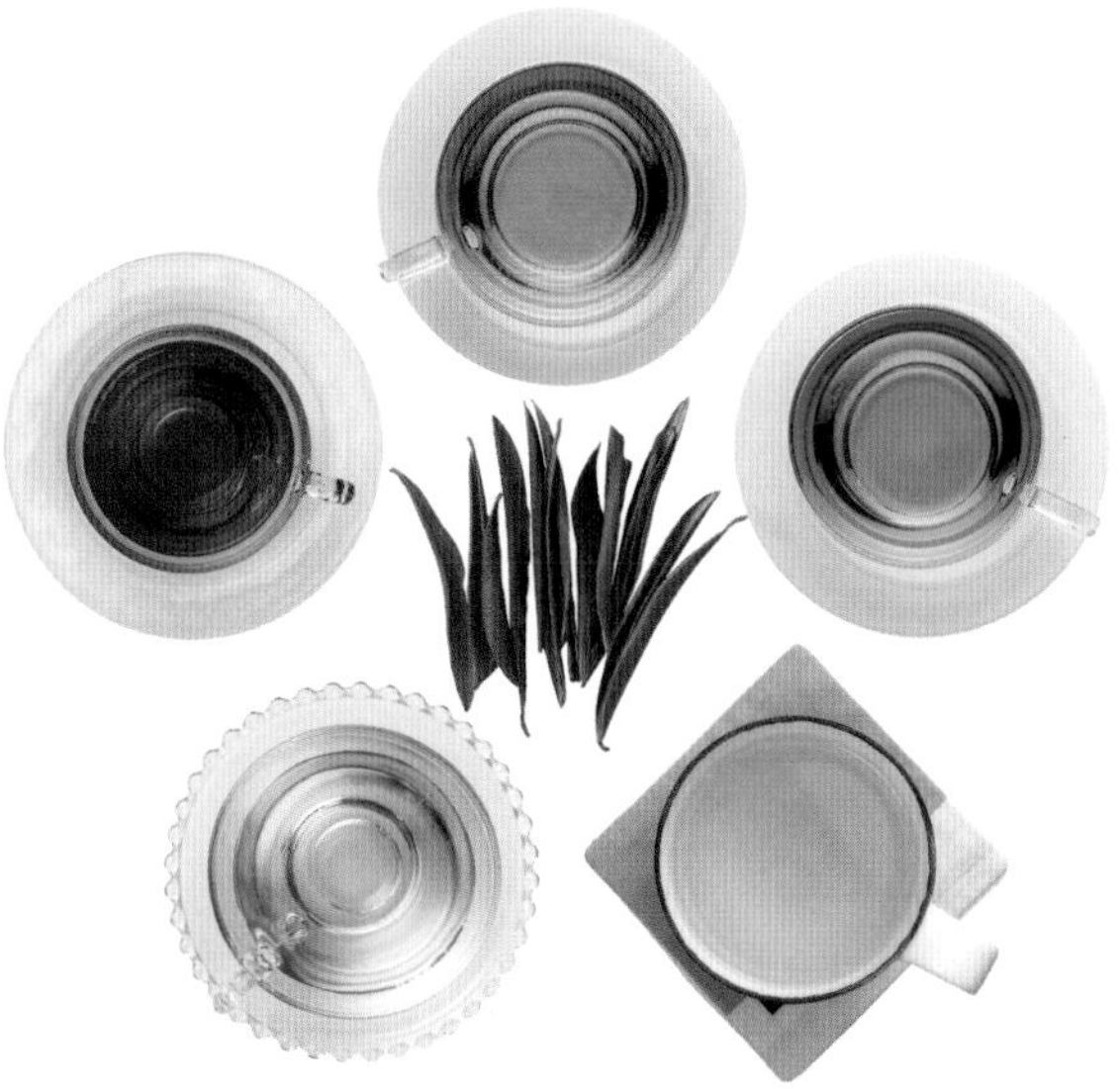

JN039514

池田書店

はじめに

ハーブティーではじめる新習慣

あなたがこの本を手にとった理由は何でしょうか？

ハーブティーをおいしく飲みたい。
最近、よく眠れないから……。
妊娠中にはハーブティーがよいと聞いたので……。
ハーブティーのことをもっとよく知りたい。

目的はいろいろかもしれません。
何か効きそうな気がする……
確かにその答えは「イエス」で、ハーブにはいろいろな効能があります。
しかし、ハーブによって違いますし、誰にでも同じように働くわけでもありません。

私たちのからだには免疫力や自然治癒力が備わり、
自分の健康はある程度であれば、自分で守れるようにできています。
その働きをスムーズに動かすように調整してくれるのが、ハーブティーです。
たとえば、ちょっとお腹をこわして不安なとき、
あたたかいカモマイルのお茶をゆっくり飲むと、
胃の中がやさしく撫でられるようで、とてもリラックスできます。

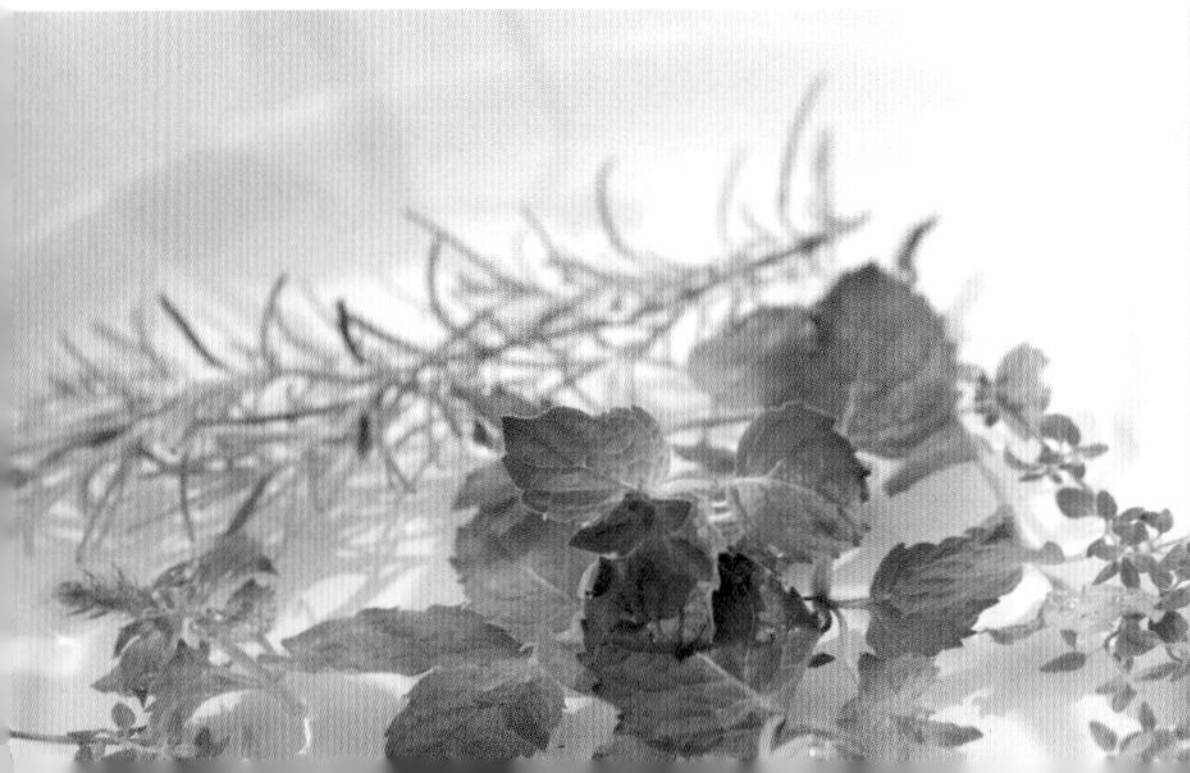

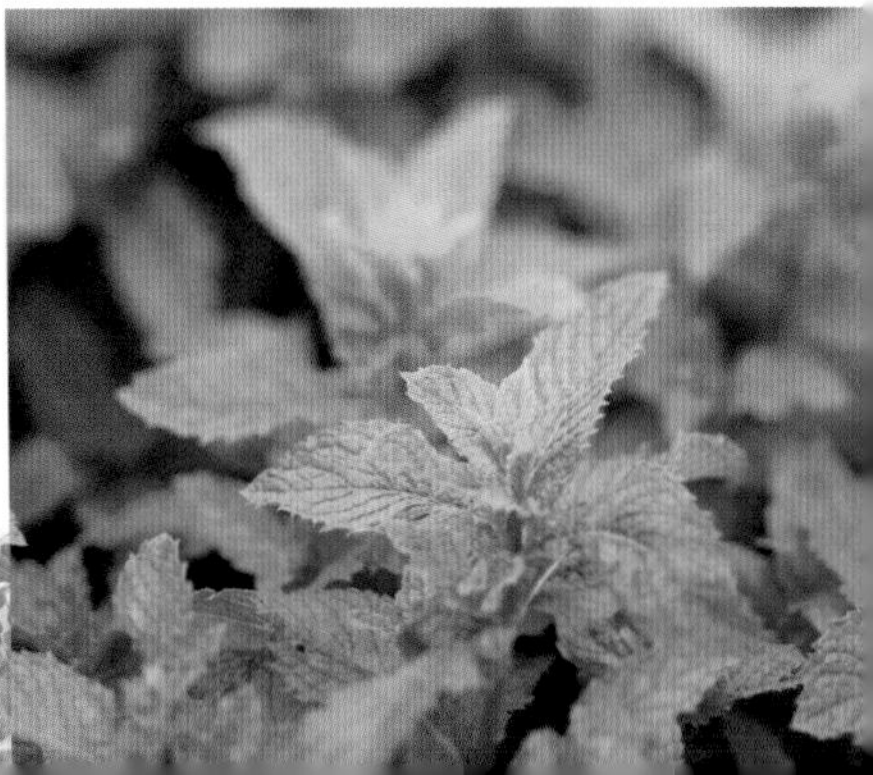

朝スタートのリフレッシュ、仕事の途中の気分転換、就寝前のマインドフルネス……
一日の中でスイッチを少し切り替えたいとき、
ハーブティーはよいパートナーです。

不調の多くの原因は、ストレスにあることがわかっています。
また、回復を妨げるのもストレスです。
ストレスの原因はいろいろですが、ストレスによる自律神経の乱れ、
これは多くの不調の原因に共通します。
自律神経のバランスを整える、それはハーブティーの得意なところです。
自分で選んだハーブならなおさらのこと。
心とからだの声に耳を傾け、今の自分に合ったお茶を、
直観的にチョイスできたら最高です。

植物がもつエネルギーを存分に備えたハーブティーを、
おいしく召し上がっていただきたい。
この本がそのための案内役になれば幸いです。
どうぞ、お好みのハーブティーを見つけてください。

佐々木薫

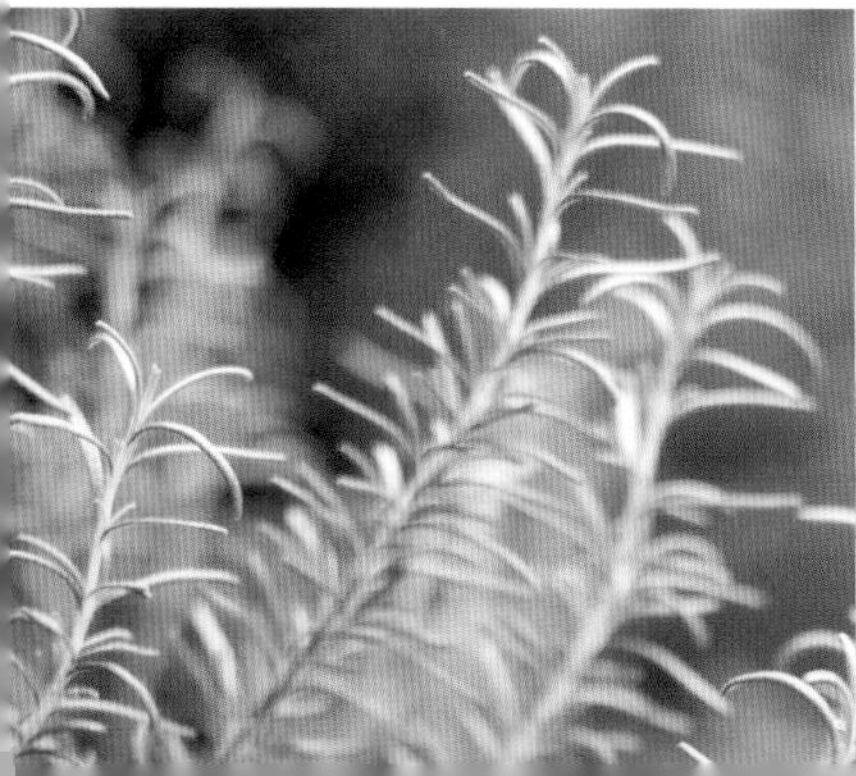

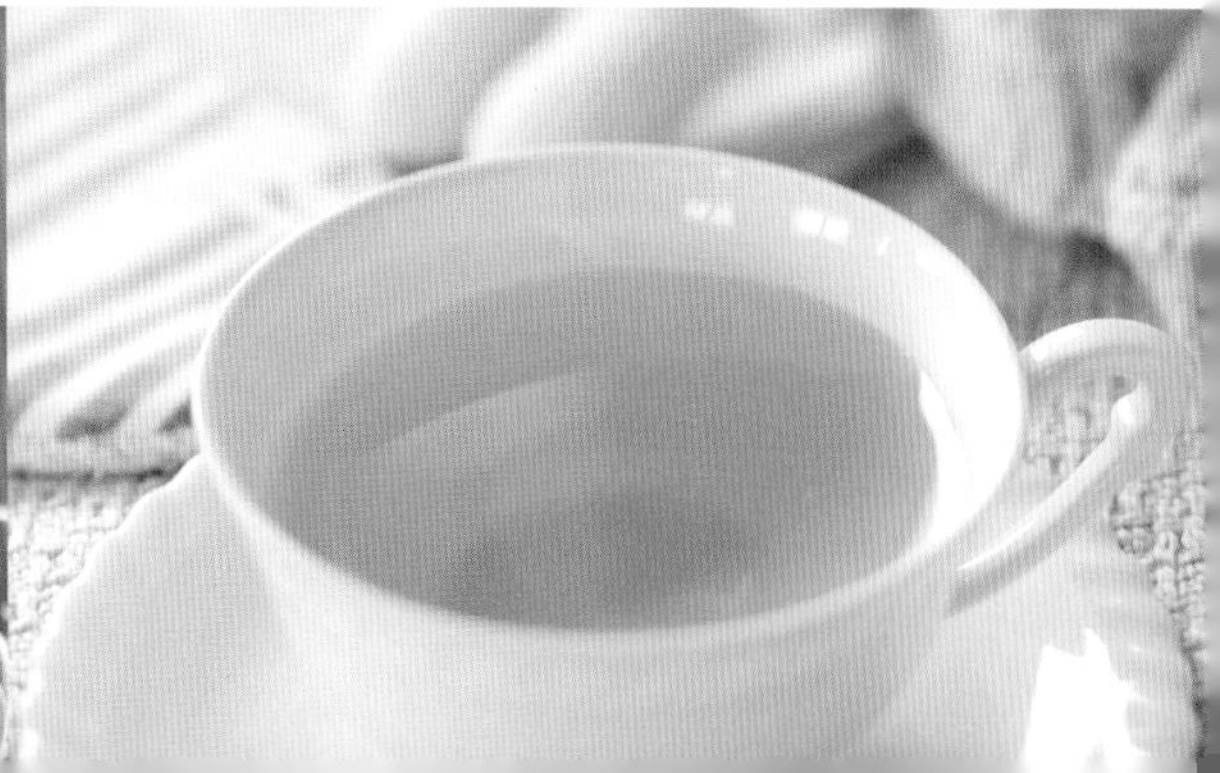

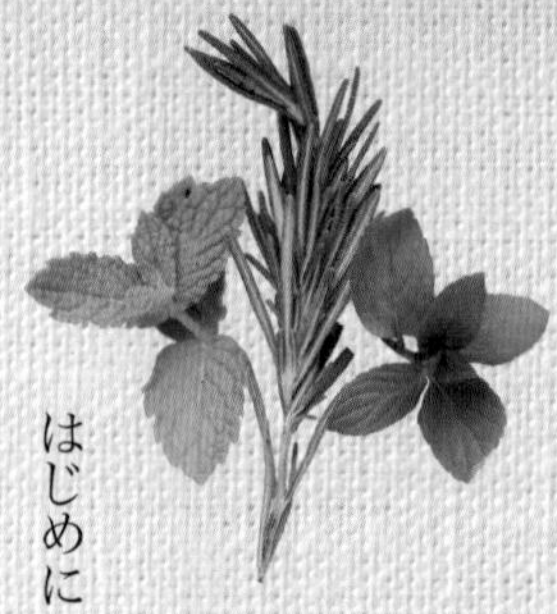

part 1

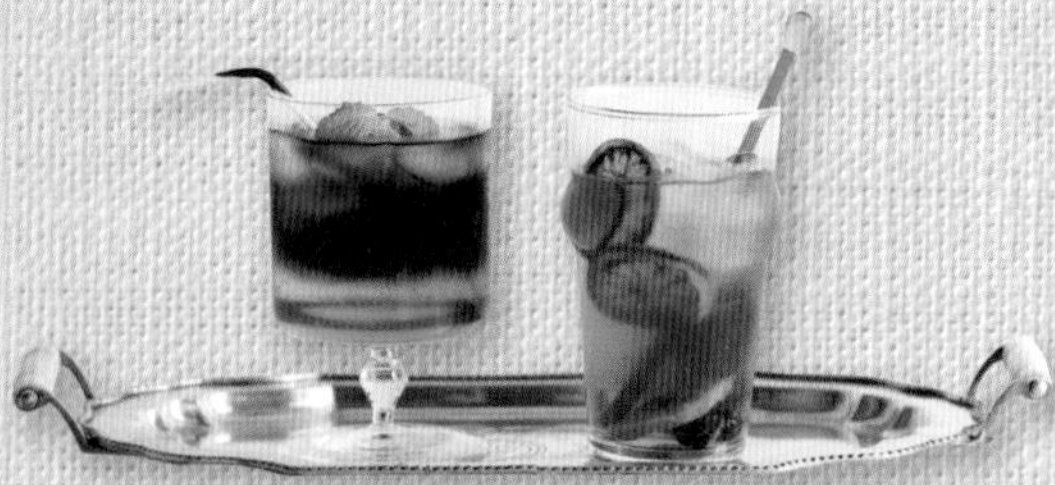

index

part 2

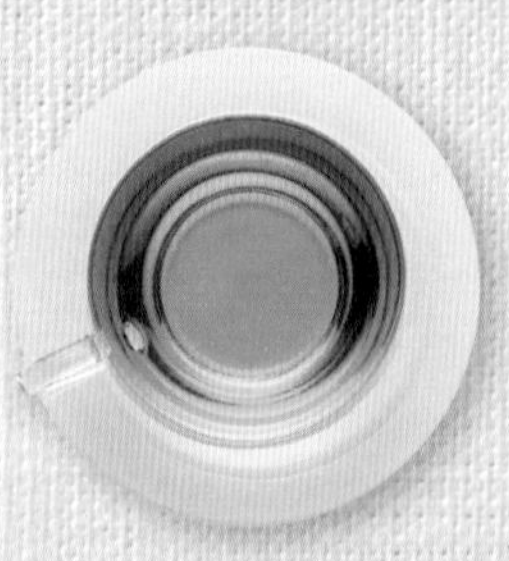

part 3

ハーブティーを選ぶ 41

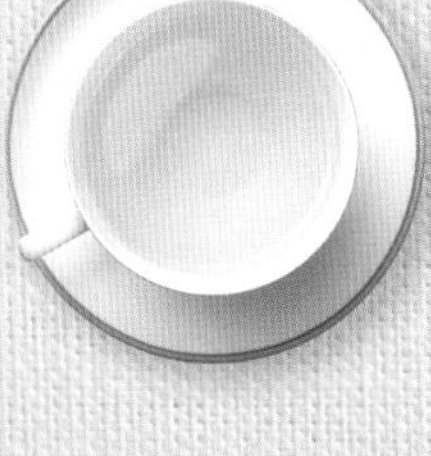

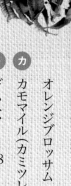

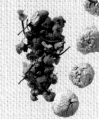

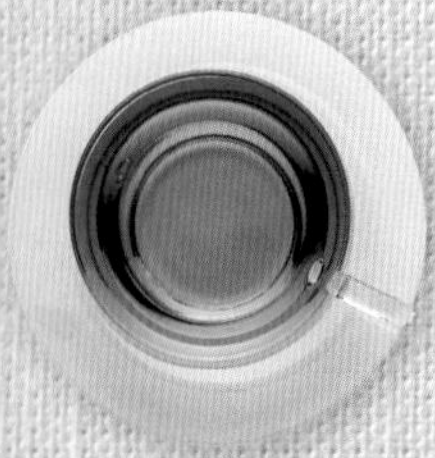

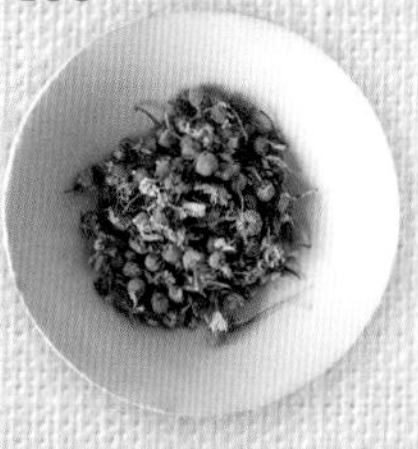

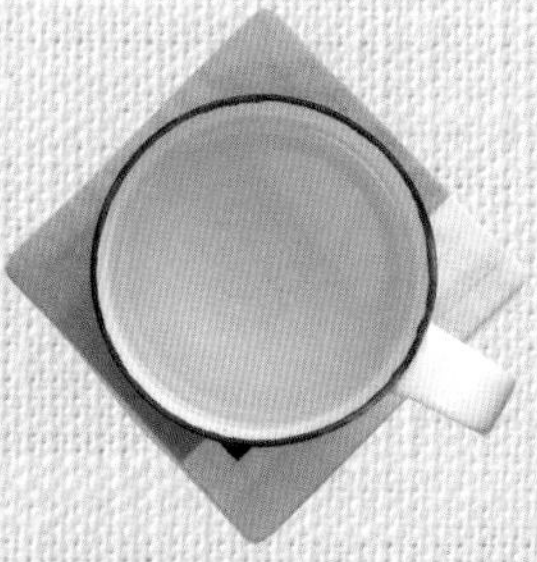

part 4

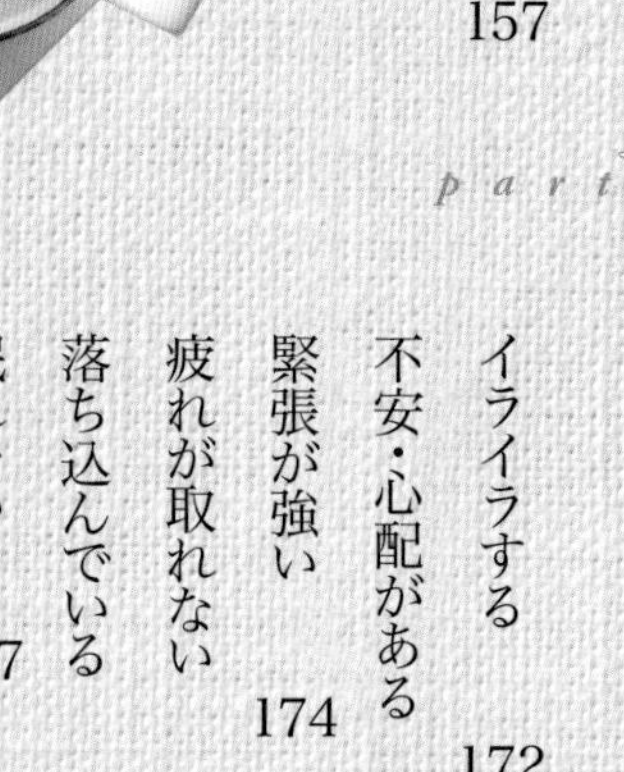

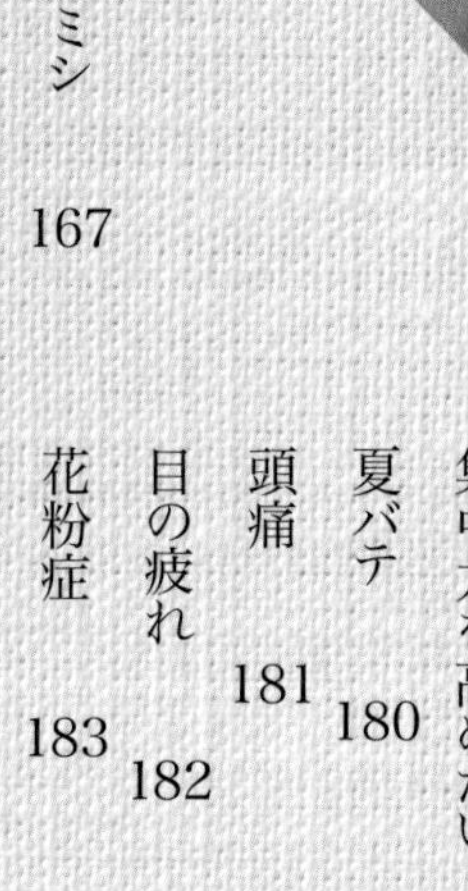

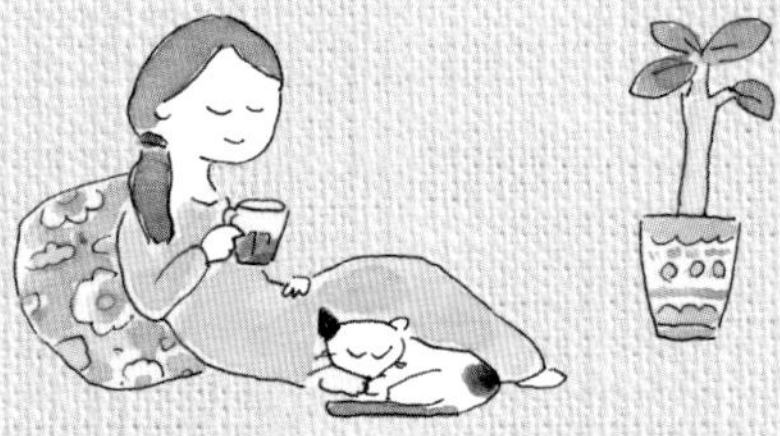

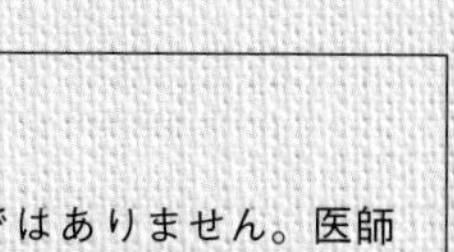

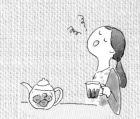

ハーブティーは薬ではありません

ハーブティーやハーブを使った製剤類（チンキ剤など）は薬ではありません。医師から処方された薬の代わりに使ったり、治療のために使うことは避けてください。また、妊娠中や重い病気の人、慢性的な病気のある人など、からだの健康状態が気になる人は、必ず事前に医師にご相談ください。ハーブによっては、薬の効果に影響があるものもあります。また、使用量や使用回数による心身への影響は、人によって異なります。アレルギーの例もありますのでご注意ください。本書の著者ならびに出版社は、ハーブティーとハーブを使った製剤類を使用して生じた一切の損傷、負傷、そのほかについての責任は負いかねます。

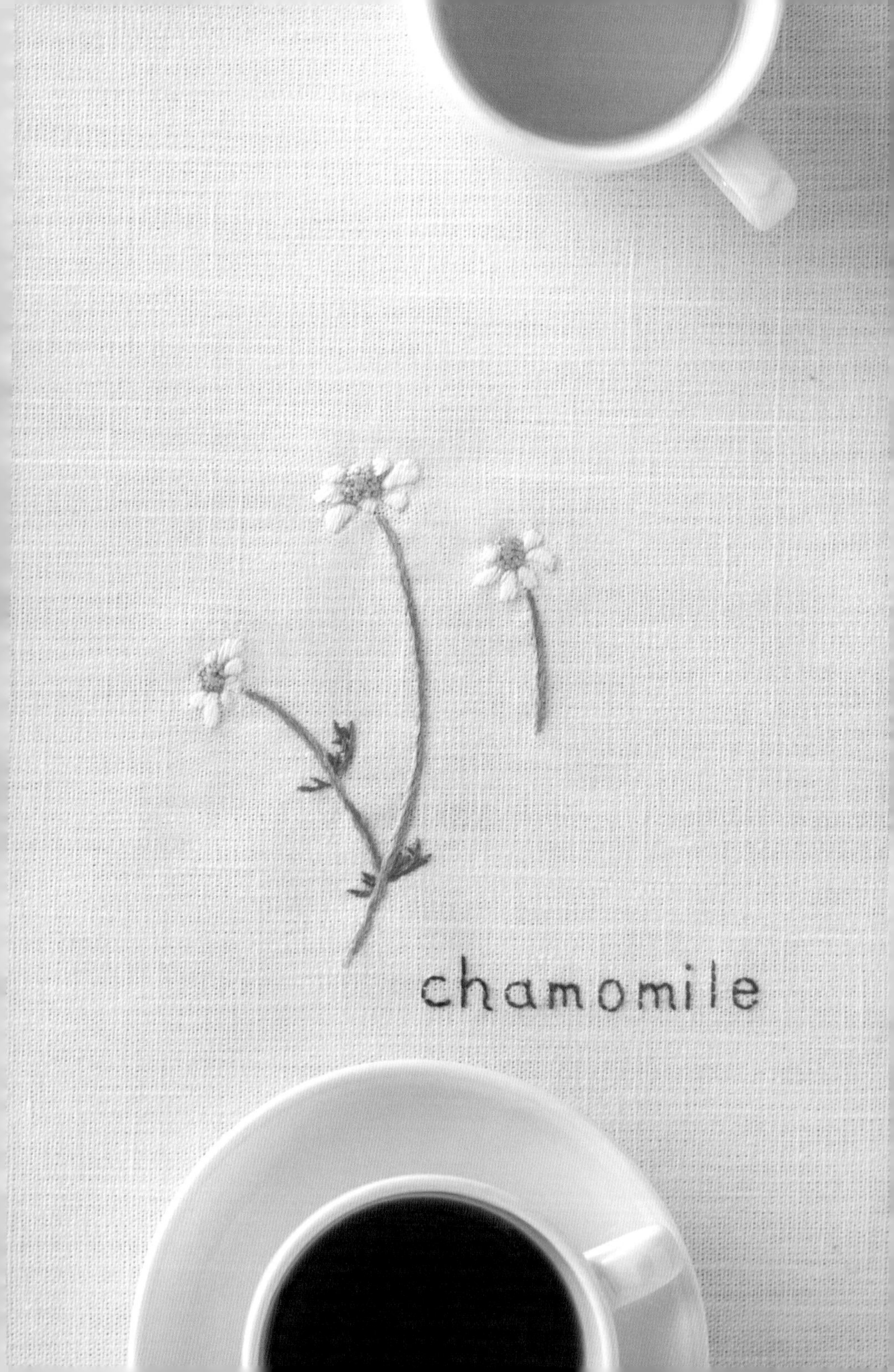
chamomile

part 1

ハーブティーの楽しみ方

ポットやカップにハーブを入れてお湯を注ぐと、
フワッと香りが広がり、アロマテラピー効果も期待できるハーブティー。
飲むことで、その成分が心とからだに働きかけます。
ハーブの種類はこの本に挙げただけでも115種類。
その日の気分や体調に合わせて選んだり、
ときにはハーブティーの水色《すいしょく》を楽しむためのブレンドを考えたり、
暮らしが楽しくなる使い方ができるのが、
ハーブティーのおもしろさのひとつです。
この章では、ハーブティーの楽しみ方の例として、
4つのハーブティータイムをご紹介します。

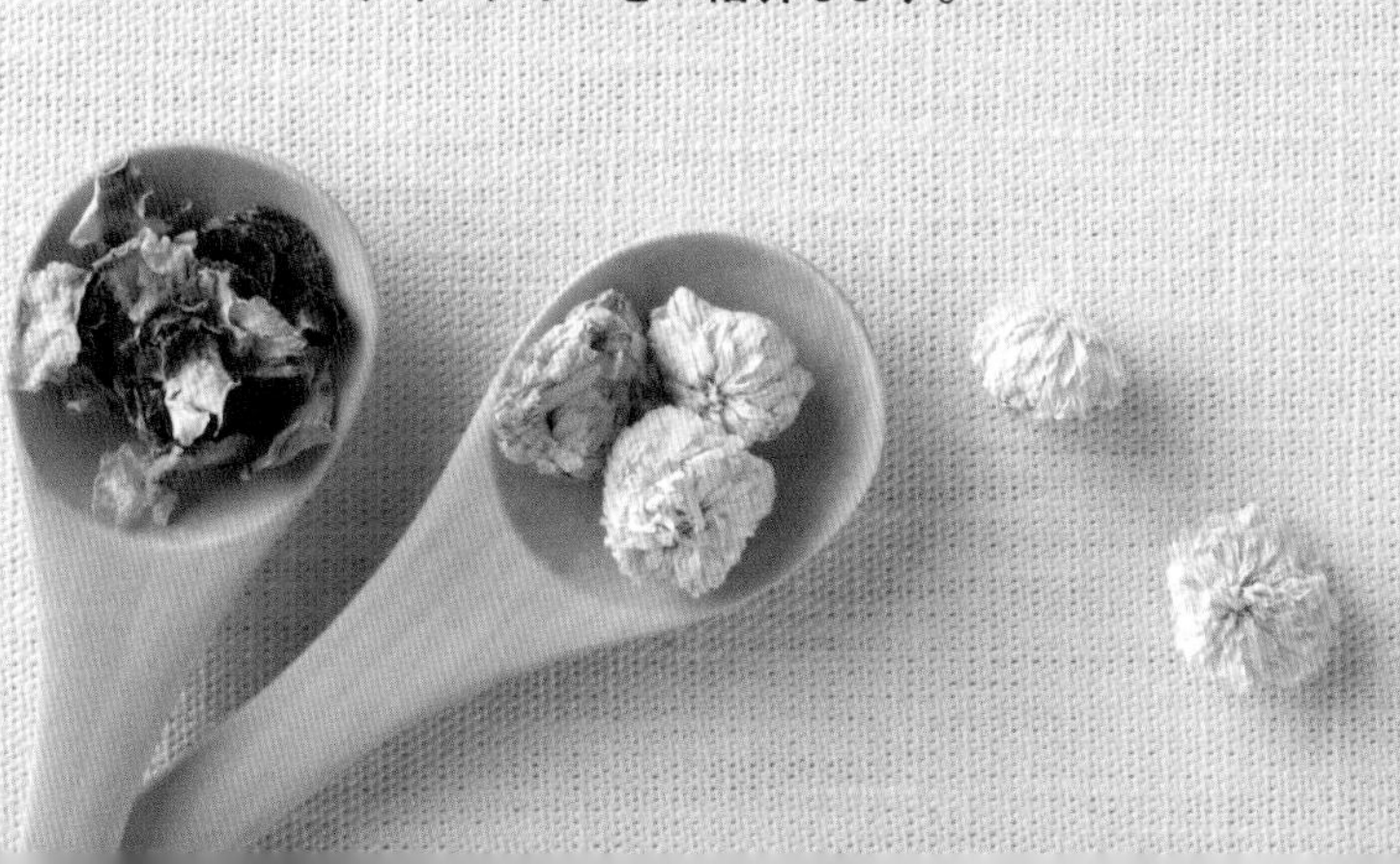

ハーブティータイム 1

心とからだに向き合う

　植物の花や葉、実、根などを使って入れるハーブティーを飲むことは、古代から続いてきた植物療法*のひとつです。

　使われるハーブには、いろいろな有用成分が含まれています。ハーブティーは、香りの効果と飲むことによる効果の双方を楽しめるのが特徴です。立ち上る香りを嗅ぐことで、鼻から微量の揮発性成分（精油成分）が吸収され、においの化学分子は嗅覚の神経経路を通って脳に到達し、おだやかなアロマテラピー効果が期待できます。さらに、ティーに溶け出す水溶性成分には、タンニン、フラボノイド、ビタミン、ミネラルなどがあり、消化管から吸収されます。つまり、ハーブティーは、精神面と肉体面のどちらにも働きかける、自然の恵みといえます。

　ハーブの種類によって、含まれる成分や香りなどは異なります。ハーブの作用にこだわって選べば、心身への作用も期待できます。たとえば、リラックスしたいときには鎮静作用のあるジャーマンカモマイル、むくみが気になるときには利尿作用のあるダンデリオンなど。同じ作用のハーブの中から選ぶなら、味や香りで選んだり、ブレンドをしてみたりすることもおすすめです。

＊植物療法とは、植物が自ら生合成するフィトケミカル（植物化学）成分を含んだ粗抽出物を用いて、人が生まれながらにして有している自然治癒力（自己治癒力と自己調節機能）に働きかける療法をいいます。（ＮＰＯ法人日本ホリスティック医学協会ホームページより）

アレンジしやすい！ リフレッシュ＆リラックスティー

レシピ

- ジャーマンカモマイル 1
- ペパーミント 1

◎ブレンドする際の各ハーブの比率です

オーソドックスなハーブティーの代表２種。ジャーマンカモマイルにはリラックス、ペパーミントにはリフレッシュの効果があります。単独でもいいですが、それぞれ少し加えることで、飲みやすくなります。比率はそのときの気分で変えてみましょう。たとえば、心身を休めたいときはジャーマンカモマイルを多めに（1：3）。頭をクリアにしたいときはペパーミントを多めに（2：1）。どちらも消化促進、健胃作用もあるハーブです。

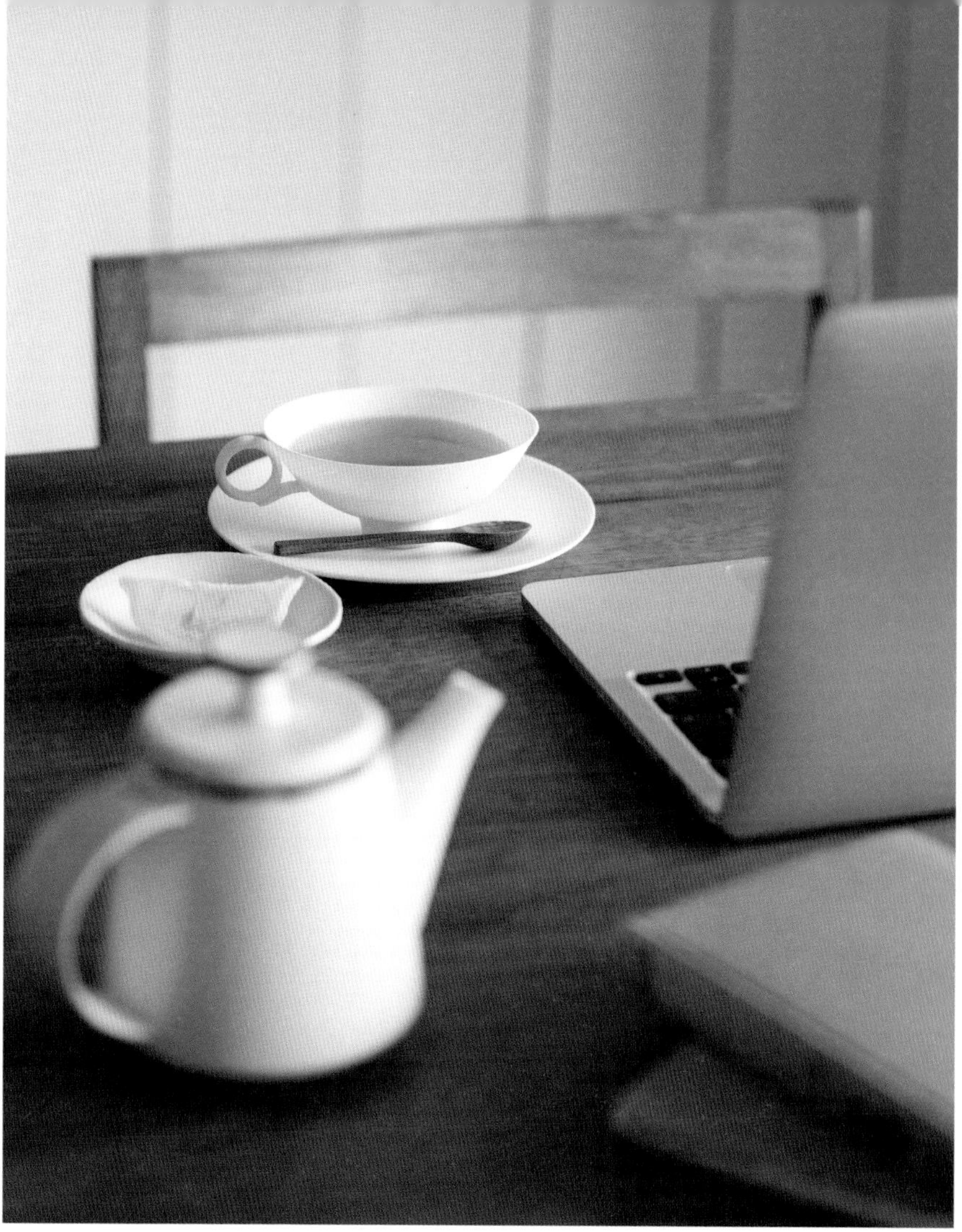

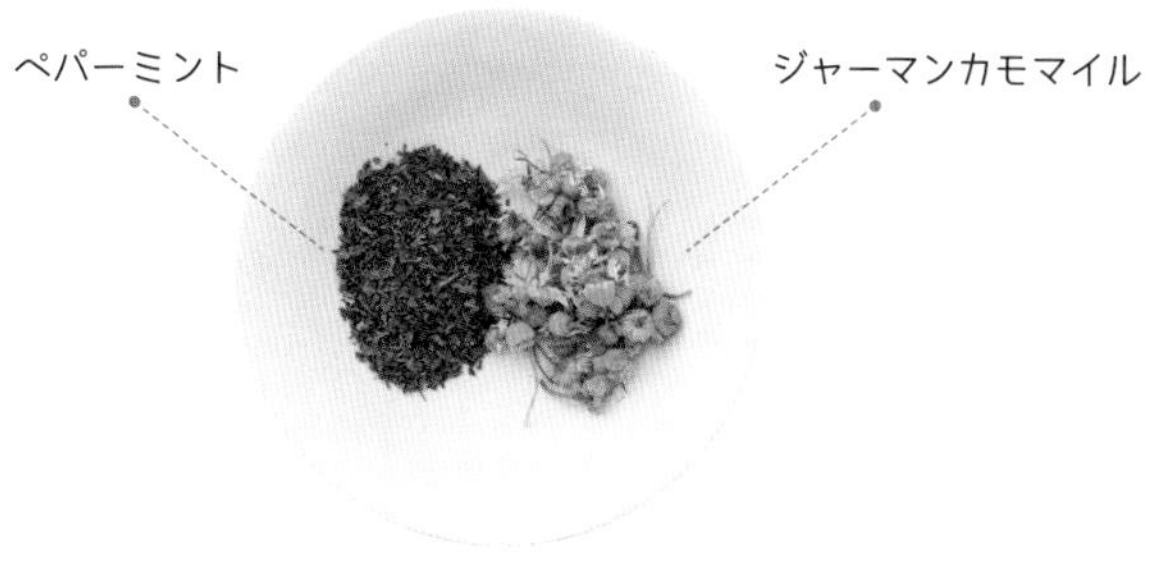
ペパーミント
ジャーマンカモマイル

ハーブティータイム 2

視覚で楽しむ

ハーブティーの楽しさは、その「色」にもあります。

ハーブを色の系統で分けてみると、レッド～ピンク系、パープル系、イエロー～オレンジ系、ブラウン系など、いくつかに分かれますが、それぞれの系統の中でも色味に幅があり、ひとつひとつが違う色です。（P26～29参照）

ティーにしたときの色（水色《すいしょく》）もそれぞれで、ブレンドしたときの色は、ときとして想像を超えることもあります。ティーを抽出したあとの、ポットに残るハーブの色の美しさに目を奪われることもあります。（P19参照）。

直感的に、今日飲むハーブティーのハーブを色で選んで楽しんでみてはいかがでしょうか。

ルイボスとフルーツのレッドティー

レシピ

- ルイボスレッド　小さじ1
- ドライフルーツ　適量
- 熱湯　50mℓ　●氷　適量

◎グラス１杯分（約200mℓ）の分量です

透き通る赤が美しいルイボスティー。ドライフルーツと合わせて、フルーティーなレッドティーを楽しみましょう。カップまたはティーポットにドライフルーツを入れ、５分間抽出したルイボスティーをこしながら注ぎます。氷を入れたグラスに注げばできあがり。オレンジスライスなどをトッピングとして飾るのもよいでしょう。

色が変化する！ 蒼のティーソーダ

レシピ

- バタフライピー　小さじ１
- エルダーフラワーコーディアル　25mℓ
- 熱湯　50mℓ
- 炭酸水　100mℓ
- 氷　適量
- ミントの葉、レモンスライスなど（トッピング用）

◎グラス１杯分（約200mℓ）の分量です

ブルーの水色が美しいバタフライピーを使ったソーダです。グラスにコーディアル、氷を入れ、炭酸水を注ぎます。その上からバタフライピーのティー（熱湯を注ぎ５分間抽出したもの）を注ぎます。ミントの葉を飾ってもいいでしょう。レモン汁など酸性のものを加えると色がピンク色に変わります。

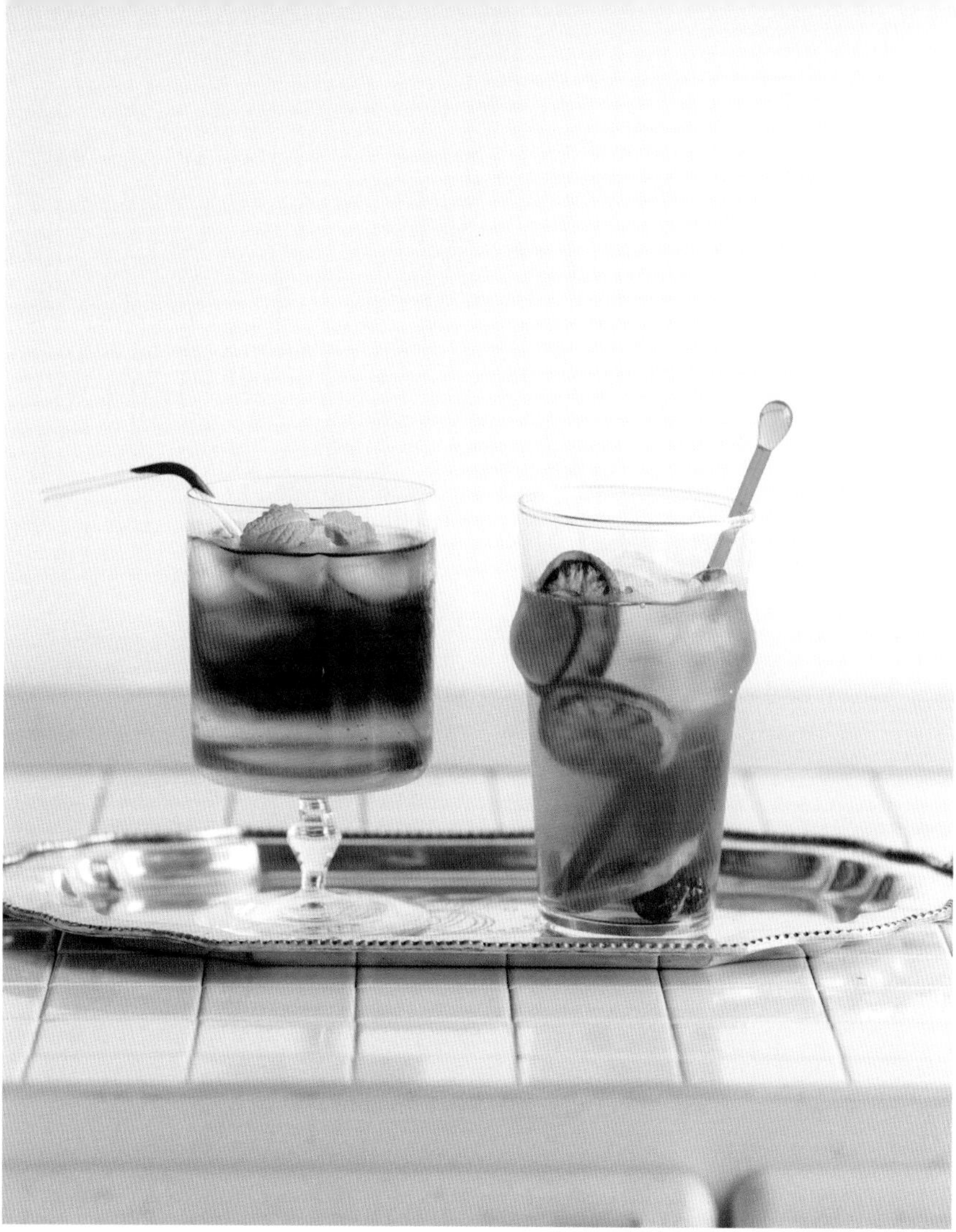

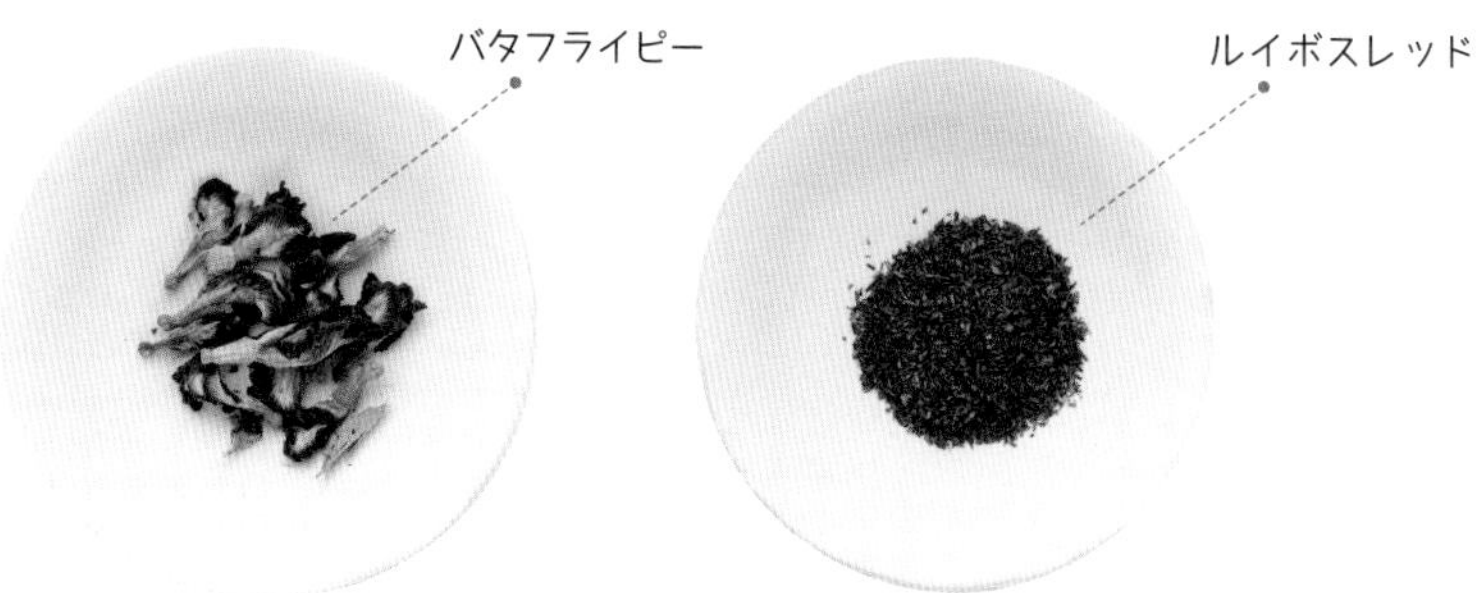
バタフライピー
ルイボスレッド

ハーブティータイム 3

食事と一緒に

ハーブティーは消化を促進したり、味覚や栄養素を補給したりする働きもあり、食事の一部として取り入れることもできます。

たとえば、マテ茶。飲むサラダといわれ、南米の肉料理中心の食生活では緑黄色野菜の代わりのように飲まれてきました。ビタミンやミネラルの不足が気になるときは、このティーを食事と一緒に摂るのもおすすめです。抗酸化作用のあるルイボスティーは、口あたりもよく、年齢を問わず飲みやすいので、食卓にも取り入れやすいティーのひとつです。食欲がないときや胃もたれ、便秘、二日酔いのときなどは、胃腸に働きかける作用のあるハーブティーを選ぶのもよいでしょう。

口の中がさっぱりするフレッシュミントティー

レシピ

- ●ペパーミント　2
- ●スペアミント　2
- ●ローズマリー　1

◎ブレンドする際の各ハーブの比率です

健胃作用、鎮静作用があるミント。ときにはフレッシュ（生）の葉をカップに入れてお湯を注ぎ、フレッシュなミントティーを食事とともに飲むと、すっきりとしたさわやかな香りを楽しむことができ、消化を助ける働きも期待できます。アウトドアで楽しむなら、葉は別に持参し、食事のときに入れるのがよいでしょう。香りが立ち上り、入れたては何よりのおいしさです。

消化を助けるスパイスティー

レシピ

- ●カルダモン 1個
- ●クローブ 1粒
- ●シナモン スティック 1/2 本
- ●ジンジャー　小さじ 1/2
- ●フェンネル 5粒
- ●ブラックペッパー 2粒
- ●紅茶　小さじ 2

◎ティーカップ（約180mℓ）2〜3杯分の分量です

スパイス類をメインにブレンドをしたハーブティー。これらのハーブには、消化を促し、胃を健康に保つ働きがあります。このレシピにあるハーブの中からいくつかを選んでもかまいません。牛乳や豆乳を加えてチャイにしてもおいしいです。カフェインが気になる人は紅茶をルイボスに変えてみましょう。

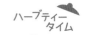

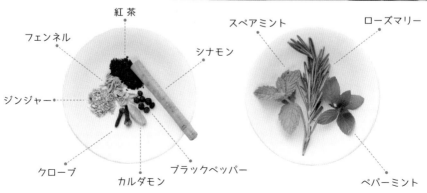

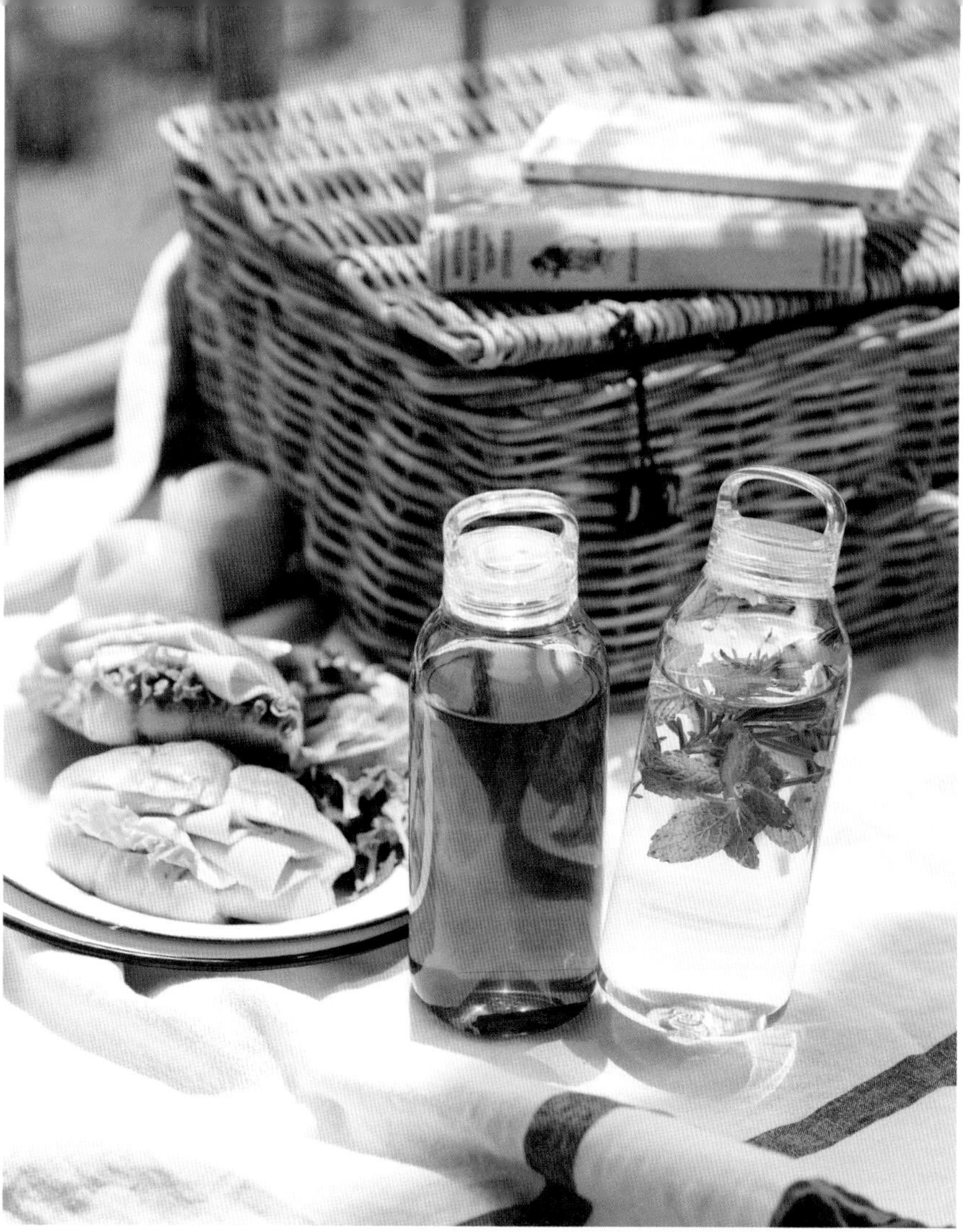

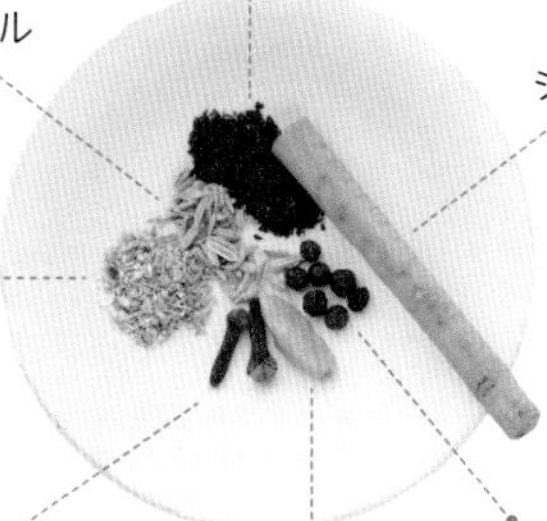
紅茶
フェンネル
シナモン
ジンジャー
クローブ
カルダモン
ブラックペッパー

スペアミント
ローズマリー
ペパーミント

ハーブティータイム 4

世界を旅する

ハーブの産地は世界各国に広がり、産地や海を渡った土地で親しまれてきた豊かな物語があります。

たとえば、エルダーはヨーロッパ全域に分布し、イギリス、ドイツ、北欧で特に親しまれています。煮詰めた砂糖水に花を漬け込んで作るコーディアルは、懐かしい家庭の味です。

インドやスリランカが原産地といわれるレモングラスは、東南アジアのエスニック料理に欠かせない食材でもあります。この香りを嗅ぐとタイ料理のトムヤムクンを思い出すという人も多いのではないでしょうか。

それぞれのハーブがもつ物語を調べてみると、旅する気分も楽しめるハーブティータイムになるかもしれません。

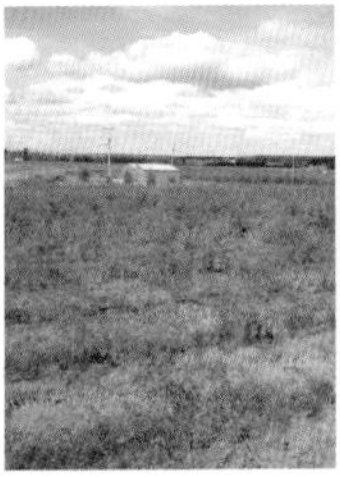

アンデス山脈が遠方に広がる町、チリ・ロスアンヘレスのローズヒップの農園。

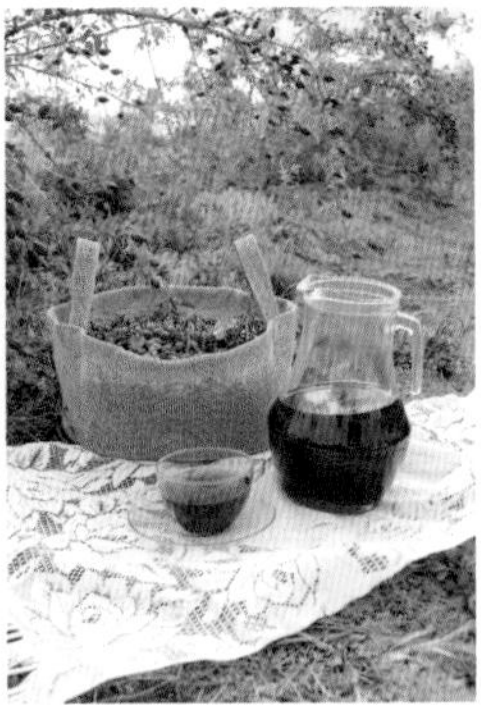

ドライの果実を使って入れるローズヒップティー。お茶を入れたあとの果肉も食べられます。

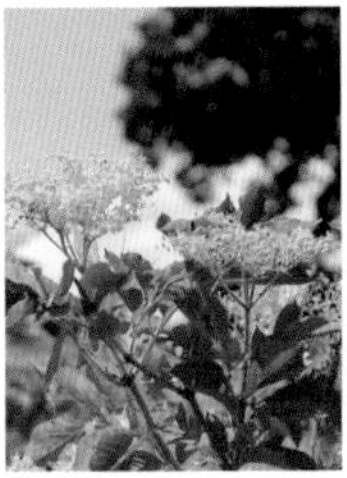

イギリス・コッツウォルズ地方の家々の庭先で咲くエルダーフラワー。

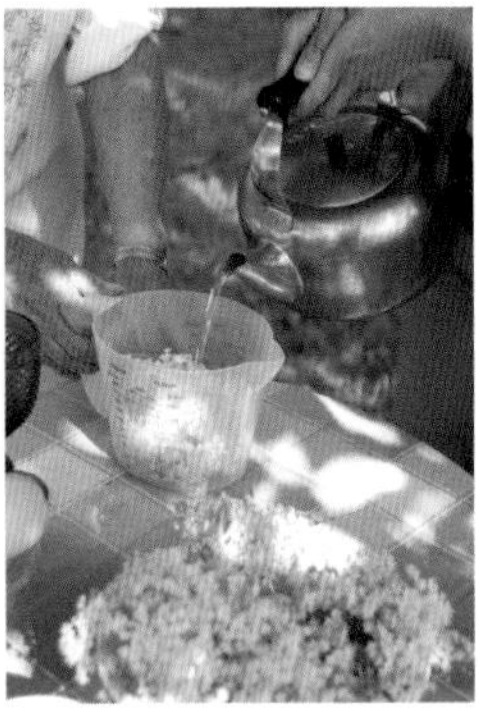

エルダーフラワー、お湯、砂糖、レモンで簡単コーディアルを作っている様子。

タイをイメージしたアジアンティー

レシピ

- ●ローズレッド　1
- ●レモングラス　1
- ●ジンジャー　0.5
- ●トゥルシー　0.5

◎ブレンドする際の各ハーブの比率です

アジア原産のハーブをブレンドしたエスニックティー。ジンジャーがピリッと効いて、暑い夏にも、冷える冬にもおすすめです。フレッシュのレモングラスが手に入ったら、仕上げにプラスするとそのさわやかな香りが楽しめます。世界中で愛飲されるジンジャーですが、合わせるハーブにより、和洋中、エスニックと、万能的に活躍してくれます。

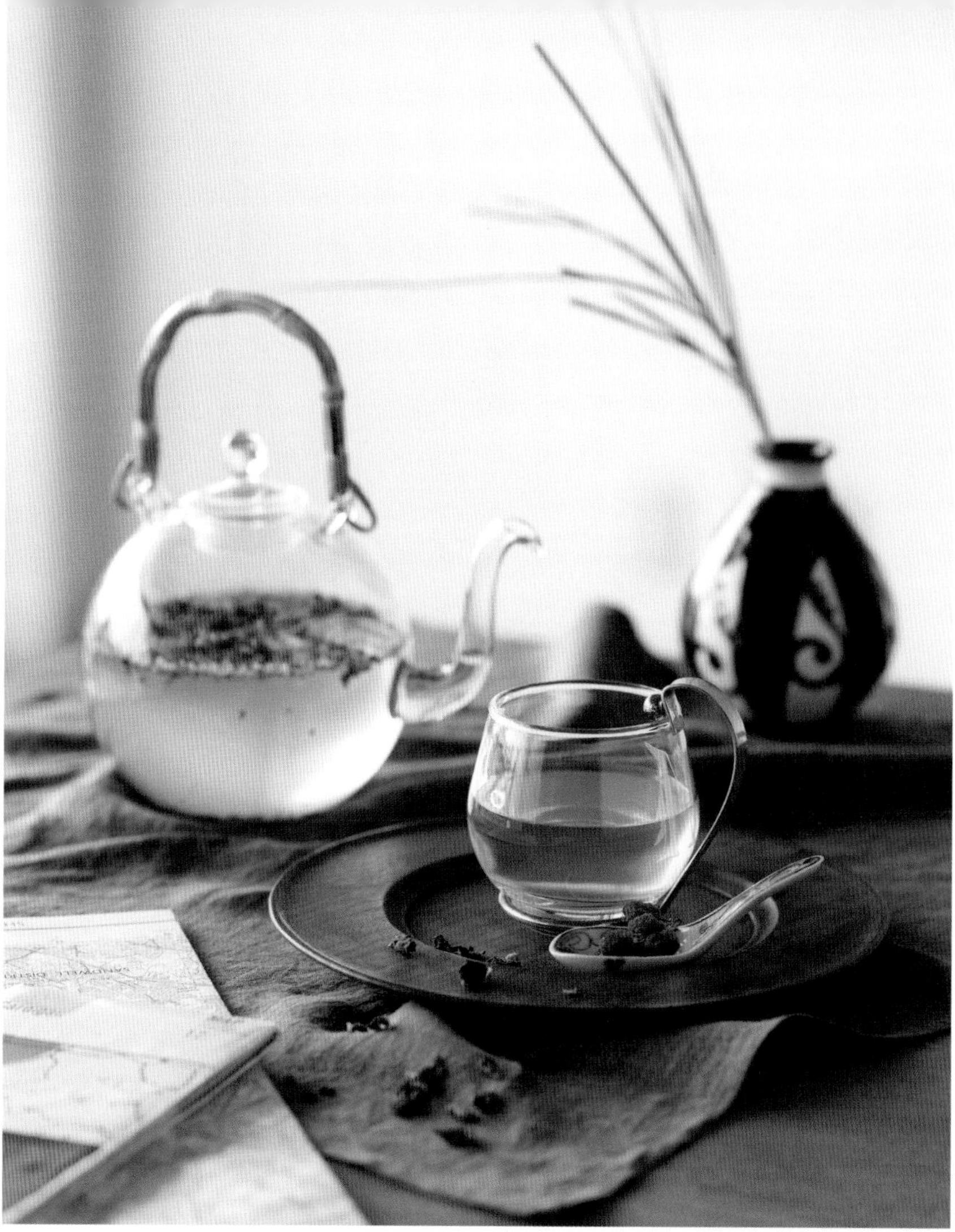

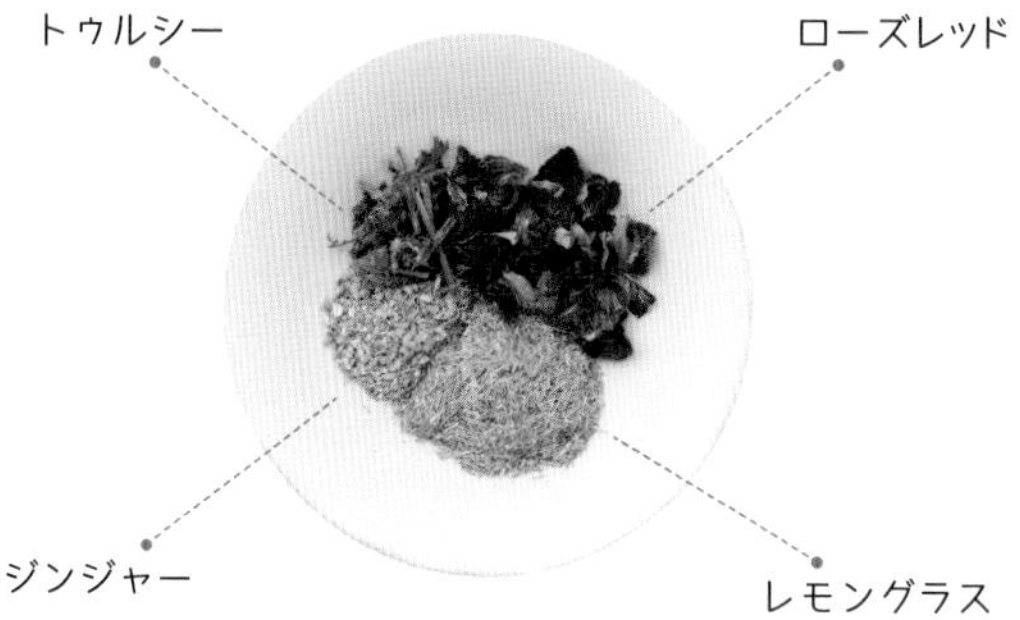
トゥルシー
ローズレッド
ジンジャー
レモングラス

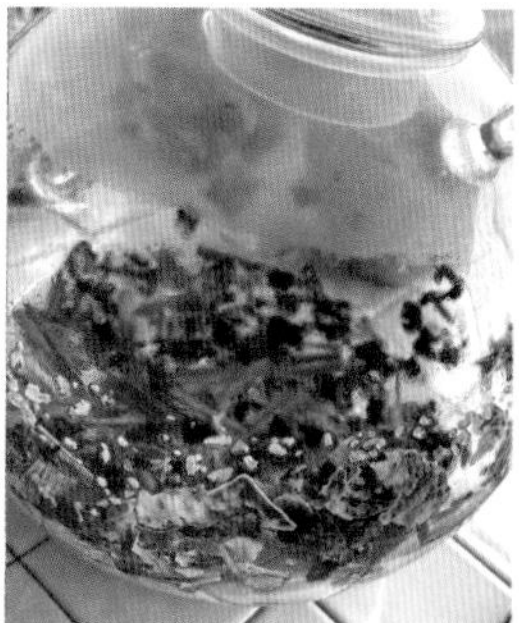

ハーブティーを入れたあとのポットのハーブも楽しめます

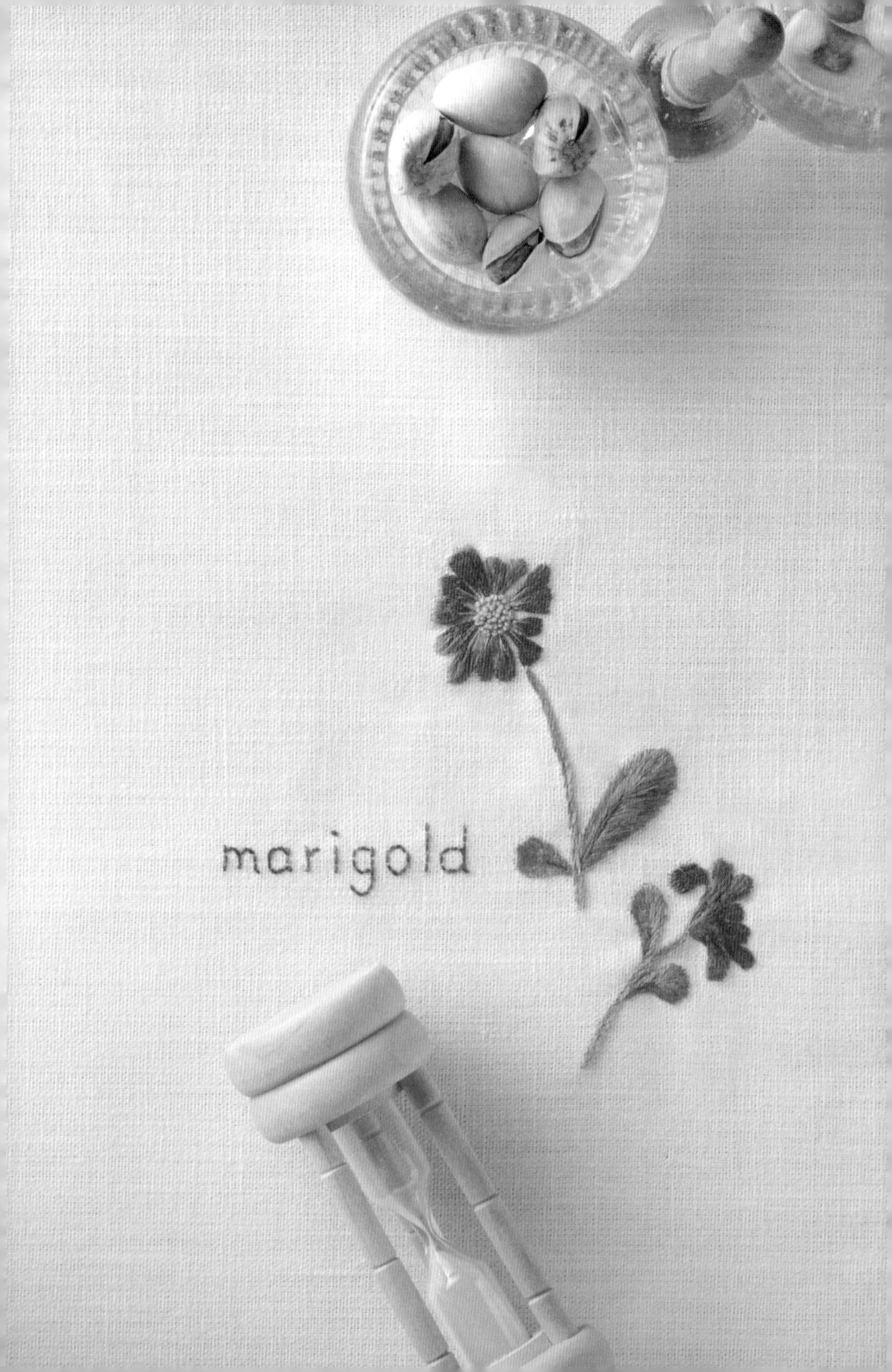
marigold

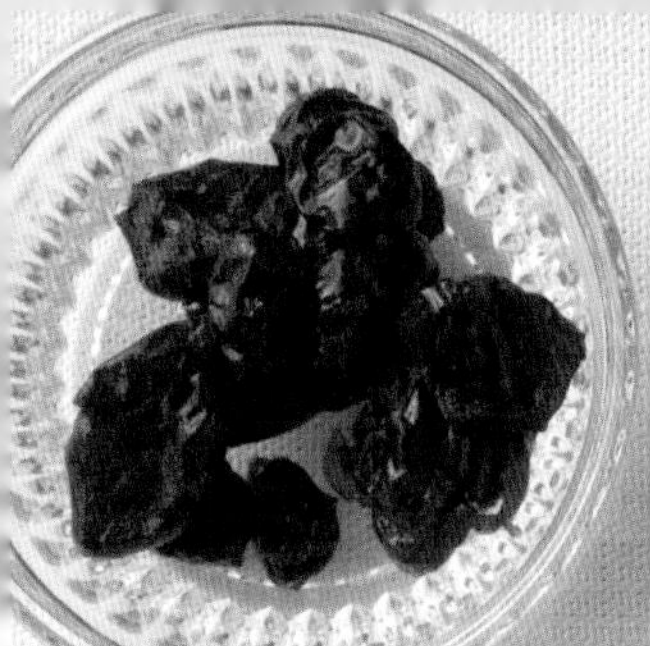

part 2

ハーブティーの入れ方

ハーブティーをおいしく入れるコツは
じつは人それぞれ違うかもしれません。
自分がおいしいと感じる入れ方をぜひ見つけてください。
そのために、この章では
ハーブティーの基本的な選び方や入れ方をご紹介します。
これを知っておけば、あとは
使うハーブはフレッシュにするか、ドライにするか。
シングルで楽しむか、ブレンドで個性を発揮するか。
あたたまるホットにするか、クールダウンするためにアイスにするか。
選んで、組み合わせて、
そのときの気分や体調、お出しする相手の方などに合った
ハーブティーをぜひ作ってみましょう。

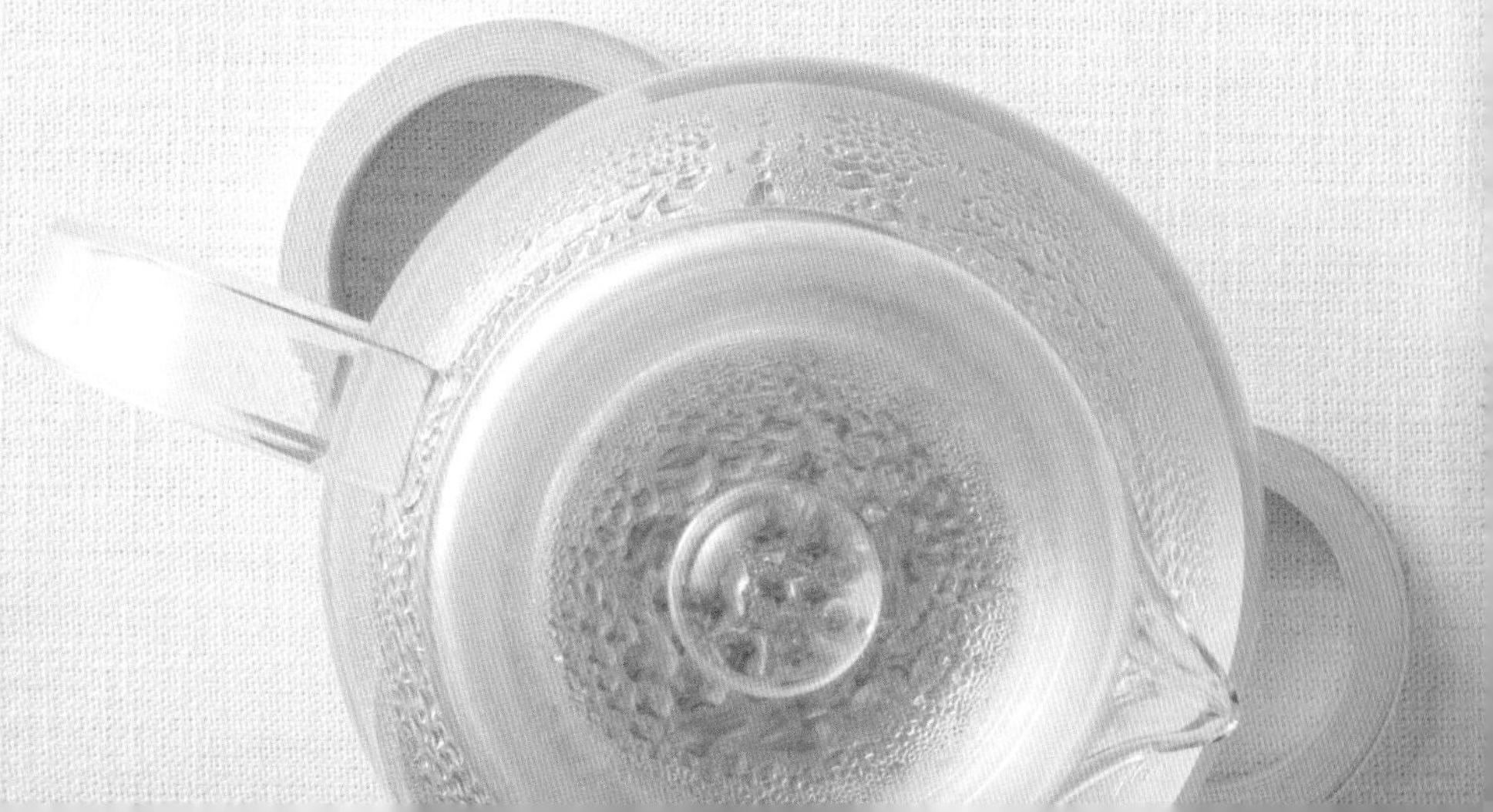

ハーブを選びましょう

ハーブティーをおいしく楽しむためには、よい材料を選ぶことが一番のポイントです。

ハーブティーに使えるハーブには、乾燥したハーブ（ドライハーブ）と摘みたての生のハーブ（フレッシュハーブ）があります。

市販のドライハーブを手に入れるときは、まずは食品であることを確認しましょう。できればお茶用に売られているものがおすすめです。雑貨扱いとなっているハーブは安全性が確認できないため、ハーブティーには向きません。製造年月日（輸入年月日）、賞味期限などを確かめ、できるだけ新しいものを選びます。オーガニックであれば、より安心です。一度にまとめ買いするより、短期間で

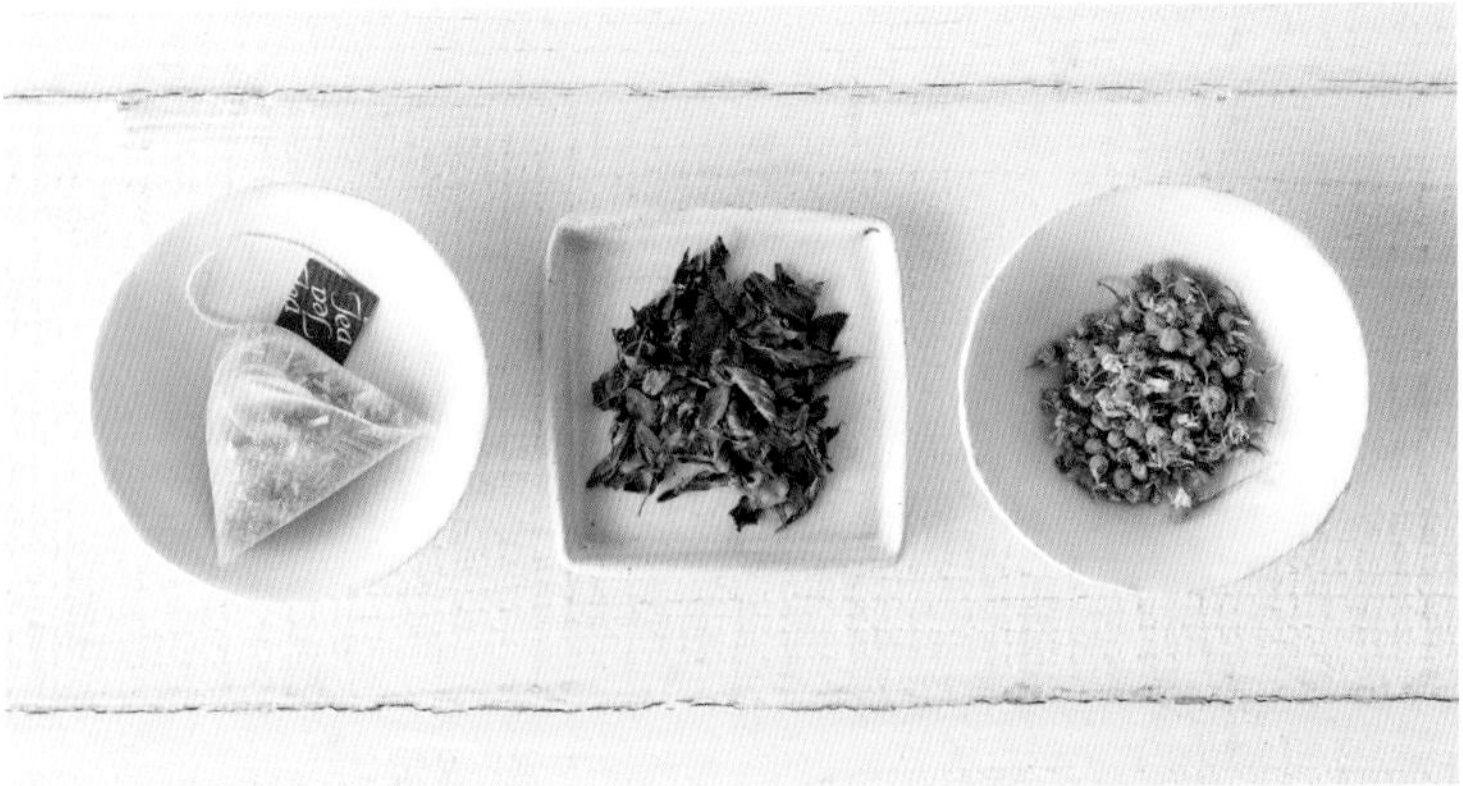

使い切れる量をこまめに買い足すようにします。リーフタイプはブレンドがしやすく、ティーパックタイプは手軽に使えるのが特徴です。

フレッシュハーブは、自分で育てたものを使うのがいちばんですが、スーパーの野菜コーナーなどでも手軽に手に入れることができます。育てたフレッシュハーブを使う場合は使う分だけお茶を入れる直前に摘み取ります。たとえばミント類なら、1杯のハーブティーを作るために5～10枚程度の葉があればよいでしょう。手で摘むと切り口を傷めるため、ハサミを使って摘み取ってください。育てた苗が10～20㎝の高さなったら利用できます。農薬の使用は避けて育てましょう。

シングルにする？ ブレンドにする？

使いたいハーブが見つかったら、まずはそのハーブだけを使って単独（シングル）で、飲んでみましょう。ただし、なかには飲みにくいものもあります。その場合は、ハチミツや三温糖、コーディアル（ハーブを砂糖に漬け込んで作るシロップ）など、自然に近い甘味料を加えるとよいでしょう。レモンを加えると、香りがなじみやすくなったり、色みが明るくなったりします。また、アイスティーにすると飲みやすくなるものもあります。

２種類以上のハーブをブレンドすることもできます。味と香りが豊かになると同時に、相乗効果により効能が高まるともいわれます。

好みのブレンドティーを見つけるためには、ちょっとしたコツがあります。まずは使いたいハーブ（目的に応じたハーブ）を選びます。1種類でも、数種類でもいいです。これを「メインのハーブ」とします。このハーブだけでもティーは作れますが、味と香りと色を確かめたうえで、より好みのものにしたいときは、ほかの種類のハーブを加えてみます。これが「プラスのハーブ」になります（イラスト参照）。

どんなお茶を作りたいか？　プロデュースができるようになれば、香水を調合するような、おいしいスープを作るような気分でハーブティーがデザインできます。

いつ、誰に、どんな目的で、何を届けたいか？　組み立てるのはとても楽しい時間です。

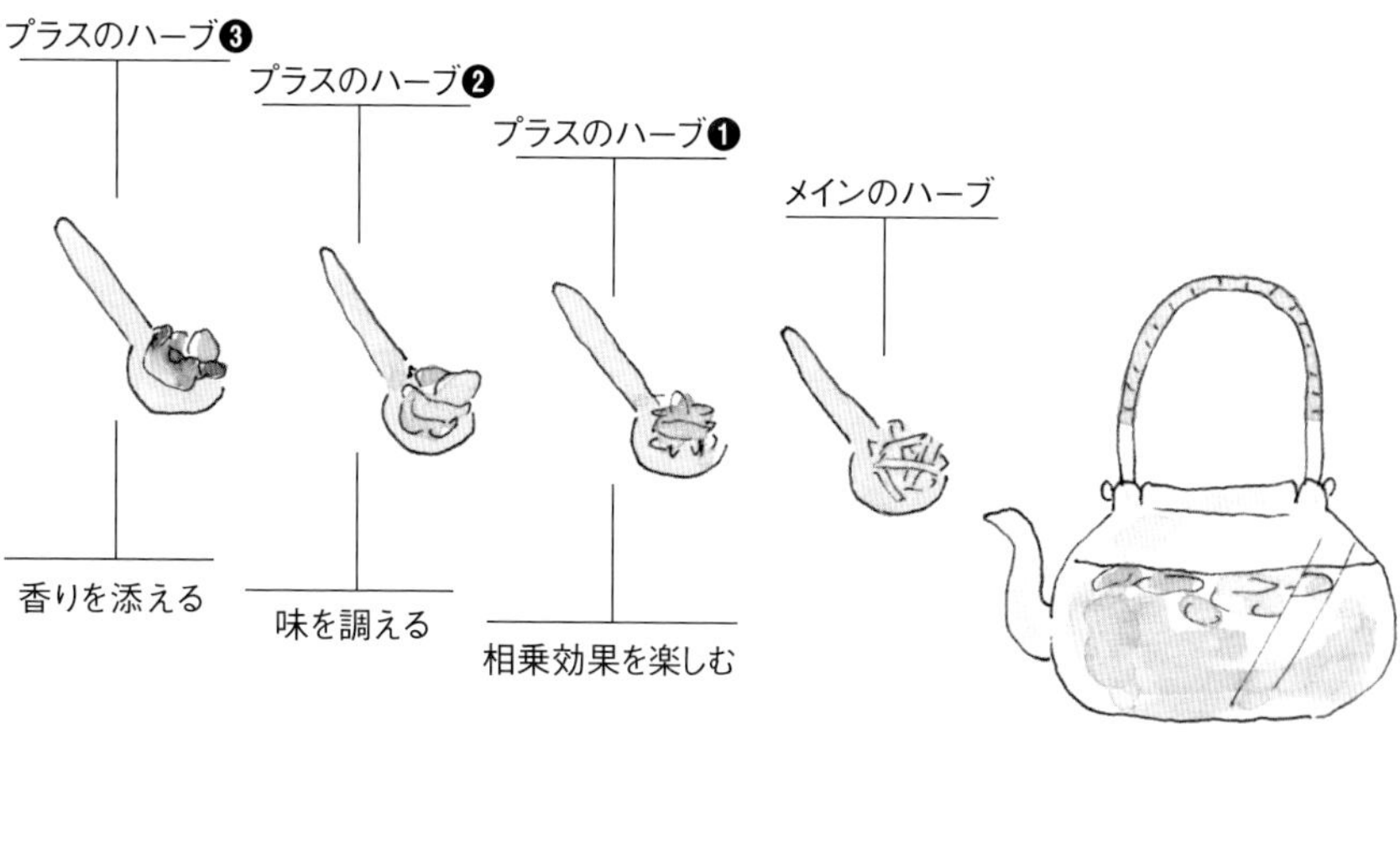

どんなハーブをプラスする？

プラスのハーブとして、使いやすいものがあります。

まずは、どのようなハーブにも比較的相性がよい、ジャーマンカモマイル、シナモン、ハイビスカス、ミント、レモングラス、レモンバーム、ルイボス、ローズヒップ。これらのハーブを加えると、味がまろやかになり、飲みやすくなります。

また、甘みを足したいときにはリコリスやシナモン、酸味を足したいときにはハイビスカスやローズヒップ、苦味ならアーティチョークやヤロウなどが役に立つでしょう。ラベンダーやローズなどの香りのよい花、カルダモンやジンジャーなどのスパイスを加えるとブレンドに個性がつき、魅力的になります。

甘み	リコリス	ジャーマンカモマイル
	シナモン	オレンジピール
	エルダーフラワー	
酸味	ハイビスカス	ローズヒップ
苦味	アーティチョーク	セージ
	ヤロウ	セントジョンズワート
	ダンデリオン	チェストツリー
	ギムネマ	バードックルート
	ギンコウ	バレリアン
	サマーセーボリー	フィーバーフュー
	スカルキャップ	ホーステール

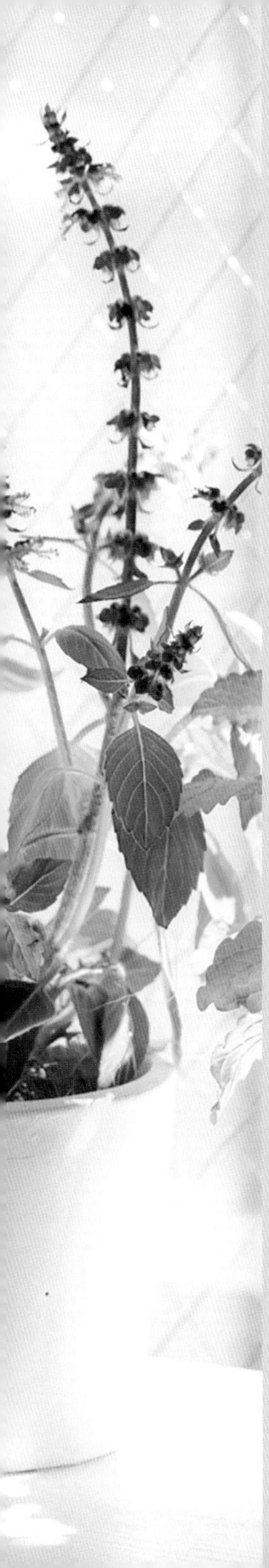

覚えておきたい！　基本的なルール

ハーブには有用成分が含まれています。たとえばセントジョンズワートなど、海外では薬として薬局で扱われているものもあります。日本で「ハーブ」として販売されているものは、法律的には薬ではありません。しかし、人に対してさまざまな有用成分を含んでいるため、楽しむ際はちょっとした注意が必要です。

　使いたいハーブが決まったら、そのハーブがもつ効能と、使用に際しての注意点を必ずチェックしましょう。ハーブによっては、たとえば妊娠中は使用を控えるなど、使用制限があります。さらに、持病や治療中の病気がある人は、ハーブティーを飲む前、使う前に必ず医師に相談をしましょう。また、ハーブティーは病気を治すために飲むのではなく、あくまでも予防のため、または軽い不調をやわらげるときのサポートとして利用するものです。気になる症状があるときは、まずは医師に相談することが大事です。

　ハーブティーには、過剰に飲み過ぎてはいけないものもあります。1～2週間続けて飲んだら、一度休憩して、1週間のブランクをつくると効果的です。また、飲んでいて、たとえば下痢をするなど体調が悪くなったら、飲むのを控えましょう。

妊娠期・授乳期に使用を避けるハーブ

●ソウパルメット　●スイートバジル　●ボリジ　●リコリス

妊娠期に使用を避けるハーブ

●アニスシード	●セージ	●マリーゴールド
●ローマンカモマイル	●タイム	●ヤロウ
●シナモンカシア	●パセリ	●ラズベリーリーフ
●ジュニパーベリー	●パッションフラワー	●レッドクローバー
●ジンジャー（ドライ）	●ヒソップ	●レモングラス
●チェストツリー	●フィーバーフュー	●ローズマリー

生活の木ガイドライン

ハーブティーの色を楽しむ

ハーブを自分で選んで組み合わせることが、ハーブティーをよりおいしく楽しくします。そのときの気分で、葉や花をひとつずつつまんでお茶を作るのはハーブティーの醍醐味ともいえるでしょう。

味だけでなく、色にこだわってブレンドするのも、ひとつの方法です。ポットに入れたときのハーブの色合いや、抽出したハーブティーの水色を楽しむことができます。ハーブの色がそのままお茶に溶け出すものもあれば、そうでないものもあります。

ブレンドするときは、数杯分をまとめて作り、保存しておくこともできます。その際、それぞれの葉などを細かくしておくと、均一にブレンドされます。

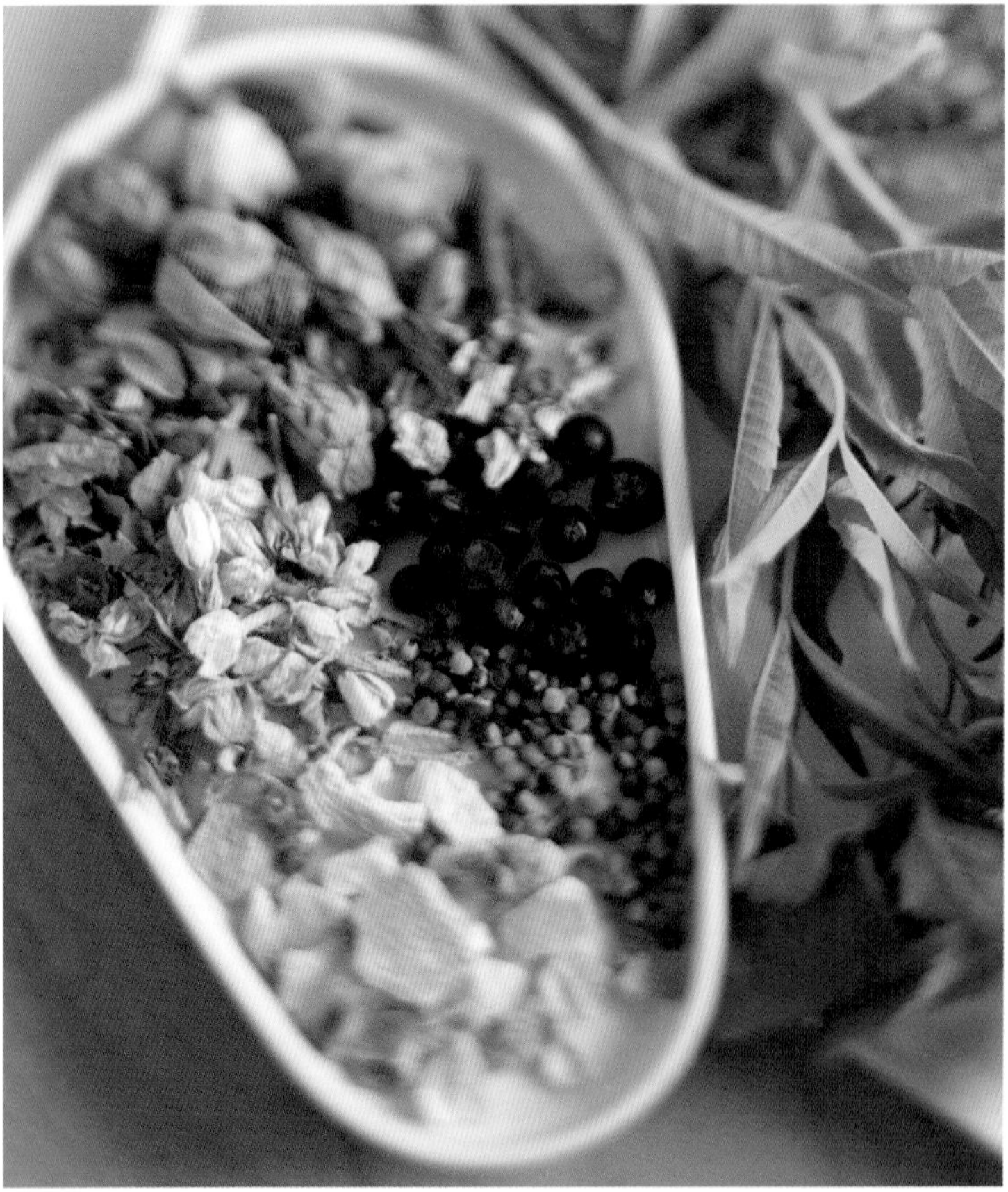

レッド〜ピンク系

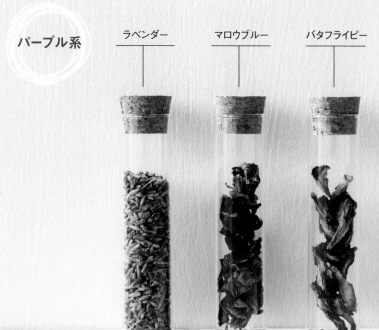

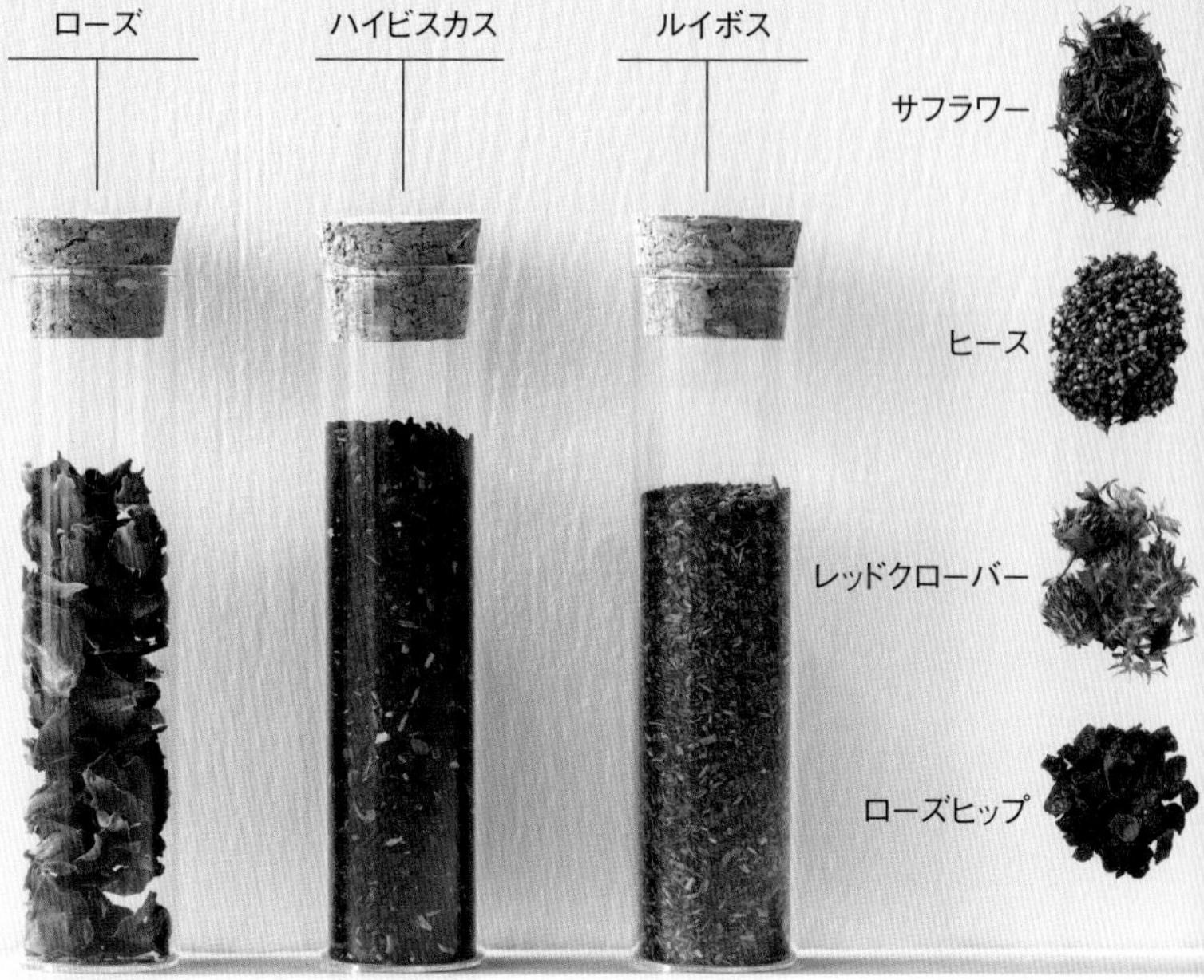

パープル系

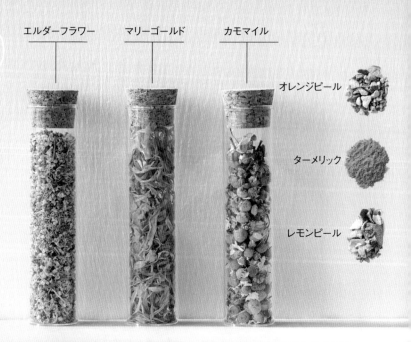

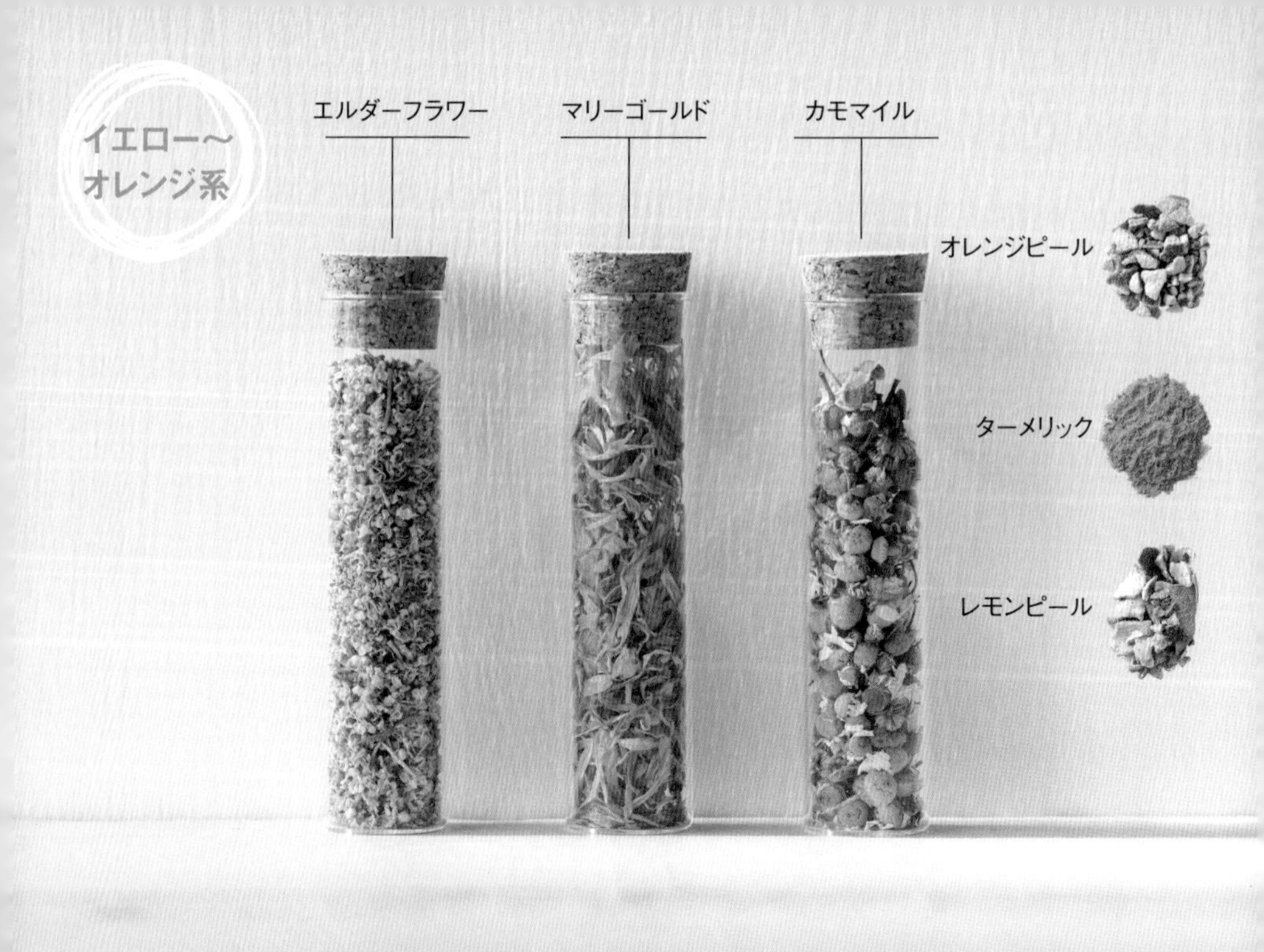
イエロー～
オレンジ系
エルダーフラワー
マリーゴールド
カモマイル
オレンジピール
ターメリック
レモンピール

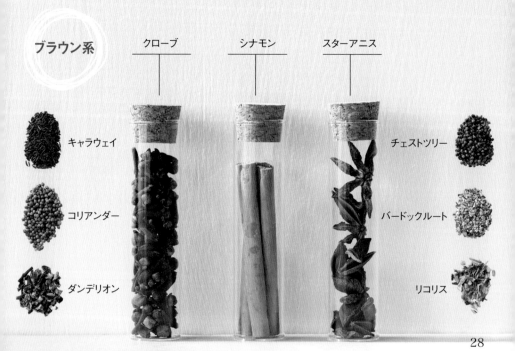

ブラウン系
クローブ
シナモン
スターアニス
キャラウェイ
コリアンダー
ダンデリオン
チェストツリー
バードックルート
リコリス

グリーン系

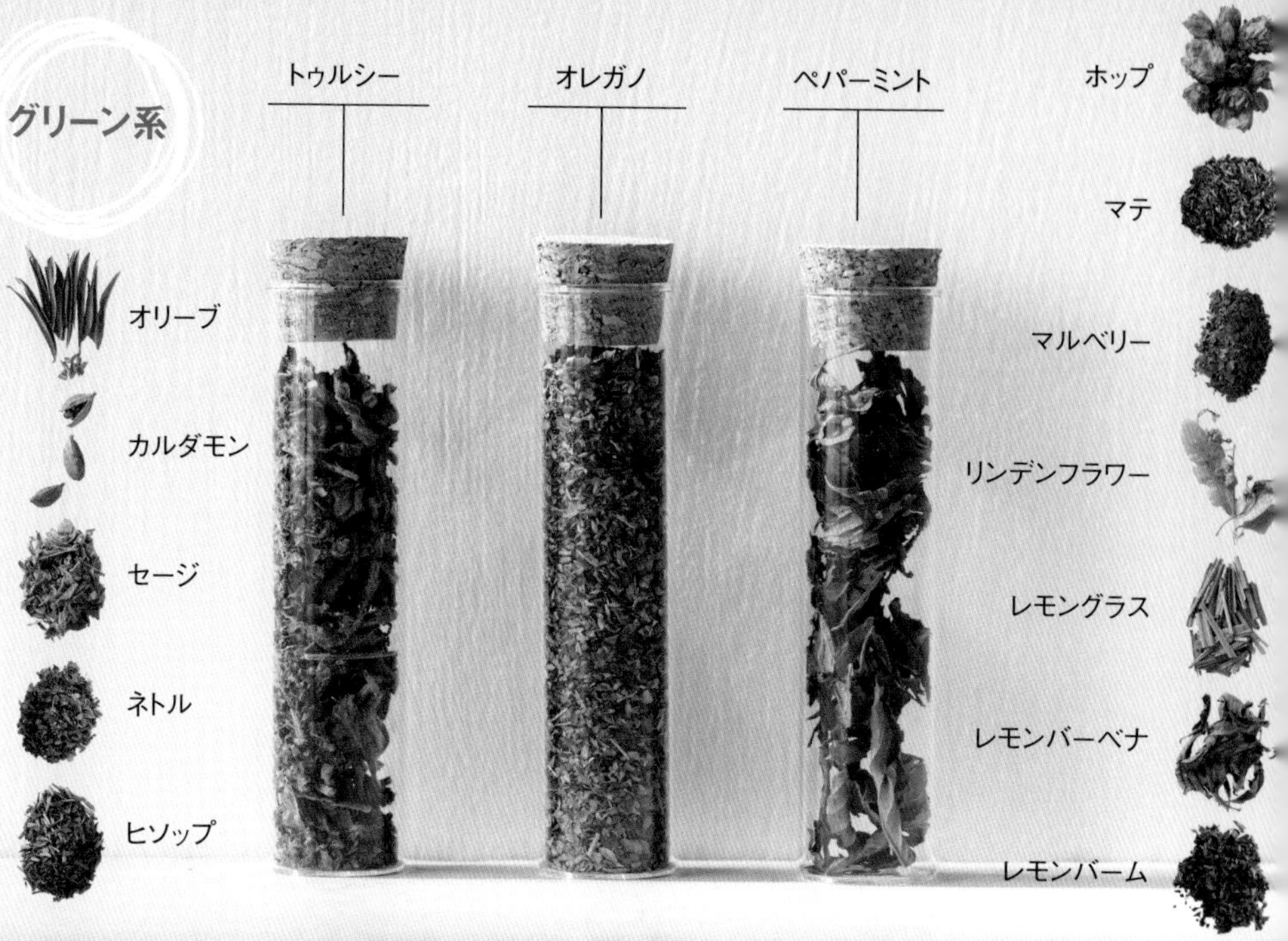
トゥルシー
オレガノ
ペパーミント
ホップ
マテ
オリーブ
マルベリー
カルダモン
リンデンフラワー
セージ
レモングラス
ネトル
レモンバーベナ
ヒソップ
レモンバーム

ブラック系

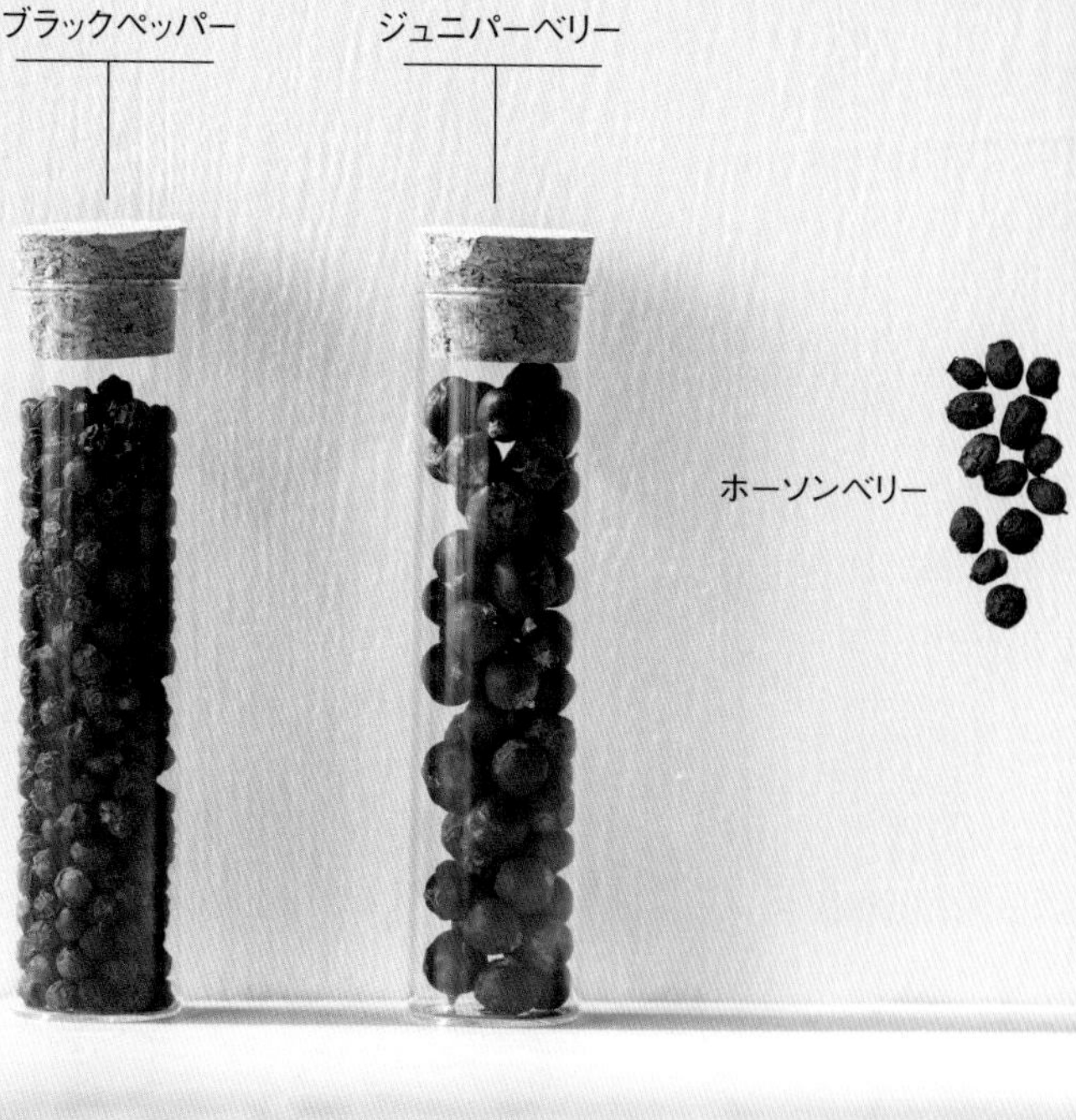
ブラックペッパー
ジュニパーベリー
ホーソンベリー

緑茶やお酒などとのブレンドも

ハーブティーは紅茶や緑茶、ジュース、お酒など、ほかの飲み物ともブレンドすることができます。

紅茶とブレンドする場合は、ティーポットに紅茶の葉とハーブをいっしょに入れ、お湯で抽出します。配合は、紅茶が６〜８に対して、ハーブが４〜２の割合。レモングラスと合わせれば、レモンティーのような香りが味わえます。シナモンやペパーミント、ローズなどと合わせれば、ナチュラルなフレーバーティーのように楽しめます。さらに、りんごやオレンジのスライス（フレッシュまたはドライ）などを加えてもよいでしょう。

緑茶はローズやミントと相性がとてもよく、ローズバッズ（バラのつぼみ）を浮かべるだけでも、香り高いティーが楽しめます。それ以外のハーブとブレンドする場合は、配合率も抽出法も紅茶のときと同じにします。中国茶であるプーアール茶やウーロン茶とのブレンドも、緑茶と同じような方法で楽しめます。

フルーツジュース（果汁１００％）とブレンドする場合は、あらかじめアイスのハーブティーを用意して、ジュースに加えます。配合は、ジュースが６〜７に対して、ハーブティーが４〜３の割合。オレンジジュースにはカモマイルティー、グレープフルーツジュースにはミントティー、トマトジュースにはタイムティーがおすすめです。パイナップルジュースとハイビスカスティーの組み合わせは、色の変化も楽しめます。

ハーブのお酒というとアルコールにハーブを漬け込んだ薬用酒がありますが、ハーブティーを使えば、好みのお酒とブレンドするだけで、ハーブの味わいがするお酒を手軽に楽しめます。ウオッカにはレモングラスティーがおすすめです。香りの強いお酒は香りの強いハーブとの相性がよく、たとえばブランデーにはラベンダーティーなどが合います。

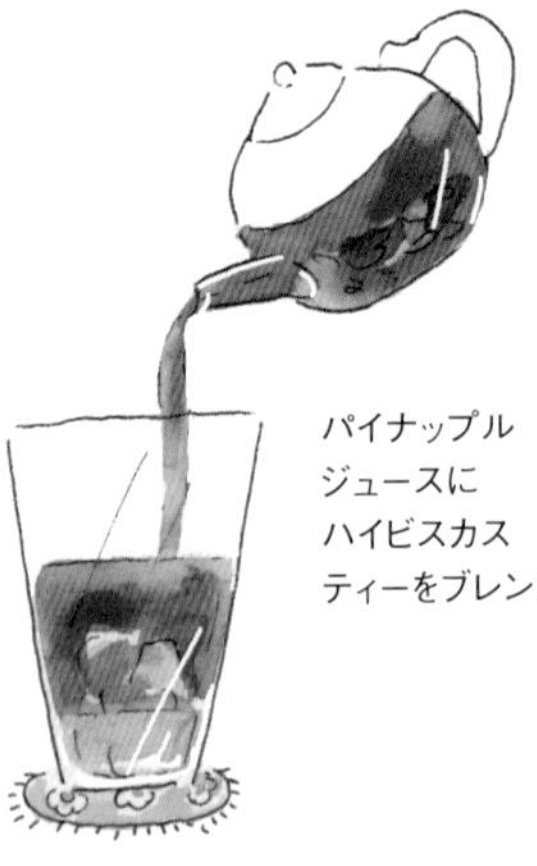

パイナップルジュースにハイビスカスティーをブレンド

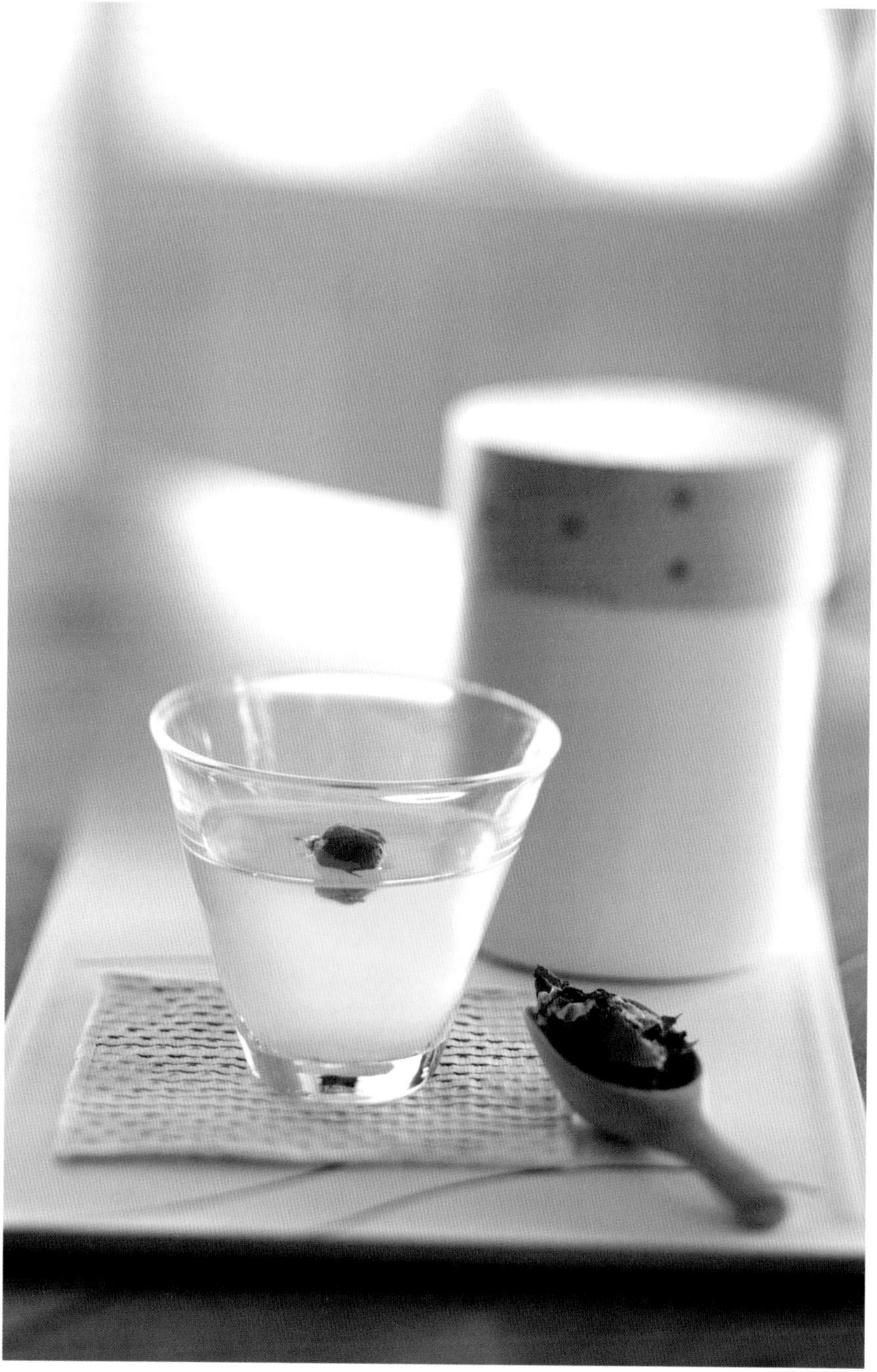

飲むだけではない！ ハーブティーの使い方

ハーブティーは飲む以外にも、いろいろな使い方ができます。

入浴剤やハンドバス、フットバスに

お茶で入れるときの濃さよりも、3〜5倍濃く抽出したハーブティーをバスタブのお湯に加えれば、ハーバルバスが楽しめます。または、同じく濃いめのハーブティーを洗面器に入れて、水とお湯を足して適温にしてから、手や足を入れて楽しむ部分浴（ハンドバス、フットバス）もおすすめです。ドライハーブをそのまま使う場合は、お茶用のパックなどに入れてからバスタブや洗面器のお湯に浮かべましょう。

肌あれのお手入れにはジャーマンカモマイルやローズ、消臭、殺菌にはセージやタイム、歩き疲れた足にはペパーミントがおすすめです。

湿布に

お茶で入れるときの濃さよりも、3〜5倍濃いめに抽出したハーブティーを洗面器に入れ、タオルを浸して絞り、温湿布を作りましょう。ハーブティーを冷やしてから使えば、冷湿布が作れます。

湿布は作用がおだやかなので、子どもや高齢者にも安心して使えます。肩や腰など痛みのある箇所には、消炎作用のあるジャーマンカモマイルやマリーゴールド、収れん作用のあるローズなどが効果的です。目の疲れには、コットンで湿布を作り、まぶたの上へのせます。ジャーマンカモマイルやラベンダー、アイブライトがおすすめです。

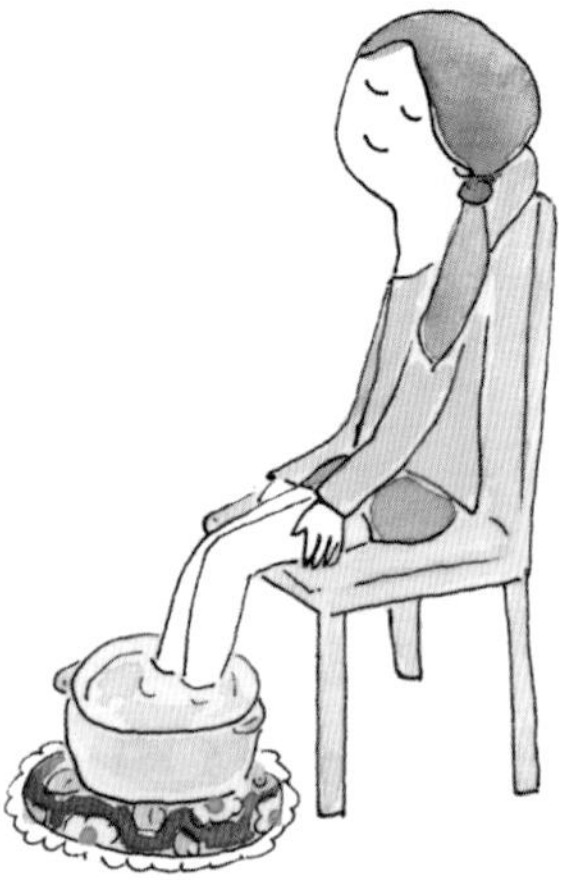

うがいに

ハーブティーは、そのままうがいに使えます。ティーの濃さは、飲むときと同じか、少し濃いめにします。

化粧水やフェイシャルスチームに

お茶として飲むときと同じ濃さから3倍くらいの濃さで入れたハーブティーを冷ましてから、化粧水として使います。乾燥肌にはジャーマンカモマイル、シミにはリンデンフラワー、毛穴の広がりにはペパーミント、ニキビ肌にはラベンダーがおすすめです。作った化粧水は冷蔵庫に保管し、作ったその日に使い切りましょう。

フェイシャルスチームをする場合は、洗面器にハーブ(約5〜10g)を入れてから、熱湯(約1ℓ)を注ぎ入れて、蒸気を逃さないようにバスタオルをかぶり、洗面器から立ち上る

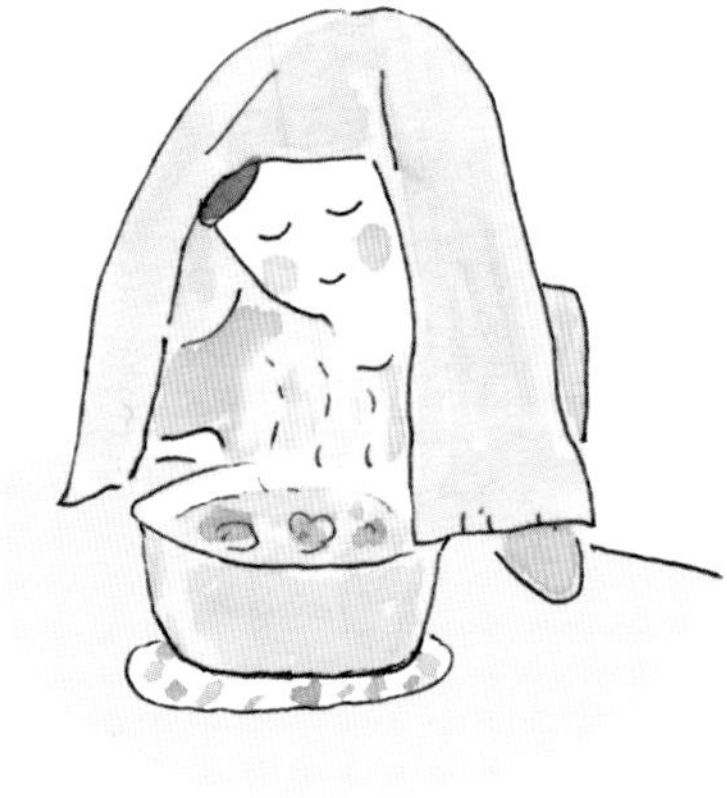

蒸気を顔にあてて、有効成分を肌に浸透させます。3分から5分程度、目を閉じてリラックスして行います。ヤケドをしないよう十分注意してください。ニキビ肌には、ジャーマンカモマイル、セージ、ラベンダーがおすすめです。終わったあとは、ぬるま湯でさっと濯ぎ、冷水で洗い、保湿をします。行う際は、ヤケドをしないよう十分注意してください。

ヘアトニックに

ドライハーブ(約5〜10g)と熱湯(約300㎖)でハーブティーを作り、冷ましてからヘアトニックとして使います。地肌にすり込むように髪に直接かけるとよいでしょう。

養毛効果を期待するなら、ジャーマンカモマイル、セージ、ラベンダー、ローズマリーがおすすめです。

ハーブティーの入れ方

ドライハーブの場合

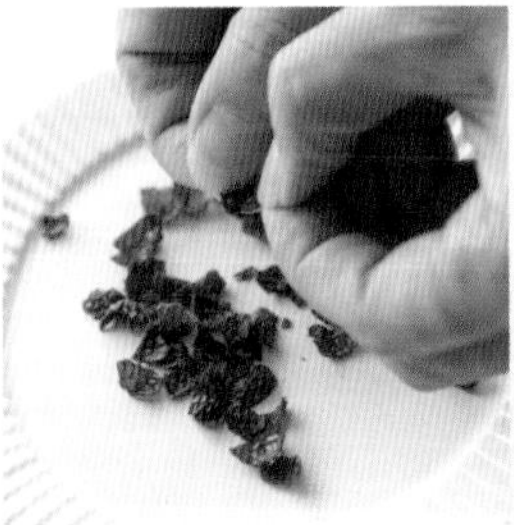

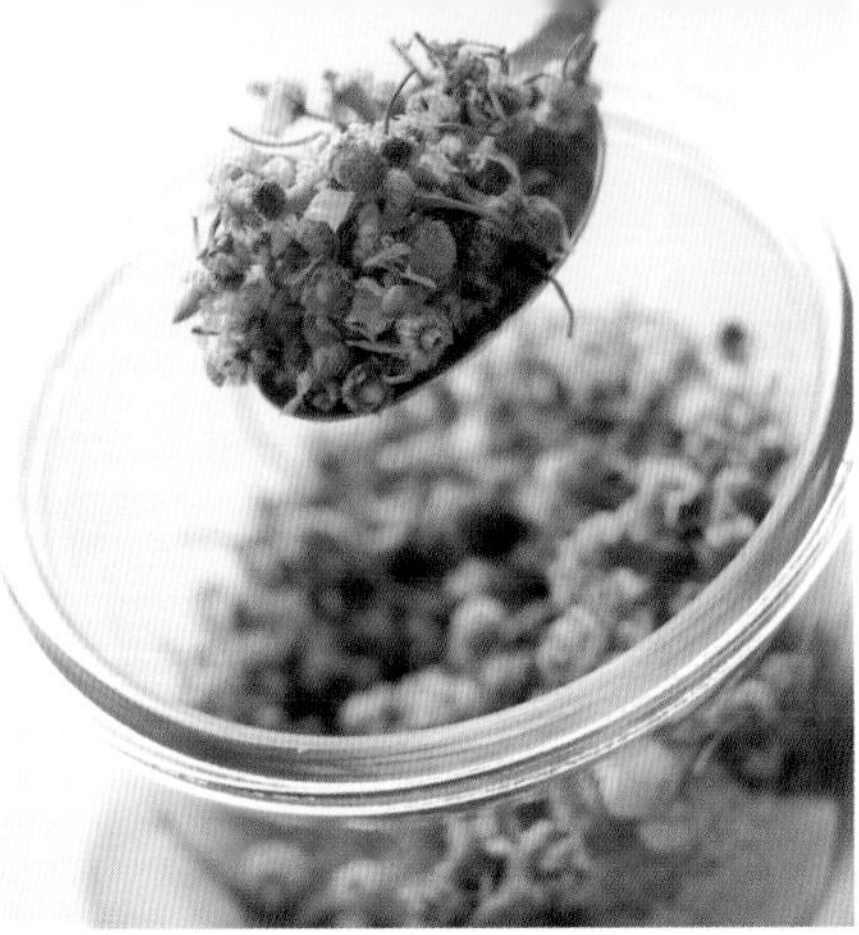

1 ドライハーブをティーポットに入れる

ティーカップとティーポットは、あらかじめ温めておく。ティーポットに人数分のドライハーブを入れる。ドライハーブの量は、ティーカップ1杯分（約150〜180㎖）に対してティースプーン山盛り1杯が基準。親指と人差し指、中指の3本の指で、ひとつまみ程度を目安にするとよい。ただし、ハーブの種類によってカサが異なるため、その時々で量を微調整すること。スパイスや果実のような堅いハーブは、有効成分を出しやすくするためにスプーンの背で軽く押しつぶしたり、指で細かく裂いたりしてから使う。ハーブは細かくカットしたほうが、成分は素早く浸出する。ミントやリンデン、レモンバーベナなど葉がかさばるものは手で揉んでくずしたほうが計量もしやすいのでおすすめ。

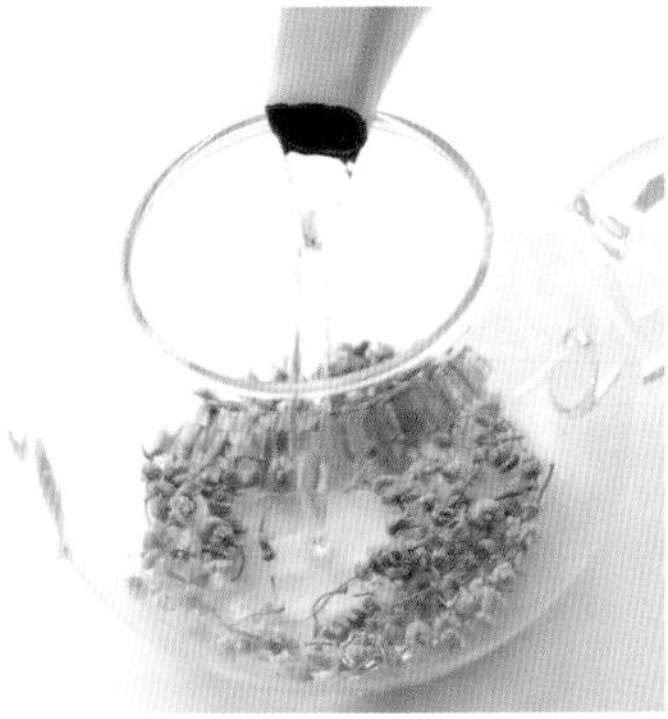

2 ティーポットに熱湯を注ぐ

熱湯をティーポットに静かに注いでいく。

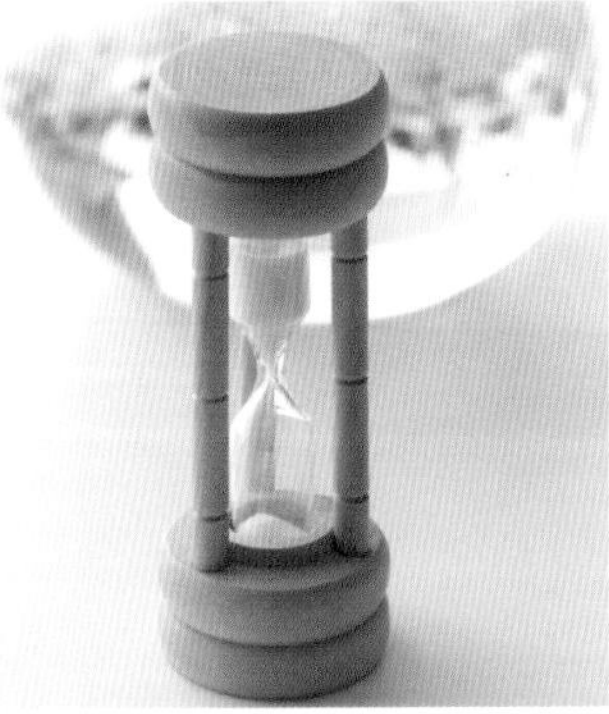

3 3〜5分蒸らす

ティーポットのふたをして、3〜5分蒸らす。温度を保ち、香りを維持するためにも、ポットのふたは必ず閉めること。実や根など堅いものは有効成分が出にくいので、多少長めに時間をかけて蒸らすとよい（5〜10分程度）。

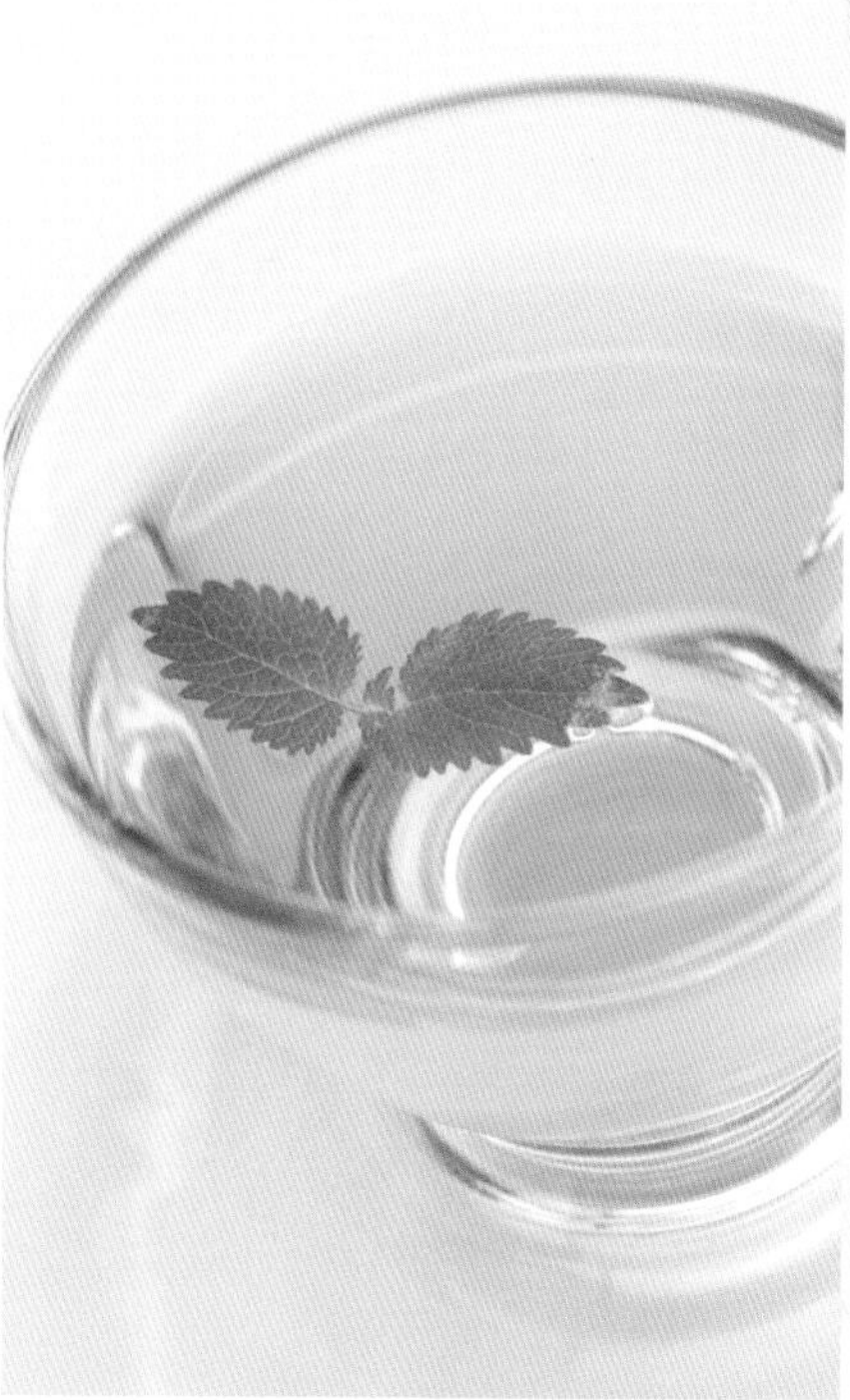

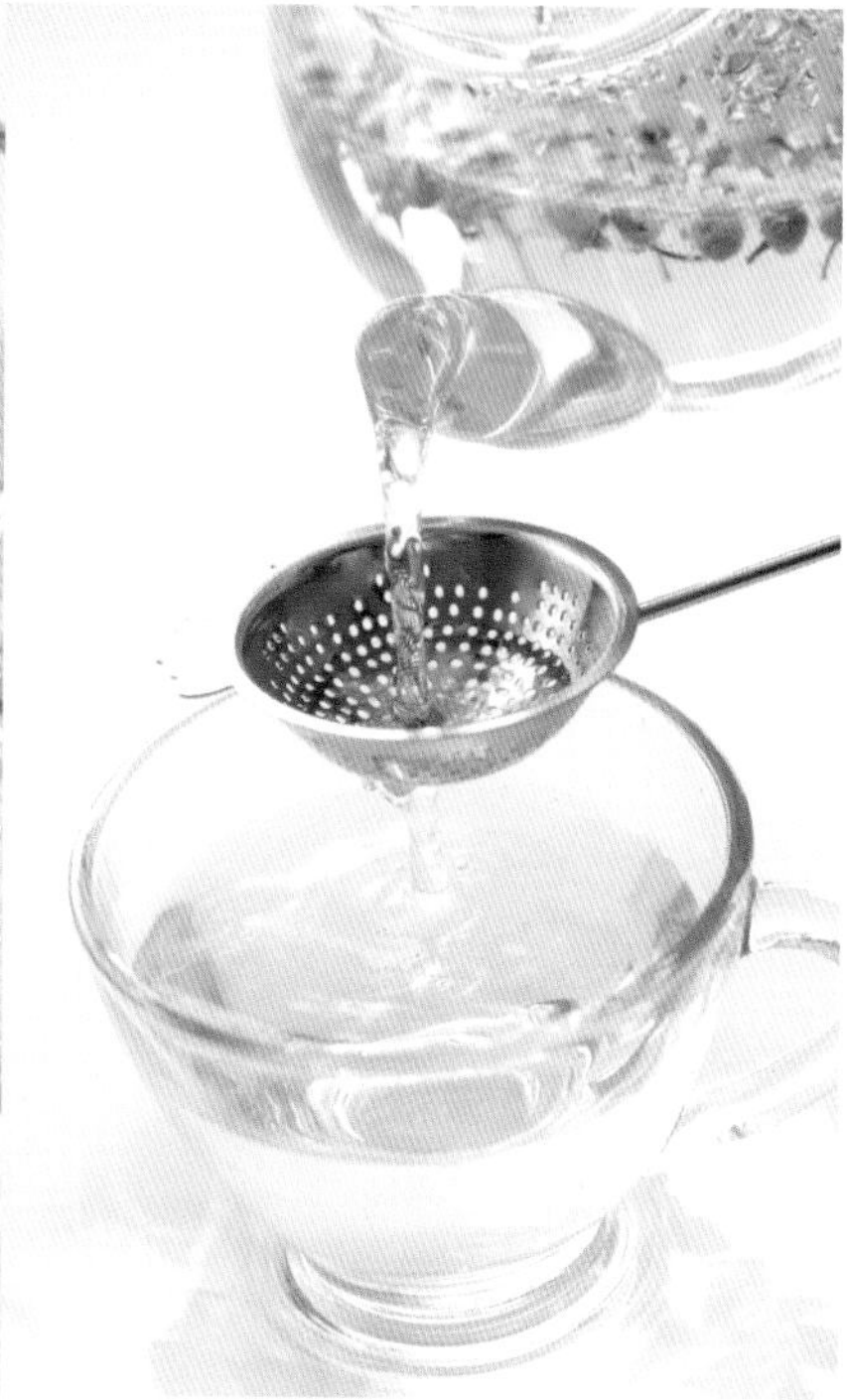

4 茶こしを使ってティーを注ぐ

ティーポットを水平に軽く回して、ティーの濃さを均一にしたら、茶こしを使ってティーカップに注いでいく。残さずに一度で注ぎ切ること。ハーブの細かいかすがカップに入るのを避けたい場合は、目の細かい茶こしを使うとよい。ハーブティーによっては、ミント類などフレッシュハーブを浮かべると素敵な演出に。また、甘みをつけるなら、ハチミツや三温糖を加えても。

堅いハーブの場合、煎じて飲む方法も

ハーブの中でも木部や樹皮、根など堅い部分を使う場合、お湯に浸すだけでは有効成分が抽出されにくいものがあります。そのようなときは、ポットに水とハーブを入れて加熱しましょう。じっくりと抽出することができます。このように、有効成分を煮出したものを煎剤（デコクション）といいます。お湯で浸出するよりも成分が濃く出ますので、濃度には注意しましょう。ハーブによってはティーとして飲むだけでなく、化粧水や湿布、入浴剤としても利用できます。

フレッシュハーブの場合

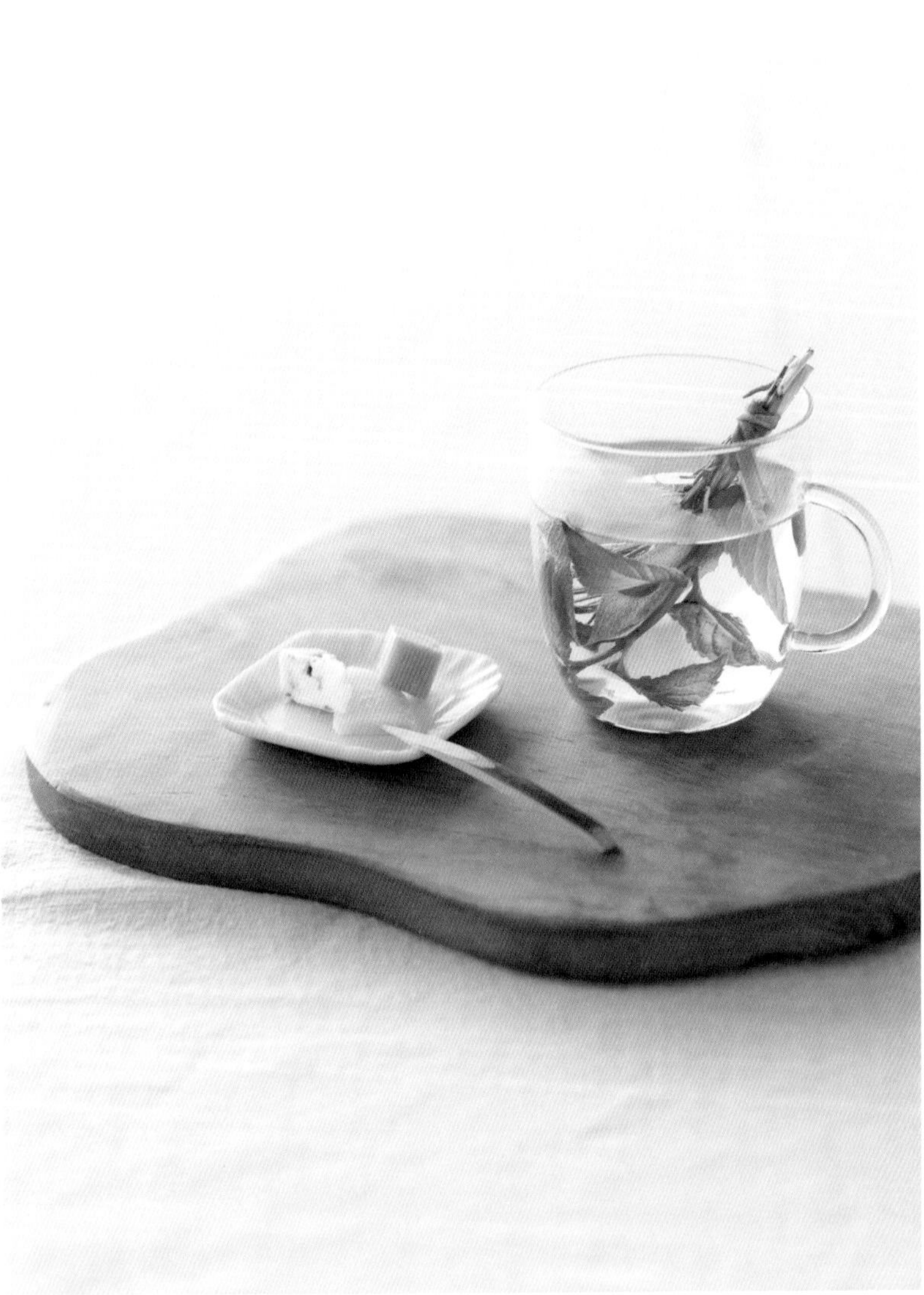

タイプ1　カップで入れる

耐熱のカップにフレッシュハーブを入れて熱湯を注ぎ、そのまま飲む。手軽に入れられ、新鮮なハーブの香りをたっぷり味わうことができる。フレッシュハーブが残ってしまったら、水を入れたコップなどに挿しておくか、冷蔵用のビニールパックなどに入れて、冷蔵庫に保存し、早めに使い切る。

タイプ2　ティーポットで入れる

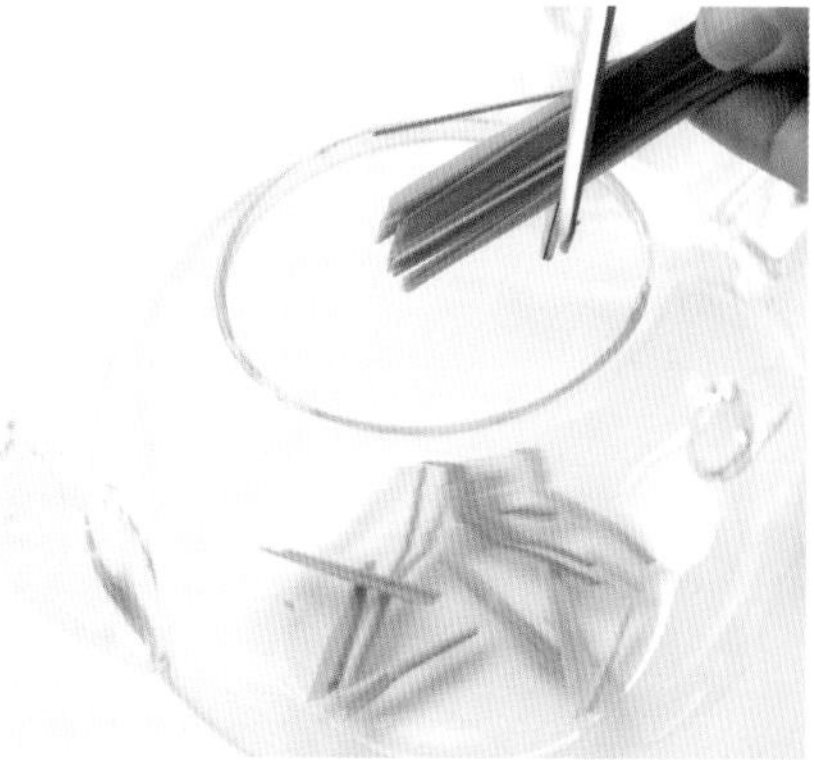

1　フレッシュハーブをティーポットに入れる

ティーカップとティーポットは、あらかじめ温めておく。フレッシュハーブは軽く洗ってよく水気を切ったあと、手でちぎるか、ハサミでカットして細かくしておく。ティーポットに人数分のフレッシュハーブを入れる。量は、ティーカップ1杯分（約150〜180mℓ）に対してティースプーン山盛り2〜3杯程度、指で2〜3つまみ程度が基準。たとえば、ミント類なら5〜7枚程度の葉が適量。香りが薄いと感じたら、少し追加する。入れる前にフレッシュハーブを手のひらで軽くたたいて、香りを立たせるとよりよい。

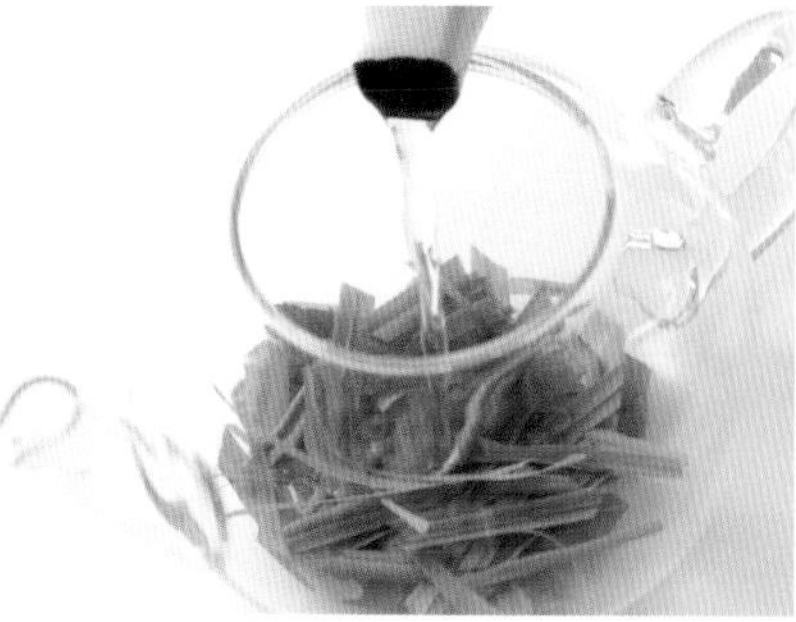

2　ティーポットに熱湯を注ぐ

沸騰したてのお湯をティーポットに静かに注いでいく。

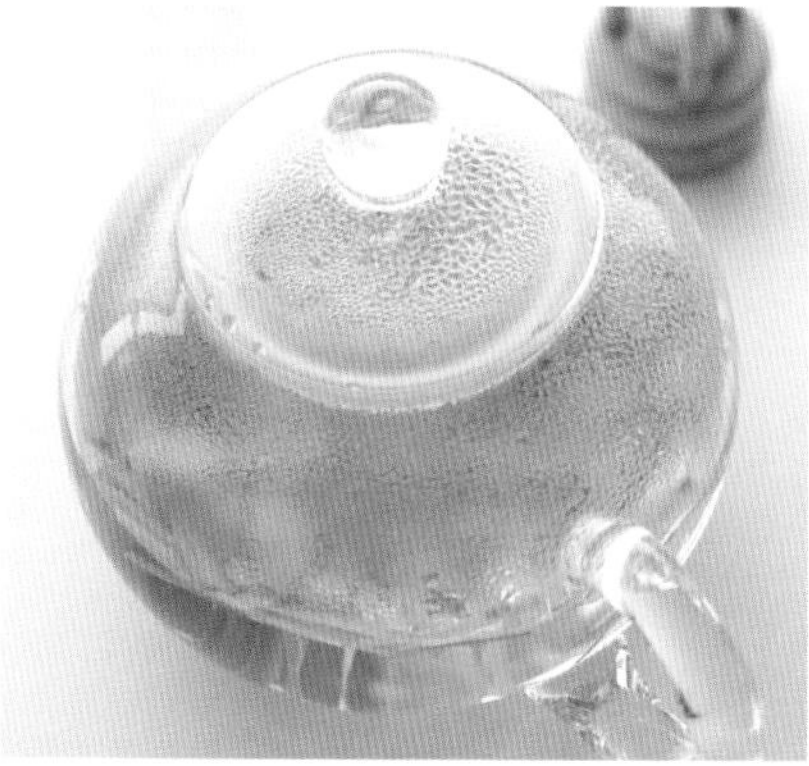

3　3〜5分蒸らす

ティーポットのふたをして、3〜5分蒸らす。

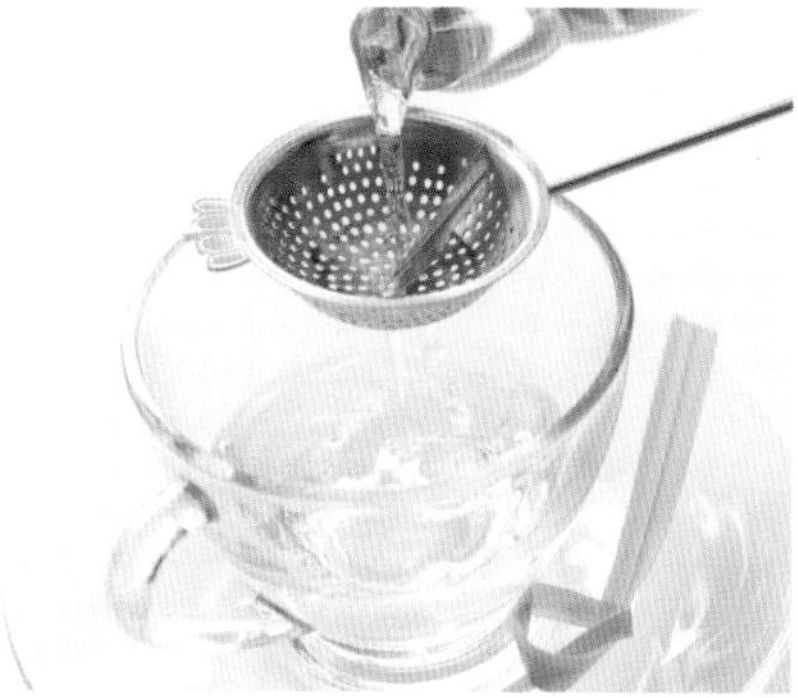

4　茶こしを使ってティーを注ぐ

ティーポットを水平に軽く回して、ティーの濃さを均一にしたら、必要に応じて茶こしを使ってティーカップに注いでいく。残さずに一度で注ぎ切ること。ハーブティーによっては、ミント類などフレッシュハーブを浮かべると素敵な演出に。また、甘みをつけるなら、ハチミツや三温糖を加えても。

アイスハーブティーの場合

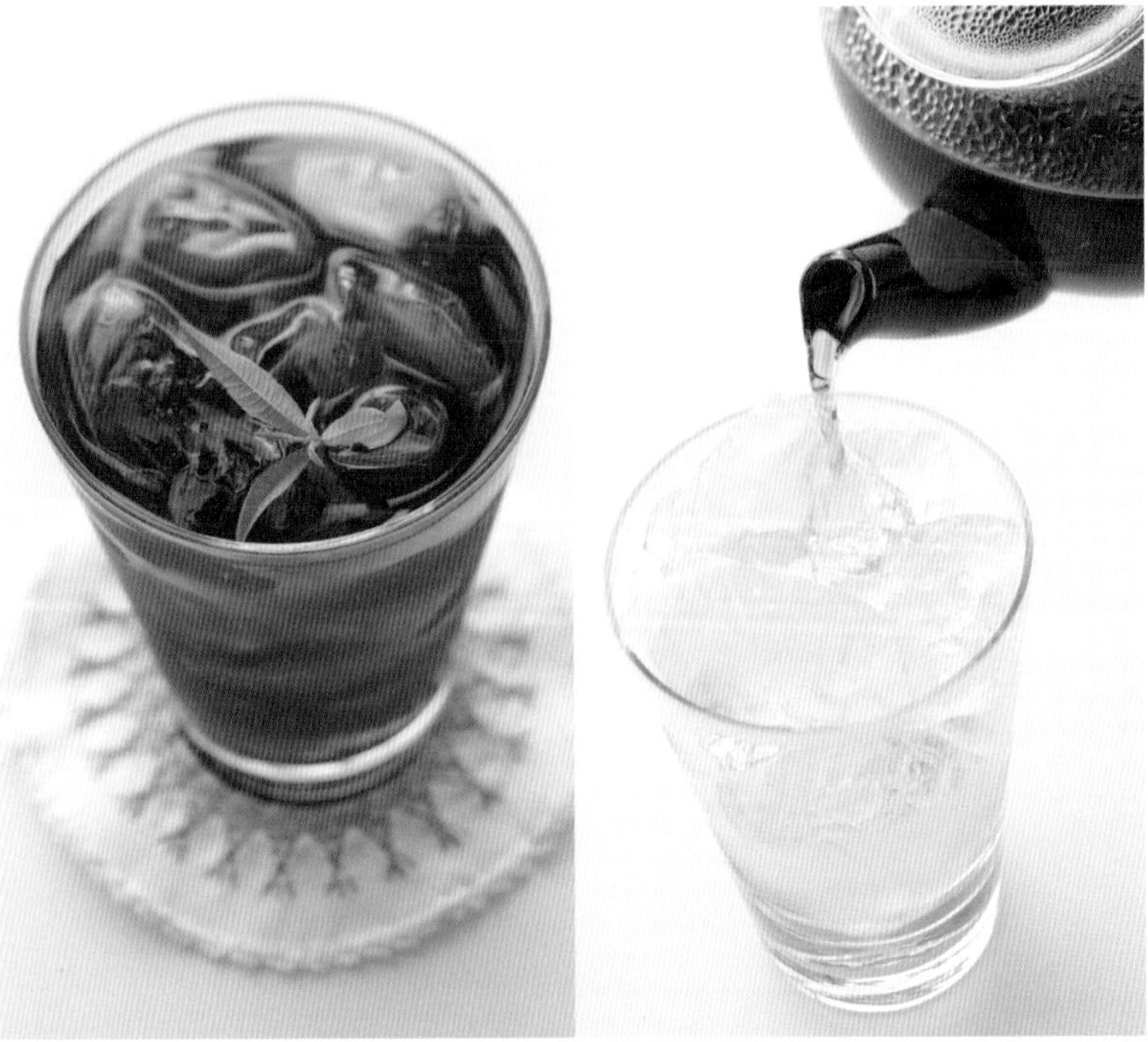

ホットよりも2～3倍濃いティーを注ぐ

グラスは熱に強いものを用意し、冷蔵庫で冷やしておく。グラス1杯分（約150～180㎖）に対するハーブの量は、ホットで入れるときの量と同じ割合にし、熱湯は 1/2 から 1/3 程度にして、2～3倍濃いティーを作る。氷をグラスにいっぱいになるまで入れ、そこにハーブティーを、茶こしを使って注いでいく。作ったティーは残さず一度で注ぎ切る。ハーブティーによってはフレッシュハーブを浮かべると素敵な演出に。また甘みをつけるなら、ハチミツや溶かした三温糖を加えても。ホットで入れたハーブティーを粗熱をとり、冷蔵庫で冷やす方法もある。その場合も 1 日で飲み切る。

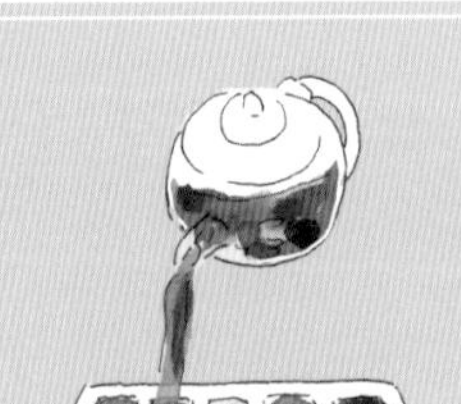

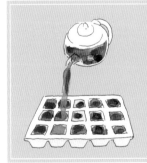

ハーブティーを氷で楽しむのもおすすめ

製氷皿に色のきれいなハーブティーを入れて凍らせた氷は、ハーブティーなどのドリンクを美しく彩る。また、製氷皿にドライまたはフレッシュのハーブを入れてからハーブティーを注いで凍らせると、氷の中にハーブを閉じ込めることができ、見た目がもっと楽しめる氷になる。

ハーブの保存方法

　ドライハーブは、開封後は密閉容器に移し、直射日光、高温多湿を避けて保存します。チャック付きポリ袋に入れて、冷蔵庫で保存する方法もあります。ティーバッグタイプも、箱や袋を開封したら、同じように、保存します。冷蔵庫に入れる場合などは、ハーブに香りが移るため、匂いの強いもののそばに置くのは避けましょう。

　賞味期限は表示に準じますが、一度封を開けたら香りが徐々に飛んでいってしまうため、早めに使い切ります。乾燥剤などを一緒に入れておくとよりよいです。

　保存しておいたものを使う前には、自分の目と鼻で品質を確かめることが大切です。

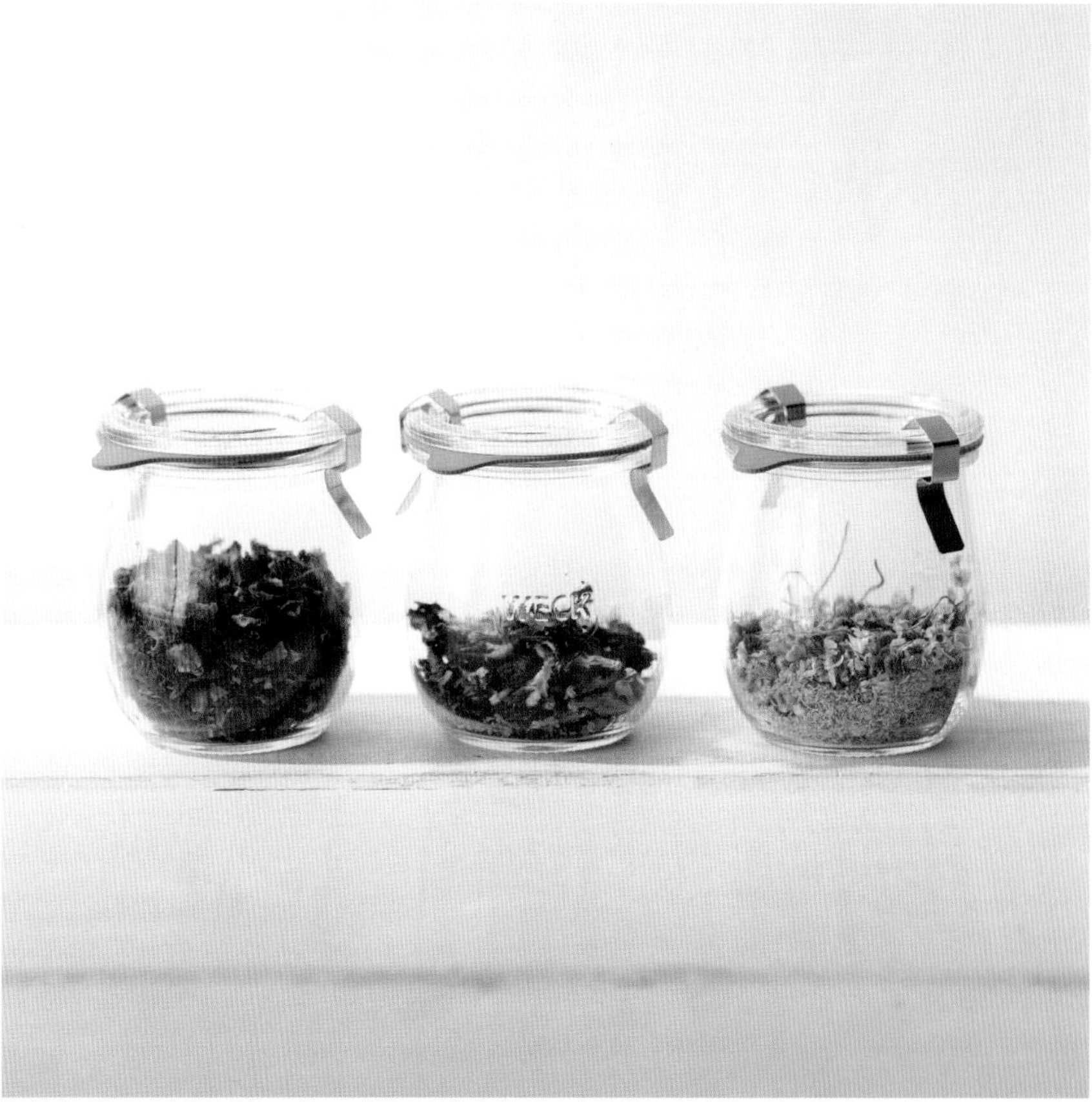

※遮光ビンであればより安心です。

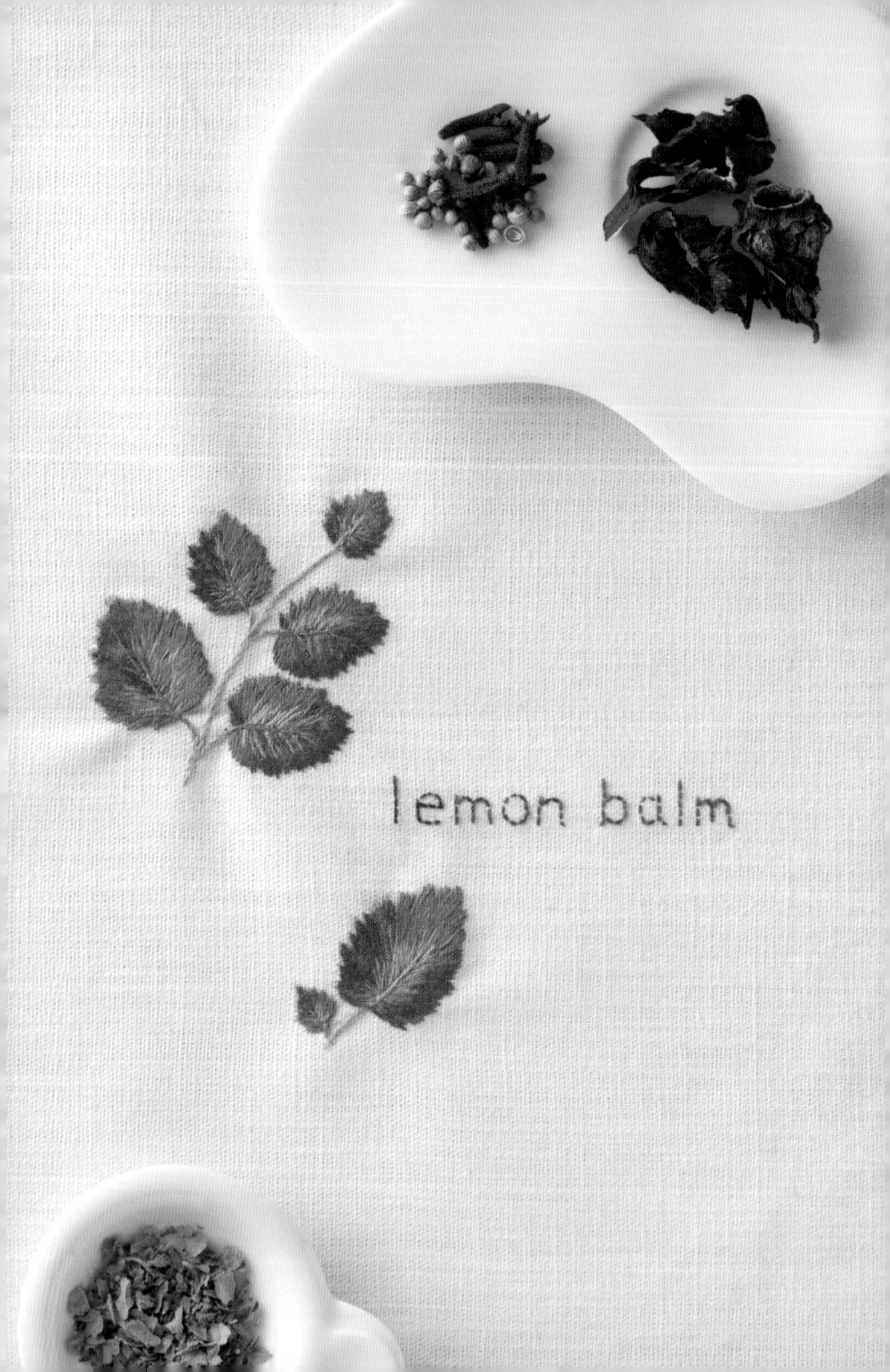
lemon balm

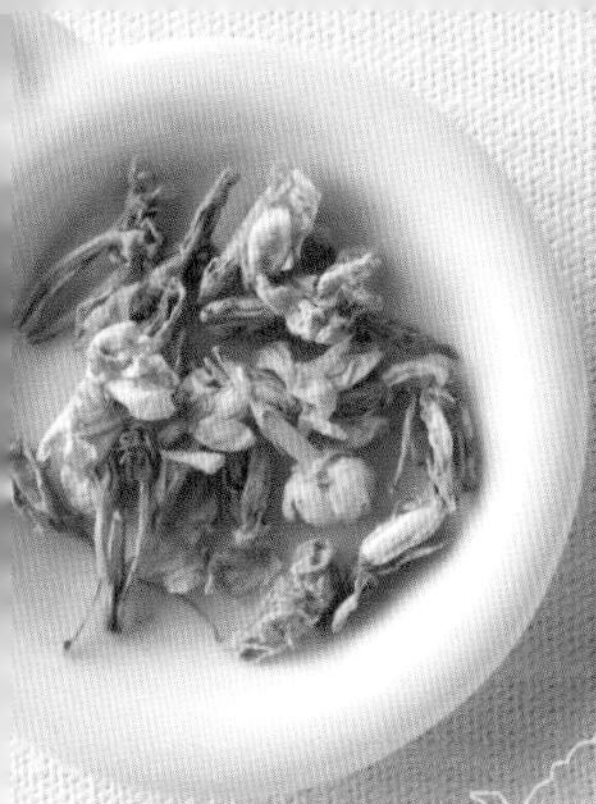

p a r t 3

ハーブティーを選ぶ

ハーブは、世界のあらゆる国々で見つけることができます。
それだけに、種類は大変多く、ハーブティーに利用できるハーブだけでも
数百種類あるといわれています。

この章では、日本で手に入るハーブティーの中からとくに役に立つといわれ、
また比較的手に入れやすいものを115種類紹介します。
それぞれの個性ができるだけわかるように、
作用や味、飲み方などまで解説しました。
せっかく手に入れたハーブも使い方を間違えては、
その個性を活かし、取り入れることができません。
ハーブを選ぶときに、そして使うときに、ぜひこの章を参考にしてください。

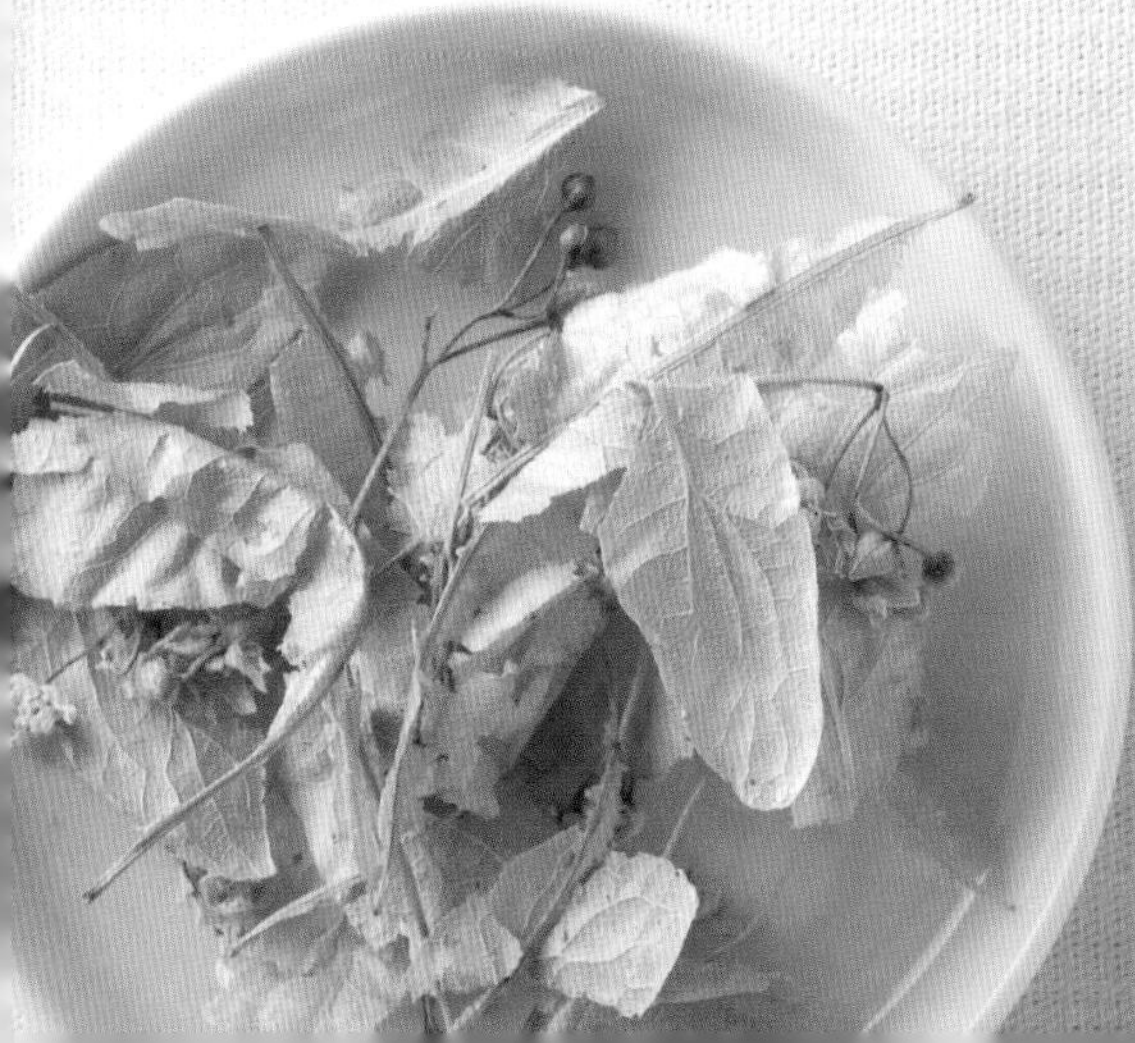

ハーブティーの種類と効果一覧

	花粉症 P183	風邪 P184	肌あれ P187	シミ P188	ニキビ P189	口臭 P190	食べ過ぎ・胃のもたれ 食欲不振 P191	下痢 P192	便秘 P193	二日酔い P194	肝機能が気になる P195	貧血 P196	生理痛・月経前症候群（PMS） P197	更年期障害 P198	冷え P199	産前・産後の悩み P200	むくみ P201
											●						
	●																
		●				●		●	●								
																	●
		●					●		●					●			
	●	●	●		●	●											●
	●	●	●	●											●		
														●			
		●															
		●				●											
	●	●	●			●	●	●	●			●	●	●			
		●						●	●								
		●						●					●			●	
		●							●								
																	●
				●	●												
									●								
		●															

心とからだの悩みに対しておすすめのハーブティーを表にまとめました。今の自分に合うハーブティーを選ぶときの参考にしてください。ただし、ハーブティーの入れ方や飲み方、人によって効果の程度は違います。薬ではありませんので、健康を保つ目的で飲むようにしましょう。

悩み / ハーブの種類		イライラする P172	不安・心配がある P173	緊張が強い P174	疲れが取れない P175	落ち込んでいる P176	眠れない P177	眠気を覚ましたい P178	集中力を高めたい P179	夏バテ P180	頭痛 P181	目の疲れ P182
アーティチョーク	P54									●		
アイブライト	P55											●
アニスシード	P56											
アルファルファ	P57				●					●		
アンゼリカルート	P58											
エキナセア	P59											
エルダーフラワー	P60									●		
オートムギ	P61			●								●
オリーブ	P62											
オレガノ	P63										●	
オレンジピール	P64		●			●	●					
オレンジブロッサム	P65		●			●						
カモマイル	P67	●	●				●				●	
ギムネマ ※	P68											
キャットニップ	P69											
キャラウェイ	P70											
ギンコウ	P71								●			
クリーバーズ	P72											
コーンシルク	P73											
ゴツコーラ	P74								●			
コリアンダー	P75											
コルツフット	P76											

※ギムネマには、血糖値を低下させる働きがあります。

	花粉症 P183	風邪 P184	肌あれ P187	シミ P188	ニキビ P189	口臭 P190	食べ過ぎ・胃のもたれ 食欲不振 P191	下痢 P192	便秘 P193	二日酔い P194	肝機能が気になる P195	貧血 P196	生理痛・月経前症候群（PMS） P197	更年期障害 P198	冷え P199	産前・産後の悩み P200	むくみ P201
												●	●	●	●		
									●						●		
								●									●
						●											
																	●
		●					●								●		
					●								●				
		●				●											
									●								●
	●	●						●	●								
			●		●				●		●	●	●			●	●
													●	●			
									●		●						
		●					●										
	●		●		●							●					●
					●				●								
				●												●	
	●																
															●		●
														●	●		
													●	●			

悩み／ハーブの種類		イライラする P172	不安・心配がある P173	緊張が強い P174	疲れが取れない P175	落ち込んでいる P176	眠れない P177	眠気を覚ましたい P178	集中力を高めたい P179	夏バテ P180	頭痛 P181	目の疲れ P182
サフラワー	P77											
サマーセーボリー	P78											
シェパーズパース	P79											
ジャスミン	P80					●						
ジュニパーベリー	P81											
ジンジャー	P82	●			●							
スイートバジル	P83					●						
スカルキャップ	P84		●	●								●
セージ	P85											
セロリシード	P86											
セントジョンズワート	P87	●	●	●		●						
ソウパルメット※	P88											
タイム	P89					●		●	●			
ダンデリオン	P90									●		
チェストツリー	P91											
チコリ	P92											
トゥルシー	P93	●	●	●	●	●						
ネトル	P94											
バードックルート	P95											
バーベイン	P96		●	●		●						
ハイビスカス	P97				●					●		●
パセリ	P99											
バタフライピー	P100											●
パッションフラワー	P101	●	●				●				●	
バレリアン	P102		●				●					●

※ソウパルメットには、前立腺機能を調整する働きがあります。

	花粉症 P183	風邪 P184	肌あれ P187	シミ P188	ニキビ P189	口臭 P190	食べ過ぎ・胃のもたれ 食欲不振 P191	下痢 P192	便秘 P193	二日酔い P194	肝機能が気になる P195	貧血 P196	生理痛・月経前症候群（PMS） P197	更年期障害 P198	冷え P199	産前・産後の悩み P200	むくみ P201
																	●
		●															
													●				
																●	
		●						●	●							●	●
													●				
														●			
																●	
		●						●									
		●									●						
												●					
	●		●		●			●					●	●			●
											●						
		●															
		●															
					●						●					●	
	●	●			●	●	●		●	●	●		●				
		●					●				●						
													●		●		
		●															
								●								●	
								●						●			

悩み / ハーブの種類		イライラする P172	不安・心配がある P173	緊張が強い P174	疲れが取れない P175	落ち込んでいる P176	眠れない P177	眠気を覚ましたい P178	集中力を高めたい P179	夏バテ P180	頭痛 P181	目の疲れ P182
ヒース	P103											
ヒソップ	P104		●					●				
ビルベリー※	P105											●
フィーバーフュー	P106										●	
フェヌグリーク	P107											
フェンネル	P108											
ブラックコホシュ	P109											
ホーステール	P110								●			
ホーソンベリー	P111								●			
ホップ	P112			●			●					
ボリジ	P113											
マーシュマロウ	P114											
マジョラム	P115						●					
マテ	P116				●				●			●
マリーゴールド	P118											
マルベリー	P120											
マレイン	P121											
マロウブルー	P122											
ミルクシスル	P124											
ミント	P125	●	●			●		●		●	●	
メドゥスィート	P126											
ヤロウ	P127											
ユーカリ	P128											
ラズベリーリーフ	P130											
ラベンダー	P131	●	●	●	●	●					●	

※ビルベリーの果実には、血糖値を低下させる働きがあります。

	花粉症 P183	風邪 P184	肌あれ P187	シミ P188	ニキビ P189	口臭 P190	食べ過ぎ・胃のもたれ 食欲不振 P191	下痢 P192	便秘 P193	二日酔い P194	肝機能が気になる P195	貧血 P196	生理痛・月経前症候群（PMS） P197	更年期障害 P198	冷え P199	産前・産後の悩み P200	むくみ P201
	●	●									●						
		●								●				●	●		
	●		●	●						●	●						
	●	●	●		●									●			
													●				
							●			●							●
										●							
		●				●	●	●	●	●				●	●		
		●		●	●												
	●		●						●					●			
	●	●	●	●	●				●			●					
														●	●		
							●	●			●						
											●						
									●								
		●				●											
	●																
		●	●	●													
		●				●	●										
			●														
							●										
	●	●													●		
		●							●		●				●		●
			●	●			●	●	●								●

悩み ハーブの種類		イライラする P172	不安・心配がある P173	緊張が強い P174	疲れが取れない P175	落ち込んでいる P176	眠れない P177	眠気を覚ましたい P178	集中力を高めたい P179	夏バテ P180	頭痛 P181	目の疲れ P182
リコリス	P132										●	
リンデン	P133		●	●		●	●					
ルイボス	P134											
レッドクローバー	P136											
レディスマントル	P137											
レモングラス	P138	●				●	●	●		●		
レモンバーベナ	P140	●						●		●		
レモンバーム	P141	●	●	●		●	●	●			●	●
レモンピール	P142	●			●					●		
ローズ	P143					●	●					
ローズヒップ	P144				●					●		
ローズマリー	P145			●		●		●	●			
ワイルドストロベリー	P146											
アシュワガンダ	P149				●							
ターメリック	P150											
カルダモン	P154											
クローブ	P155											
シナモン	P156									●		
カキの葉	P159				●					●		
クマザサ	P160											
ゲットウ	P161											
ゲンノショウコ	P162											
シソ	P163			●	●							
ドクダミ	P164											
ハトムギ	P165				●							

ハーブティーのおもな作用一覧

この本に出てくるハーブティーの作用の中から、難しい用語や、頻繁に出てくる用語を選び、解説します。

うっ血除去	血液が貯留しているのを除去する働き
うっ滞除去	水分が貯留しているのを除去する働き
肝機能亢進	肝臓の機能を高める働き
緩下(かんげ)	腸からの排便を促す働き
緩和	粘膜を保護し、刺激を緩和する働き
強心	心臓を刺激して活性化する働き
強壮	からだのいろいろな機能や能力を向上させる働き
去痰(きょたん)	気管支から過剰な粘液を排出し、除去を促す働き
駆風(くふう)	腸内にたまったガスを排出させる働き
血圧降下	血圧を低くする働き
血管拡張	血管壁を拡張させる働き
月経促進	生理を起こさせる働き
月経調整	生理のリズムを整える働き
血糖値降下	血糖値を下げる働き
解毒	毒性物質を中和する働き
解熱	からだを冷やして、高い体温を下げる働き
健胃	胃液の分泌活動を刺激し、胃の不調をいやす働き
抗アレルギー	ぜんそくや花粉症などのアレルギー反応を軽快させる働き
抗ウイルス	ウイルス(B型肝炎、C型肝炎、HIV、ヘルペスなど)の増殖を抑制する働き
抗うつ	うつな気分を明るく高める働き
抗炎症	炎症または熱をしずめる働き
抗菌	菌の増殖を抑える働き
抗痙攣(こうけいれん)	痙攣を抑える働き
抗酸化	酸化を防ぐ、または遅らせる働き
抗ヒスタミン	ヒスタミンの作用を抑える働き
抗真菌	真菌(カビ)の増殖を抑える働き
抗リウマチ	リウマチを軽快させるのに役立つ働き
催淫(さいいん)	性欲を強める働き
催乳	乳汁の分泌を増大させる働き
殺菌	細菌とたたかい、これを殺す働き
弛緩(しかん)	ゆるめる働き

子宮強壮	子宮を強壮にする働き
子宮刺激	子宮を刺激する働き
子宮収縮	子宮を収縮する働き
刺激	アドレナリンの分泌量を増加させ、エネルギーを増進させる働き
止血	出血を止める働き
収れん	組織を引き締め、収縮させ、結束させる働き
消炎	炎症をしずめる働き
浄化	清浄する働き
消化促進	消化を助ける働き
浄血	血液を浄化する働き
神経強壮	神経と神経系を強化する働き
制酸	体内の分泌物の酸性度を低めたり、酸を中和する働き
制汗	汗の出を減少させる働き
制吐（せいと）	嘔吐を抑える働き
創傷治癒	傷の痛みを抑え、治癒を促す働き
組織細胞賦活	細胞の働きを活性化する働き
代謝促進	体細胞内でおこなわれる科学的変化、とくにエネルギーの発生を促す働き
胆汁分泌促進	胆汁の分泌量を増大させる働き
鎮痙（ちんけい）	痙攣をしずめる働き
鎮咳（ちんがい）	せきをしずめる働き
鎮静	興奮をしずめる働き
鎮痛	痛みをやわらげる働き
通経（つうけい）	生理を促し、規則的にする働き
発汗	汗の出を促す働き
ホルモン調整	ホルモン分泌のバランスを整える働き
ホルモン様	卵胞を発育させるホルモンの働きを刺激する働き
抹消血管拡張	抹消血管を拡張する働き
免疫賦活（めんえきふかつ）	免疫機能を高める働き
利胆（りたん）	胆汁の排出を促進する働き
利尿	尿の排せつを促進する働き

ハーブティー紹介ページ（P54～165）の見方

シングル（単独）で入れたハーブティー

英名

別名、和名

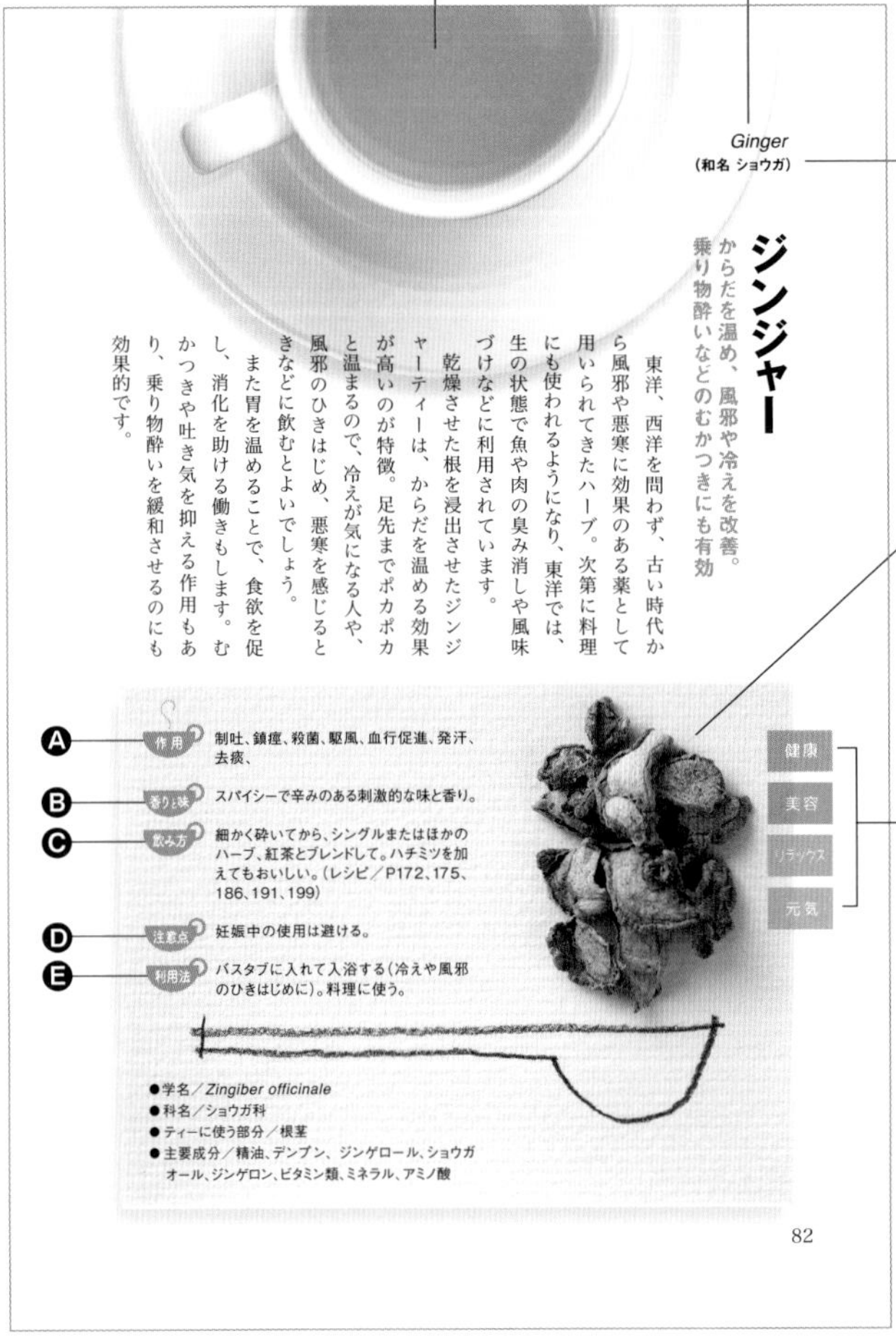

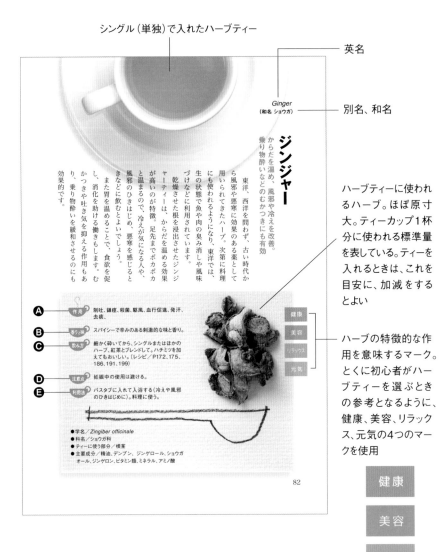

Ginger
（和名 ショウガ）

ジンジャー

からだを温め、風邪や冷えを改善。
乗り物酔いなどのむかつきにも有効

東洋、西洋を問わず、古い時代から風邪や悪寒に効果のある薬として用いられてきたハーブ。次第に料理にも使われるようになり、東洋では、生の状態で魚や肉の臭み消しや風味づけなどに利用されています。

乾燥させた根を浸出させたジンジャーティーは、からだを温める効果が高いのが特徴。足先までポカポカと温まるので、冷えが気になる人や、風邪のひきはじめ、悪寒を感じるときなどに飲むとよいでしょう。

また胃を温めることで、食欲を促し、消化を助ける働きもします。むかつきや吐き気を抑える作用もあり、乗り物酔いを緩和させるのにも効果的です。

A 作用　制吐、鎮痙、殺菌、駆風、血行促進、発汗、去痰、

B 香りと味　スパイシーで辛みのある刺激的な味と香り。

C 飲み方　細かく砕いてから、シングルまたはほかのハーブ、紅茶とブレンドして。ハチミツを加えてもおいしい。（レシピ／P172、175、186、191、199）

D 注意点　妊娠中の使用は避ける。

E 利用法　バスタブに入れて入浴する（冷えや風邪のひきはじめに）。料理に使う。

健康
美容
リラックス
元気

- 学名／*Zingiber officinale*
- 科名／ショウガ科
- ティーに使う部分／根茎
- 主要成分／精油、デンプン、ジンゲロール、ショウガオール、ジンゲロン、ビタミン類、ミネラル、アミノ酸

82

ハーブティーに使われるハーブ。ほぼ原寸大。ティーカップ1杯分に使われる標準量を表している。ティーを入れるときは、これを目安に、加減をするとよい

ハーブの特徴的な作用を意味するマーク。とくに初心者がハーブティーを選ぶときの参考となるように、健康、美容、リラックス、元気の4つのマークを使用

健康

美容

リラックス

元気

A 作用　ハーブティーの働き（効能）を紹介

B 香りと味　ハーブティーの香りと味を紹介

C 飲み方　ハーブティーの効果的な飲み方、おいしい飲み方を紹介。さらに、このハーブを使ったレシピが記載されているページ数を紹介

D 注意点　ハーブティーを飲むときに注意するべきことを紹介
この情報については、世界的な権威がある薬草研究機関「ドイツコミッションE」（ドイツの連邦保健局の専門委員会のひとつ）や、ハーブ製品の流通において責任ある販売の促進を目的とする民間団体「米国ハーブ製品協会（AHPA）」などのデータを参考としている

E 利用法　お茶として飲む以外の、ハーブティーまたはハーブを使って楽しむ方法を紹介。
活用の具体的な方法は、以下を参照

●入浴剤、ハンドバス、フットバス、湿布、うがい…P32

●化粧水、フェイシャルスチーム、ヘアトニック…P33

●チンキ剤…作り方／ガラスビン(密閉できるもので、金属製は避ける)を煮沸消毒し、完全に中を乾かす。ガラスビンがいっぱいになる程度の量のドライハーブを入れたあと、ドライハーブが全部浸る程度の量の蒸留アルコール（ウオッカやホワイトリカーなど。40度以上の無臭蒸留酒に限る）を注ぎ入れる。ふたを閉めたら、そのまま2〜4週間置くが、最初の1週間は1日1回振り混ぜる。ガーゼでハーブをこして絞れば、チンキ剤のできあがり。保存する場合は、密閉できる遮光ビンに入れる。冷暗所で1年間は保存が可能

●浸出油…作り方／ガラスビン（密閉できるもので、金属製は避ける）を煮沸消毒し、完全に中を乾かす。ガラスビンがいっぱいになる程度の量のドライハーブを入れたあと、ドライハーブが全部浸る程度の量の植物油を注ぎ入れる。ふたを閉めたら、そのまま1〜2週間置く。ガーゼでハーブをこして絞れば、浸出油のできあがり。保存する場合は、密閉できる遮光ビンに入れる。冷暗所で1年間は保存が可能

●パップ剤…作り方と使い方／ドライハーブをミルで微粉末にし、ボールに入れる。少量の熱湯をゆっくりと注ぎ入れ、混ぜ合わせる。湯の量を調節しながら、ペースト状にする。パップ剤のできあがり。パップ剤は、肌にあてることができる程度まで冷めてから使う。患部にパップ剤をのせたら、上からラップでぴったりとくるみ、さらに包帯を巻き付ける。そのまま約10分おいたら、包帯とラップを取り、水かぬるま湯で洗い流す

Artichoke
（和名　チョウセンアザミ）

アーティチョーク

いわゆる肝臓の特効薬。
お酒をよく飲む人におすすめ

古くから薬草や野菜として栽培されてきたアーティチョーク。多肉質のアザミに似た大きな花を咲かせます。葉に含まれるシナリンという成分には、肝臓の解毒作用があるといわれ、ベトナムでは、お酒を飲んだあと、二日酔いを防ぐ薬草茶として利用されています。

また、脂肪の分解を促進して消化を促す働きがあります。食べ過ぎのときや、こってりとした肉料理などのあとに飲むと、胃がもたれるのを防ぎます。

そのほか、血中のコレステロール値を下げる効果や利尿作用があり、便秘、貧血、糖尿病を防ぐのにも役立ちます。

健康
美容

作用　消化機能亢進、強肝、利胆

香りと味　草木のさわやかな香りで、ほろ苦くてさっぱりとした味わい。

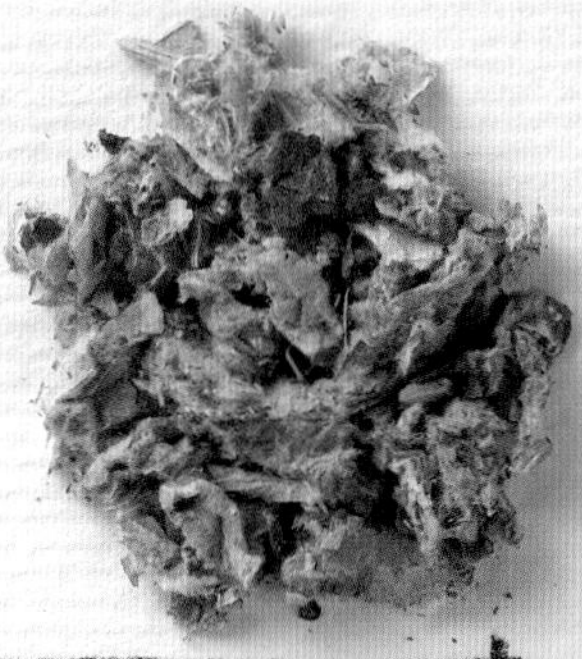

飲み方　シングルまたはブレンドで、通常の飲み方を。（レシピ／P180、195）

注意点　キク科アレルギーの人は注意。

- 学名／*Cynara scolymus*
- 科名／キク科
- ティーに使う部分／花、葉、茎
- 主要成分／クロロゲン酸、カフェ酸、シナリン、苦味質（シナロピクリン）、フラボノイド（ルテオリン）、フラボノイド配糖体（スコリモサイド）、タラキサステロール

Eyebright
（和名 ココゴメグサ）

アイブライト

パソコンなどで疲れた目をリフレッシュ。花粉症の目のかゆみ、鼻水にも有効

目が輝くようにきれいになることから、アイブライトと名づけられたハーブ。歴史は古く、古代ギリシャ時代にさかのぼり、あらゆる目のトラブルに効果があるとされ、民間療法では疲れ目の治療薬として用いられていました。

このハーブがもつ収れん作用がパソコンなどによる疲れ目を防ぎ、目の充血を改善させます。さらにおだやかな殺菌、強壮作用が感染症の緩和にも役立ちます。

目以外にも、鼻やのどの粘膜に働きかけるため、花粉症の症状を落ち着かせるのにもおすすめ。

また、頭をすっきりさせ、記憶力や判断力を高めてくれます。

健康

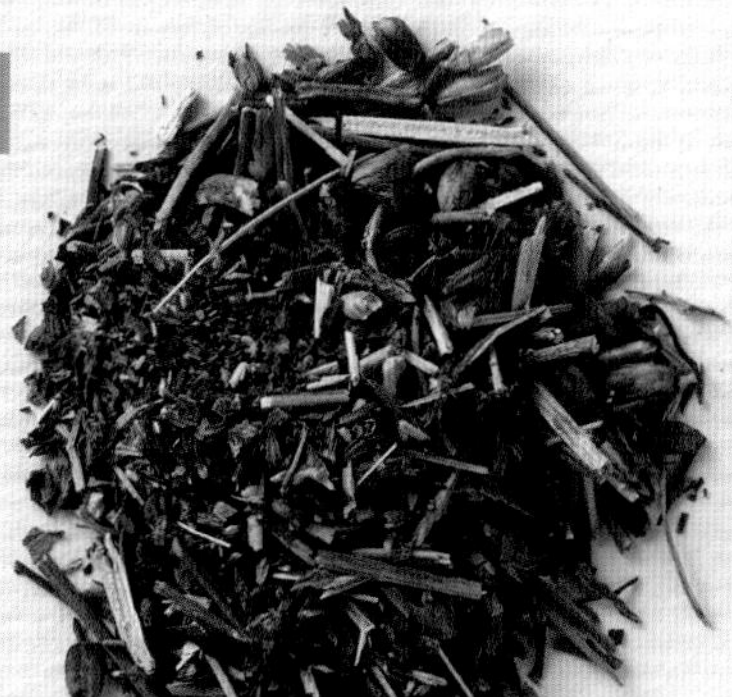

作用 収れん、強壮、殺菌、抗炎症、抗ヒスタミン

香りと味 かすかに苦みがあるが、それほどくせがない。

飲み方 シングルまたはブレンドで、通常の飲み方を。（レシピ／P182、183）

利用法 ティーを使って目を洗う（疲れ目など目のトラブルに）。

- 学名／*Euphrasia officinalis*
- 科名／ハマウツボ科（ゴマノハグサ科）
- ティーに使う部分／葉
- 主要成分／アウクビン、ビタミン類、カルシウム、ヨウ素、タンニン、マグネシウム

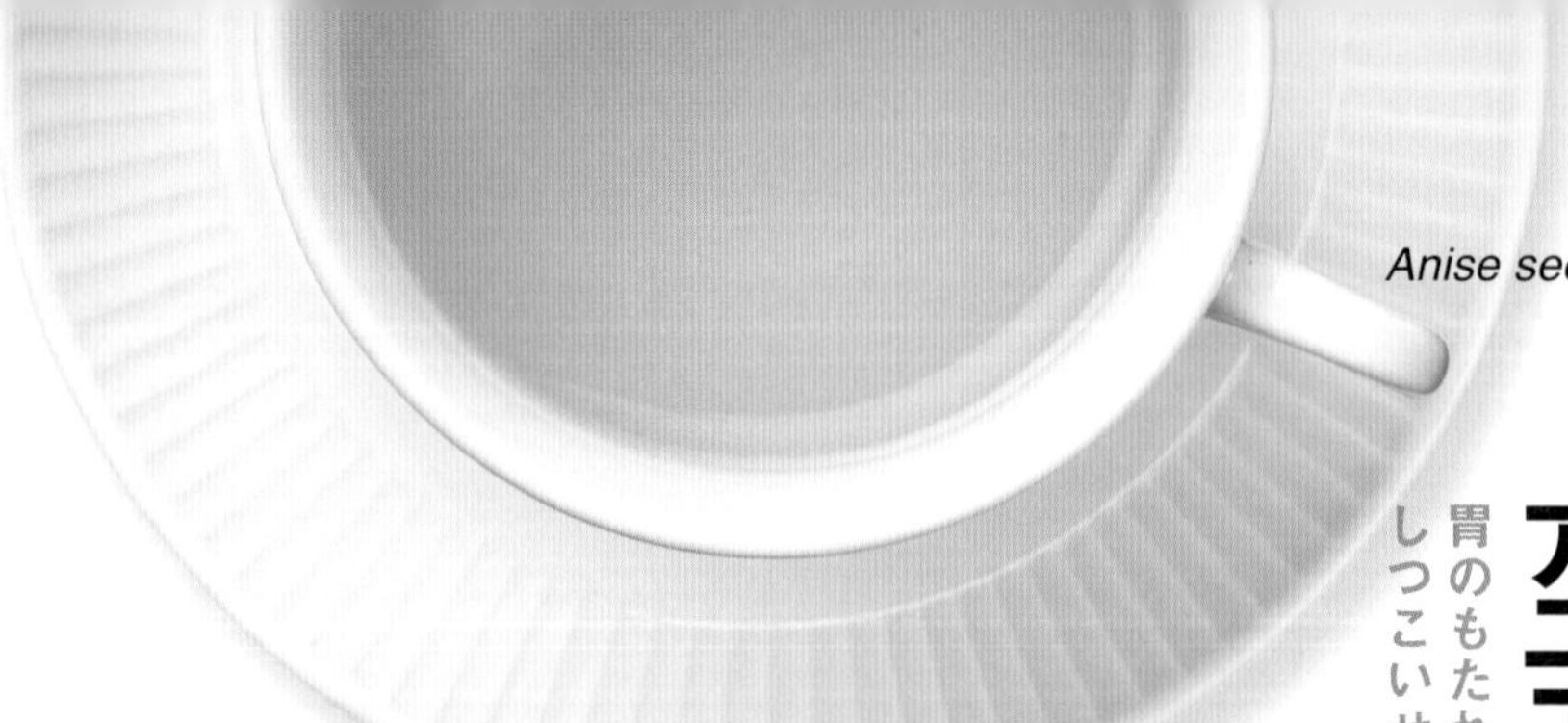

Anise seed

アニスシード

胃のもたれ、口臭を防ぎ、しつこいせきをしずめるのに効果的

古代エジプトで、ミイラを作るときに防腐剤として用いられていたアニスシード。消臭、消化促進作用があることから、インドでは、現在でも食後に、この種子をかむ習慣が残っています。

食べ過ぎたときは、胃腸の働きを促し、胃もたれを防ぐために、アニスシードティーを飲みましょう。おなかにガスがたまって苦しいとき、ガスを排出するのにも役立ちます。

また口臭が気になるときはティーを飲むか、ティーでうがいをしましょう。さらに、去痰作用もあるため、風邪やぜんそくのせきをしずめるのにも役立ちます。お菓子、リキュールなどにも使われます。

健康

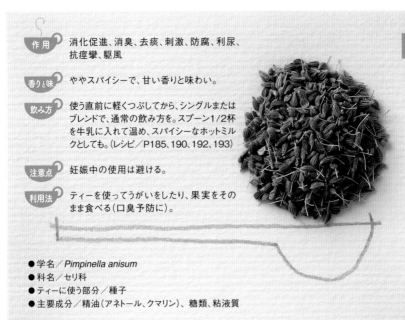

作用 消化促進、消臭、去痰、刺激、防腐、利尿、抗痙攣、駆風

香りと味 ややスパイシーで、甘い香りと味わい。

飲み方 使う直前に軽くつぶしてから、シングルまたはブレンドで、通常の飲み方を。スプーン1/2杯を牛乳に入れて温め、スパイシーなホットミルクとしても。(レシピ／P185、190、192、193)

注意点 妊娠中の使用は避ける。

利用法 ティーを使ってうがいをしたり、果実をそのまま食べる(口臭予防に)。

- 学名／*Pimpinella anisum*
- 科名／セリ科
- ティーに使う部分／種子
- 主要成分／精油(アネトール、クマリン)、糖類、粘液質

Alfalfa
（和名　ムラサキウマゴヤシ）

アルファルファ

おだやかな利尿作用があり、むくみの解消に役立つ

サラダに入れて食べることで知られているもやしの葉、アルファルファ。土の奥深くまで長い根を張り、やせた土地を肥やす緑肥としても使われます。また、この植物自体ビタミンとミネラルをバランスよく含むのが特徴。サラブレッドを育てるアラブでは、足を速くするために、競走馬に食べさせています。

欧米では、ハーブティーとして用いられてきました。おだやかな利尿作用があり、むくみを解消するのに役立ちます。

さらに、緩下作用があるため、体内を掃除して腸内を健康に保ちます。コレステロール値を減らし、糖尿病を改善する効果も期待されています。

健康

美容

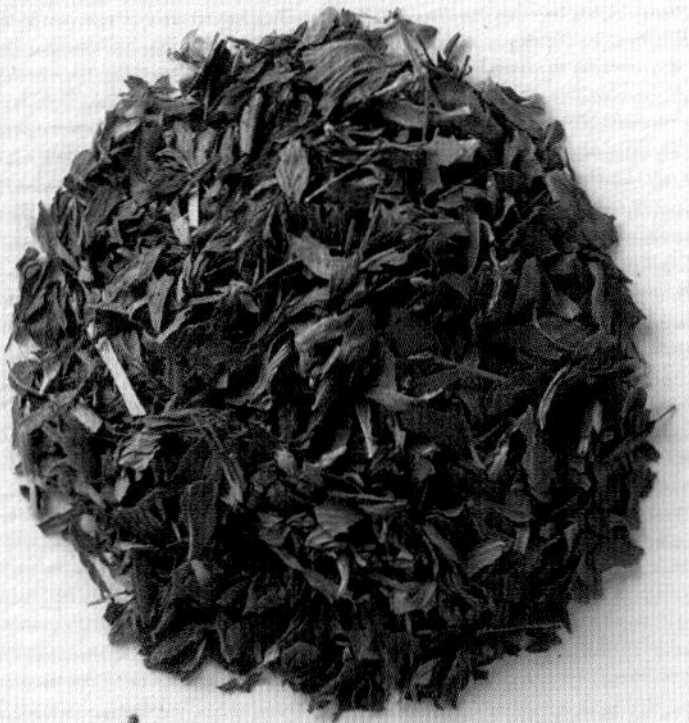

作用　利尿、緩下、強壮、健胃

香りと味　きれいな緑色で、草のような香り。緑茶に似たなじみのある味わい。

飲み方　シングルまたはブレンドで、通常の飲み方を。

注意点　生の若葉は食中毒を引き起こすことがあるので注意。

- 学名／*Medicago sativa*
- 科名／マメ科
- ティーに使う部分／葉
- 主要成分／サポニン、ゲニステイン

Angelica root
（和名　ヨーロッパトウキ）

アンゼリカルート

更年期障害や冷え性の緩和、胃の不調を改善するのに役立つ

　ヨーロッパのアルプス地方原産とされるアンゼリカ。その昔、このハーブは強力なヒーリングパワーをもつと考えられていたため、「天使のハーブ」ともいわれました。この根を、婦人科系の鎮静、強壮のための薬草として用いていたようです。
　アンゼリカルートティーも、更年期に起こる冷えやのぼせ、体力低下、また月経前症候群の諸症状を緩和するのに役立ちます。血液や体液の循環を促すので、冷え性や貧血などの改善にも効果があります。
　さらに、消化器系の働きを促すので、胃の不調や胃かいようなどを軽減する効果も。食欲のないときは、食欲を促すのにもよいでしょう。

健康
美容

作用　血行促進、強壮、解毒、利尿、鎮痛、鎮痙、子宮刺激、発汗、去痰、ホルモン様

香りと味　スパイシーな香りで、少し苦みがある。

飲み方　細かく刻んでから、シングルまたはブレンドで。やや長め（5～10分）に抽出する。食前に飲む。（レシピ／P186、191、198）

注意点　服用後、長時間紫外線にあたることは避ける。妊娠中や、子どもへの使用は避ける。

利用法　チンキ剤を作って使う（滋養強壮に）。

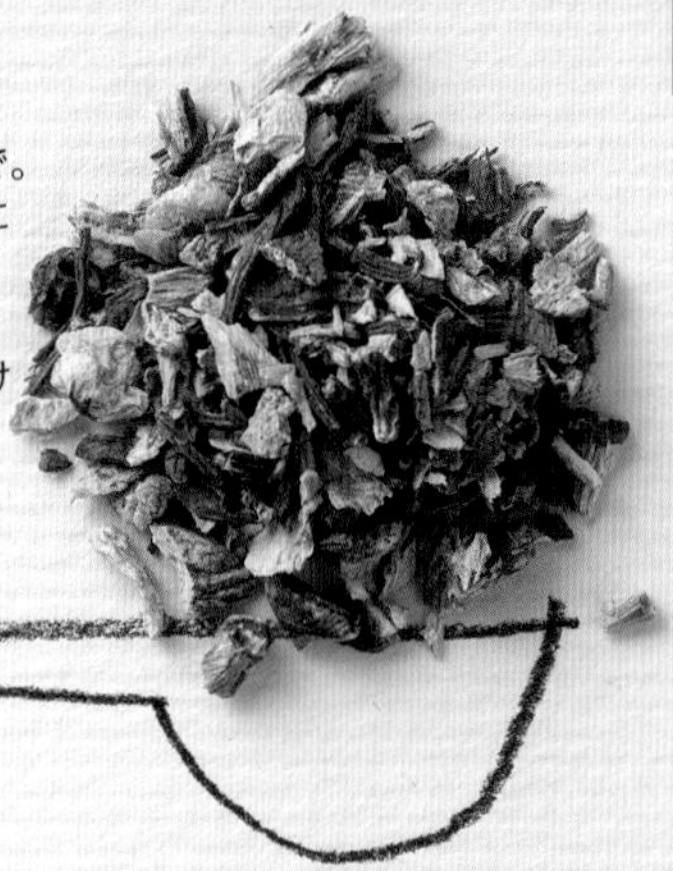

- 学名／*Angelica archangelica*
- 科名／セリ科
- ティーに使う部分／根
- 主要成分／精油（クマリン）、アンゲリカ酸、樹脂、デンプン、苦味質

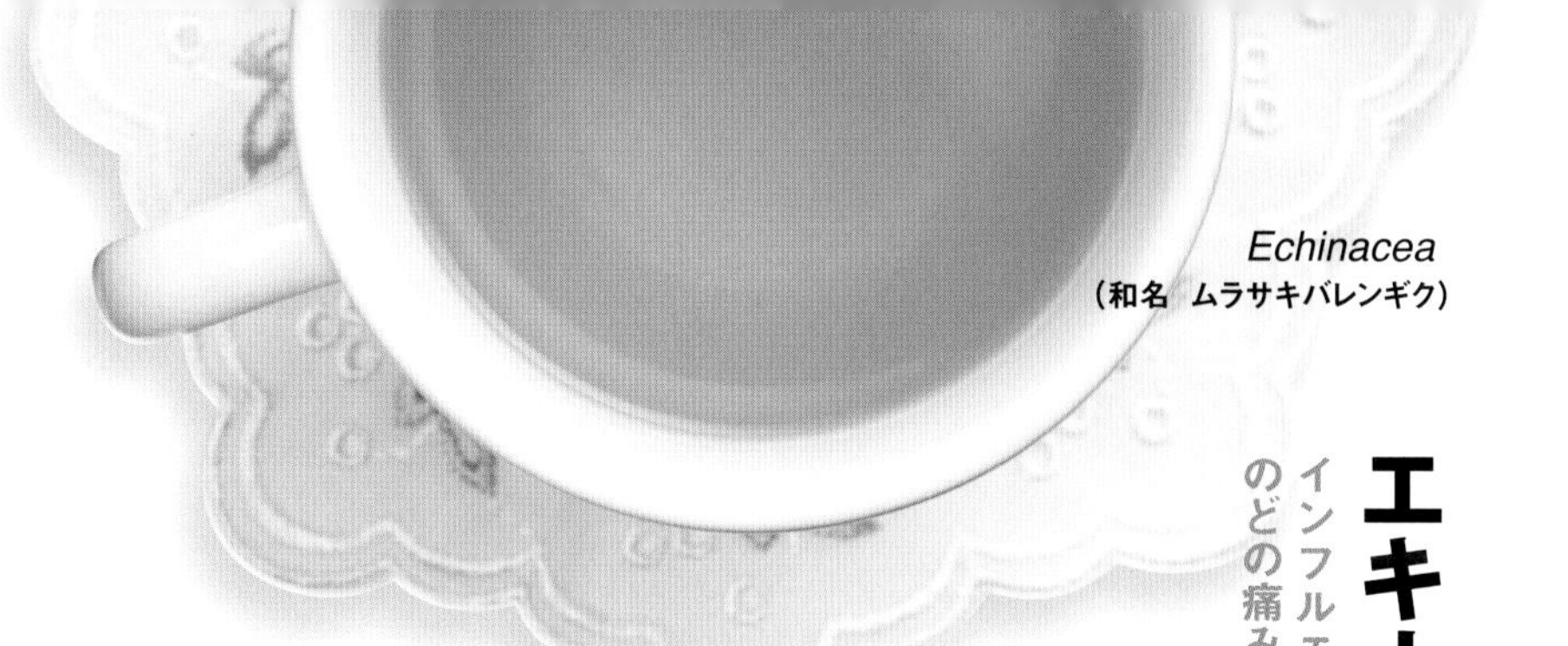

Echinacea
（和名　ムラサキバレンギク）

エキナセア

インフルエンザのような感染症や歯痛、のどの痛み、せき、花粉症などアレルギーに有効

北アメリカの先住民が、歯痛、のどの痛み、せきの手当てに用いていたエキナセア。「ネイティブ・アメリカンのハーブ」と呼ばれ、古くから親しまれてきました。

　これで入れるティーは、免疫を活性化させる作用があるため、花粉症対策に、シーズン前から飲み続けると効果があるといわれています。抗ウイルス作用もあり、風邪やインフルエンザといったあらゆる感染症に対しても働きかけます。熱が出たときや、ウイルス性の風邪のひきはじめに飲みましょう。免疫力が低下し、感染症を繰り返す人にもおすすめです。抗菌作用もあるので、下痢の症状や膀胱炎の緩和にも役立ちます。

健康
美容
元気

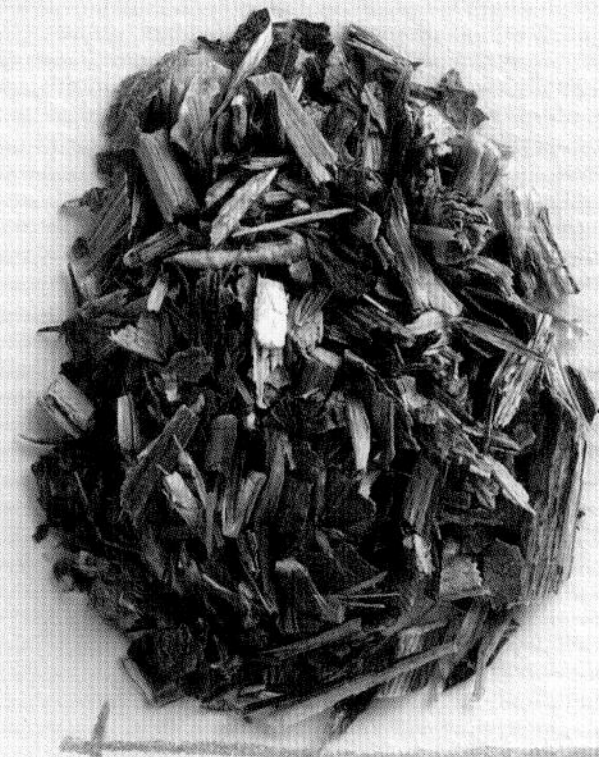

作用　免疫賦活、創傷治癒

香りと味　くせがなく、飲みやすい味わい。

飲み方　シングルまたはブレンドで、通常の飲み方、または煎剤にして。（レシピ／P183、184、186、187、189、190、201）

注意点　多量に飲むと、めまいや吐き気を生じることがある。敏感な人はアレルギー反応が起こる可能性がある。とくにキク科アレルギーの人は注意。妊娠中、授乳中の使用は避ける。
※ドイツコミッションEでは、使用期間を最大8週間としている。

利用法　チンキ剤を作ってうがいに使う（感染症予防に）。

- 学名／*Echinacea angustifolia*、*Echinacea purpurea*、*Echinacea pallida*
- 科名／キク科
- ティーに使う部分／根、地上部
- 主要成分／エキナコシド、多糖類、シナリン、イソブチルアミド

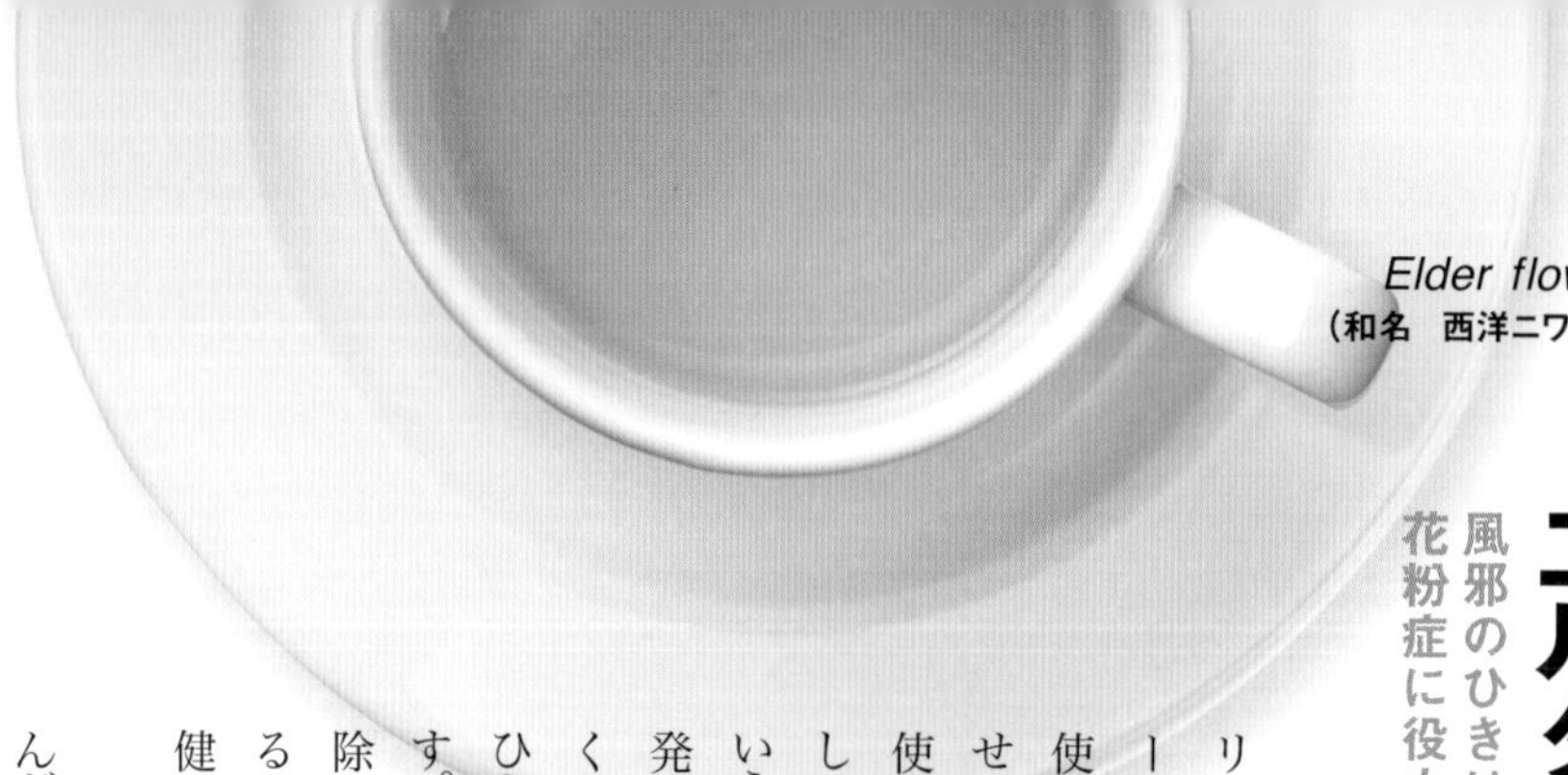

Elder flower
（和名　西洋ニワトコ）

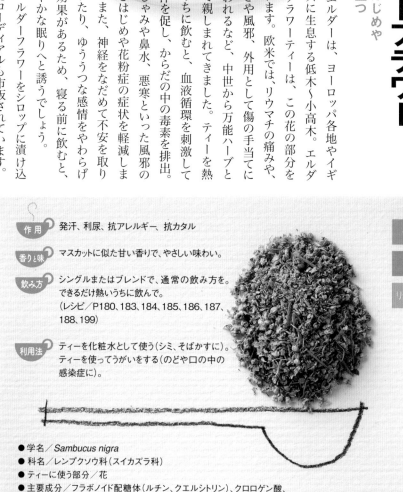

エルダーフラワー

風邪のひきはじめや花粉症に役立つ

エルダーは、ヨーロッパ各地やイギリスに生息する低木〜小高木。エルダーフラワーティーは、この花の部分を使います。欧米では、リウマチの痛みや、せきや風邪、外用として傷の手当てに使われるなど、中世から万能ハーブとして親しまれてきました。ティーを熱いうちに飲むと、血液循環を刺激して発汗を促し、からだの中の毒素を排出。くしゃみや鼻水、悪寒といった風邪のひきはじめや花粉症の症状を軽減します。また、神経をなだめて不安を取り除いたり、ゆううつな感情をやわらげる効果があるため、寝る前に飲むと、健やかな眠りへと誘うでしょう。

エルダーフラワーをシロップに漬け込んだコーディアルも市販されています。

健康
美容
リラックス

作用　発汗、利尿、抗アレルギー、抗カタル

香りと味　マスカットに似た甘い香りで、やさしい味わい。

飲み方　シングルまたはブレンドで、通常の飲み方を。できるだけ熱いうちに飲んで。
（レシピ／P180、183、184、185、186、187、188、199）

利用法　ティーを化粧水として使う（シミ、そばかすに）。ティーを使ってうがいをする（のどや口の中の感染症に）。

- 学名／*Sambucus nigra*
- 科名／レンプクソウ科（スイカズラ科）
- ティーに使う部分／花
- 主要成分／フラボノイド配糖体（ルチン、クエルシトリン）、クロロゲン酸、粘液質（多糖類）、ミネラル（とくにカリウム）、精油

Oats
（別名　オーツ）

オートムギ

神経系に効果的に働き、神経疲労やうつなどを緩和

オートムギは何世紀もの間、北ヨーロッパでは主要な食物として利用されてきました。それは、この植物がビタミンEやミネラル類、タンパク質、食物繊維を豊富に含んでいるからでしょう。

オートムギティーは、神経系に不足しがちな多くの栄養素を含むため、神経系にすぐれた強壮効果を発揮します。とくに、心が疲れたときや、無気力でなにもする気が起きないようなときに飲むのがおすすめ。更年期のエストロゲン不足からくるうつなどにも有効です。

また、オートムギに含まれる成分アベニンが中枢神経を刺激し、ストレスに対処する能力を高めます。病気を予防するティーとして、仕事が忙しいときや悩みごとがあるときに飲みましょう。

健康

元気

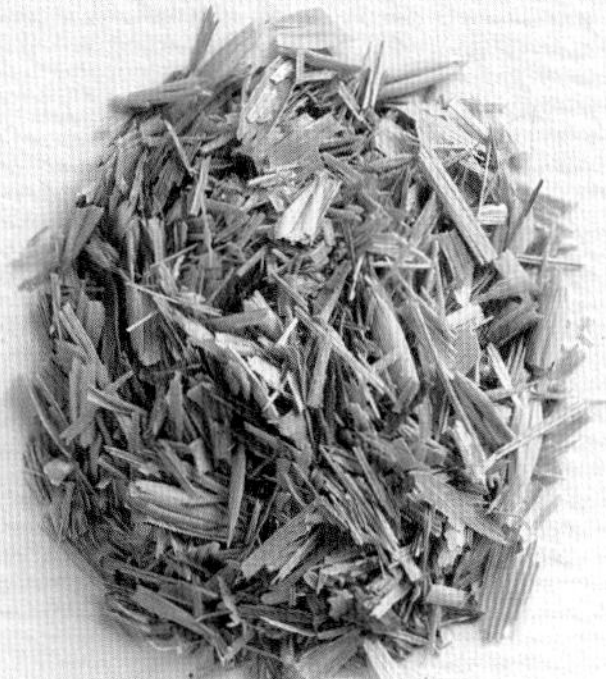

作用　抗うつ、強壮、発汗、滋養強壮

香りと味　ふんわりとした草の香りで、くせのない味わい。

飲み方　シングルまたはブレンドで、通常の飲み方を。（レシピ／P174、182、198）

注意点　小麦アレルギーの人は注意する。

利用法　料理やお菓子の材料に使う。

- 学名／*Avena sativa*
- 科名／イネ科
- ティーに使う部分／小穂
- 主要成分／デンプン、タンパク質（アベニン、アルブミン）、トコフェロール、サポニン、アルカロイド、ステロール、フラボノイド、ミネラル

Olive

オリーブ

殺菌、抗ウイルス作用があり、風邪の諸症状を緩和

イタリア料理に欠かせないオリーブオイルがとれるオリーブは、平和の象徴として知られている常緑樹。果実からオイルを抽出するために、4千年以上前から栽培されていたといわれています。

この葉で入れたティーには、殺菌、抗ウイルス作用があることから、風邪の諸症状を緩和するのに役立ちます。風邪をひいたかなと感じたときには、早めにオリーブティーを飲むとよいでしょう。この働きは、ヘルペスや肝炎、耳の感染症などを軽減するのにも効果があるといわれています。

ほかにも、血圧を下げる効果、尿酸値を下げる効果もあるといわれています。

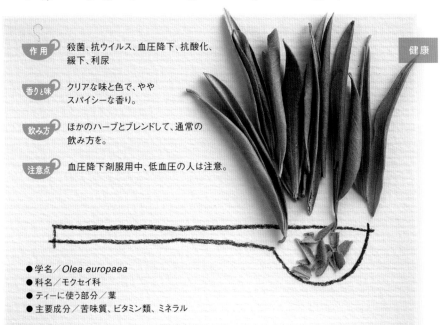

健康

作用　殺菌、抗ウイルス、血圧降下、抗酸化、緩下、利尿

香りと味　クリアな味と色で、ややスパイシーな香り。

飲み方　ほかのハーブとブレンドして、通常の飲み方を。

注意点　血圧降下剤服用中、低血圧の人は注意。

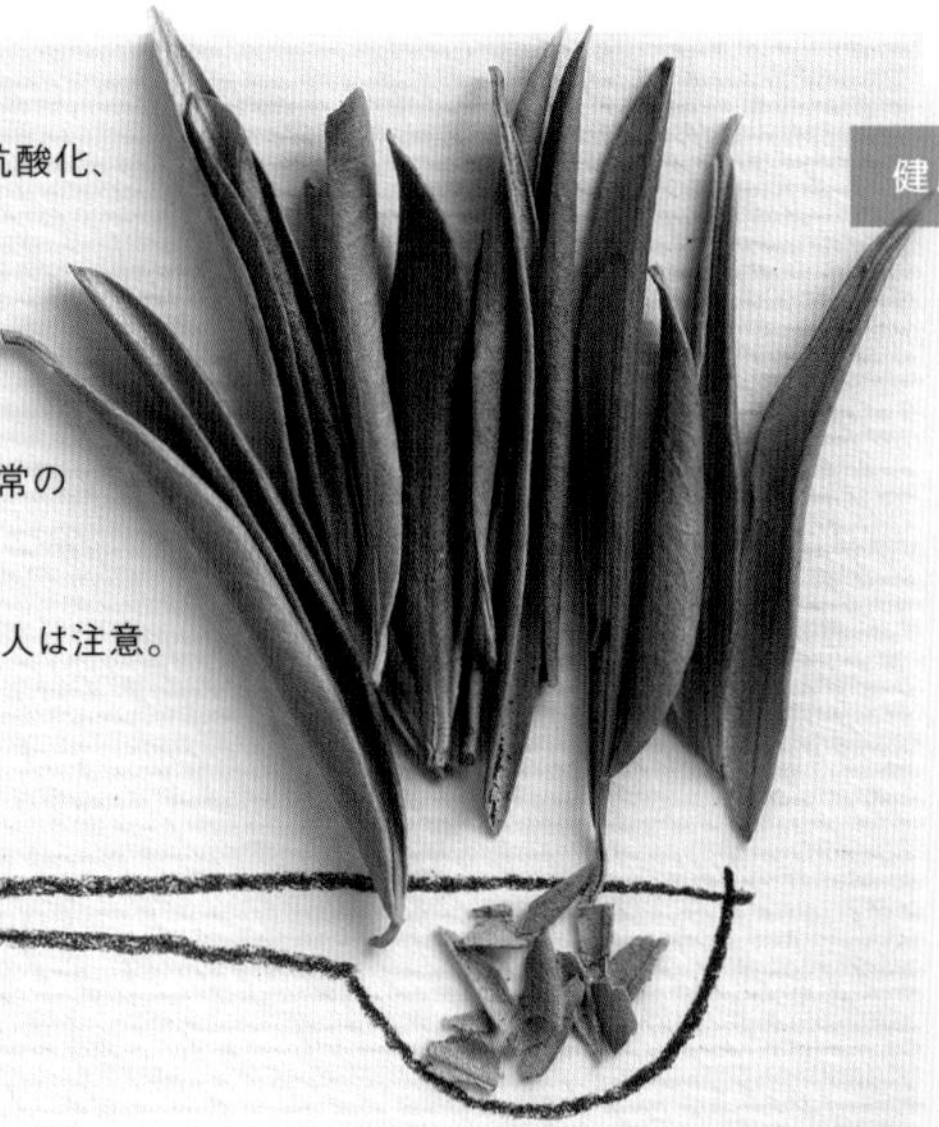

- 学名／*Olea europaea*
- 科名／モクセイ科
- ティーに使う部分／葉
- 主要成分／苦味質、ビタミン類、ミネラル

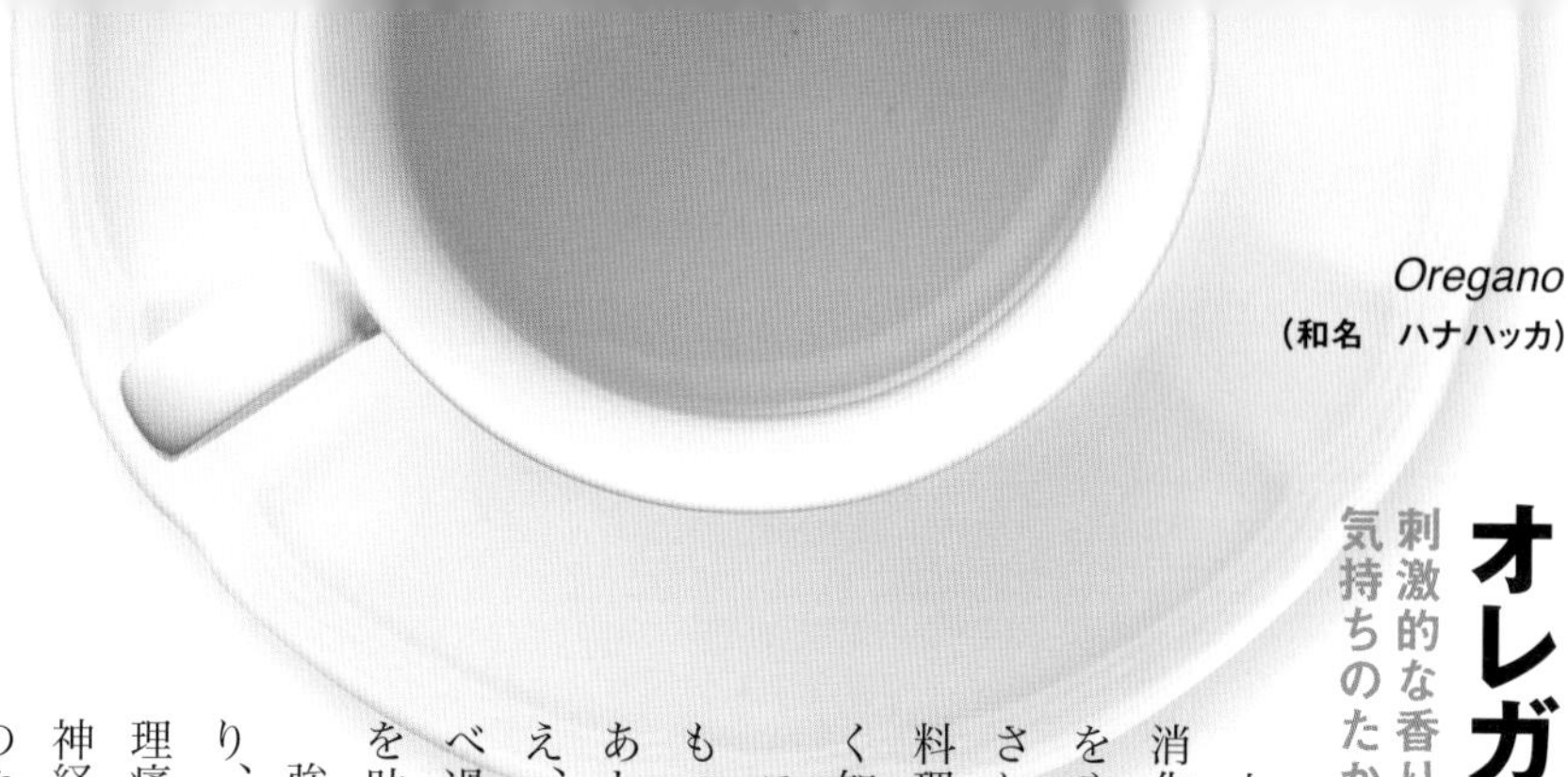

Oregano

（和名　ハナハッカ）

オレガノ

刺激的な香りで消化を促し、気持ちのたかぶりを抑える

古代ギリシャ・ローマ時代から、消化機能を高め、頭痛やリウマチ痛をやわらげるなど、薬草として利用されてきたオレガノ。ピザやトマト料理などに使うスパイスとしてもよく知られています。

コショウのような刺激的な香りをもつ葉で入れるオレガノティーは、あと味がさっぱり。胃腸の調子を整え、消化を促す効果があるため、食べ過ぎたときに飲んでおくと、消化を助けます。

強壮作用もあり、せきをしずめたり、筋肉の痙攣や、神経性の頭痛、生理痛などをしずめるのに役立ちます。神経が過敏になっているときは気持ちのたかぶりをしずめてくれるでしょう。

健康

元気

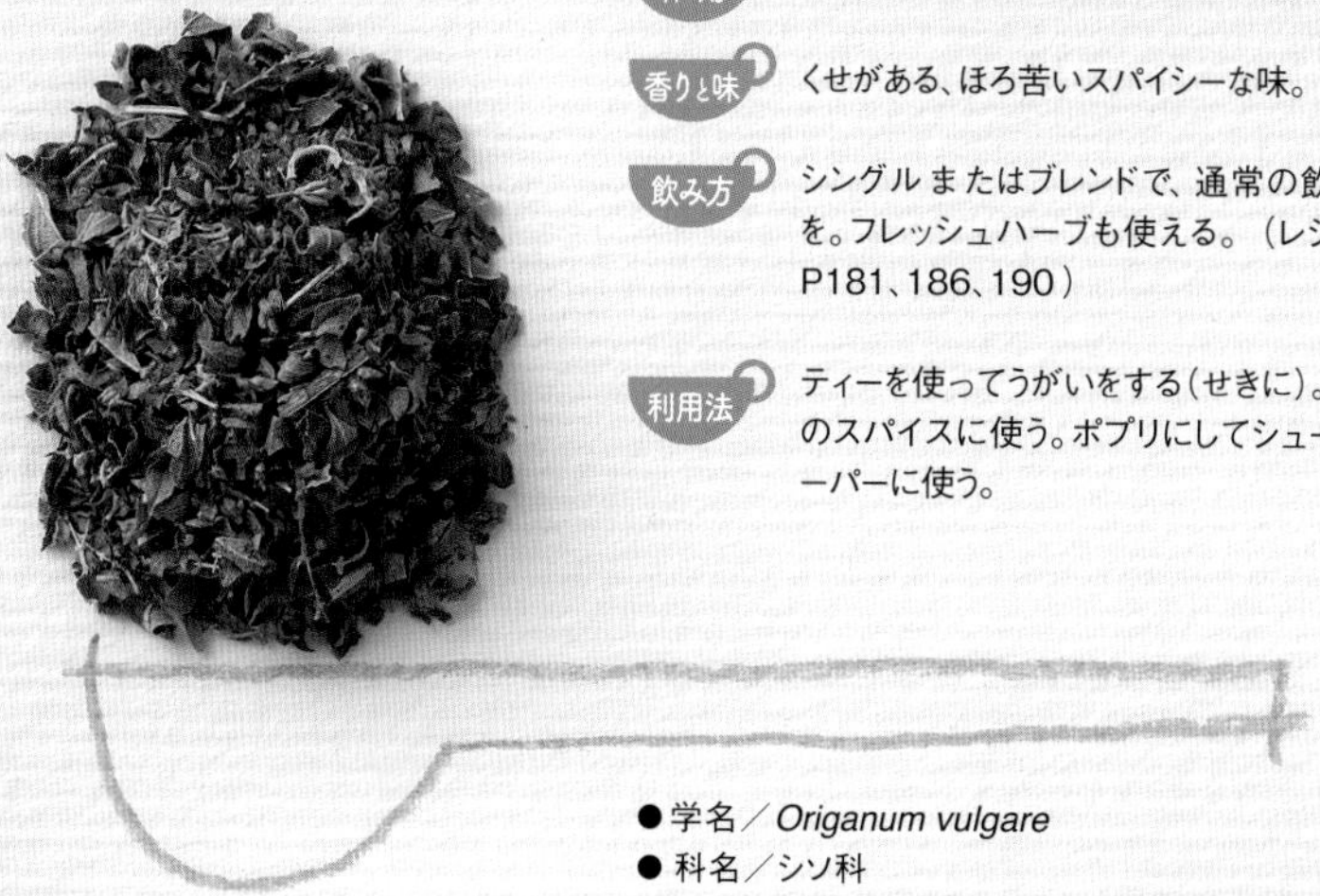

作用　強壮、消化促進、健胃、整腸、殺菌

香りと味　くせがある、ほろ苦いスパイシーな味。

飲み方　シングルまたはブレンドで、通常の飲み方を。フレッシュハーブも使える。（レシピ／P181、186、190）

利用法　ティーを使ってうがいをする（せきに）。料理のスパイスに使う。ポプリにしてシューズキーパーに使う。

- 学名／*Origanum vulgare*
- 科名／シソ科
- ティーに使う部分／葉
- 主要成分／精油、タンニン、樹脂、苦味質

Orange peel

オレンジピール

落ち込んだ心を元気づけ、気持ちをリフレッシュ

オレンジにはビターとスイートの2種類があり、これらの果皮を使って入れたティーがオレンジピールティーです。

このティーの柑橘系特有のさわやかな香りには、心を元気づける働きがあります。心身が疲れて落ち込んでいるときに飲むとよいでしょう。抗うつ作用だけでなく、神経を鎮静させる働きもあります。不安で眠れない夜は、からだを温めながら心地よい眠りを誘います。仕事や勉強が行き詰まったとき、気持ちをリフレッシュするのにも役立つでしょう。

また、腸の働きを正常に保つ効果もあることから、便秘や軽い下痢のときに飲んでもよいでしょう。

健康
美容
リラックス
元気

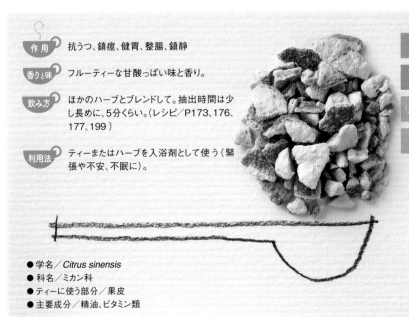

作用 抗うつ、鎮痙、健胃、整腸、鎮静

香りと味 フルーティーな甘酸っぱい味と香り。

飲み方 ほかのハーブとブレンドして。抽出時間は少し長めに、5分くらい。（レシピ／P173、176、177、199）

利用法 ティーまたはハーブを入浴剤として使う（緊張や不安、不眠に）。

- 学名／*Citrus sinensis*
- 科名／ミカン科
- ティーに使う部分／果皮
- 主要成分／精油、ビタミン類

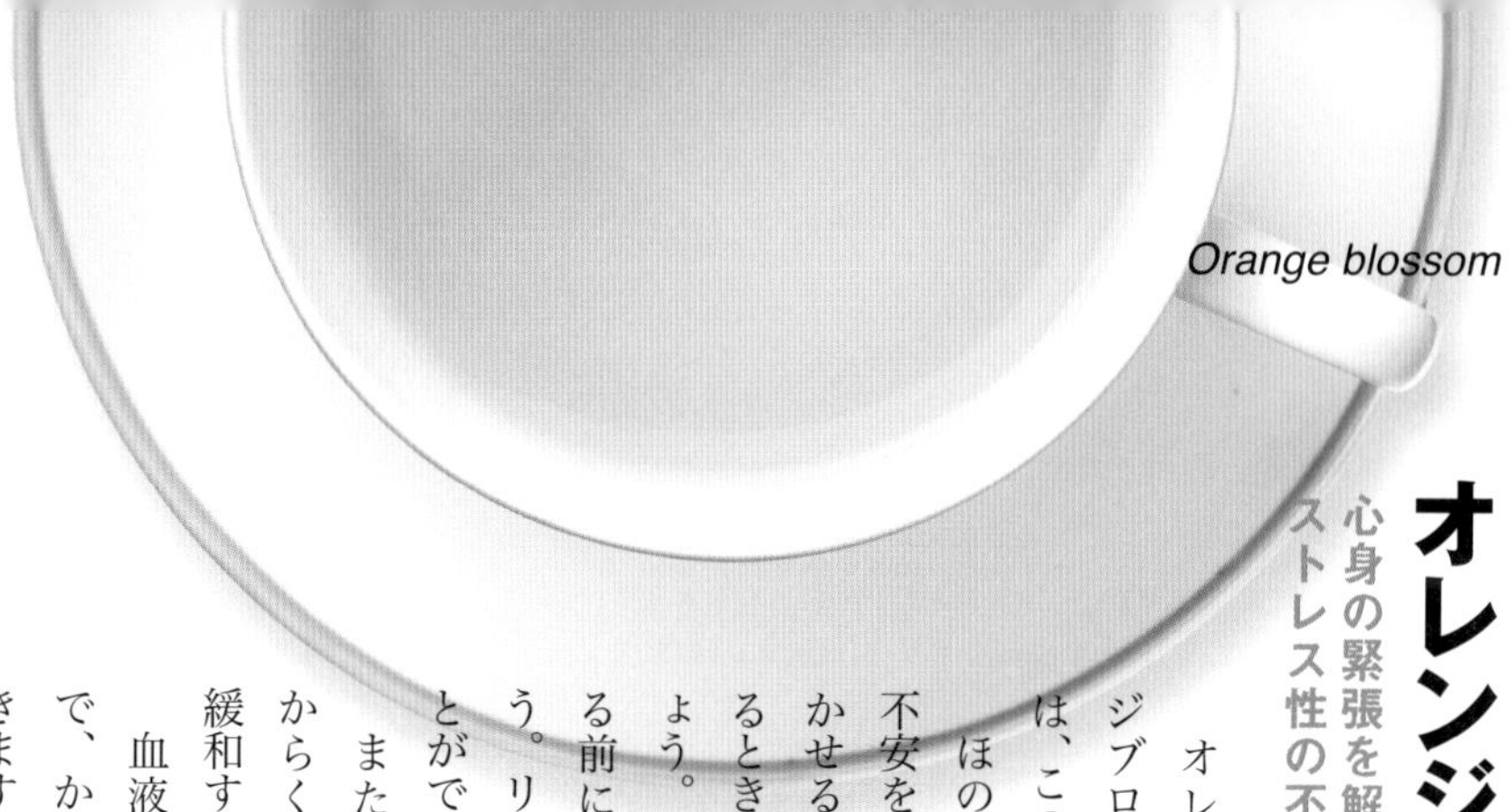

Orange blossom

オレンジブロッサム

心身の緊張を解きほぐし、ストレス性の不眠や片頭痛を軽減

オレンジの花を乾燥させたオレンジブロッサム。高価な精油「ネロリ」は、この花から抽出されたものです。ほのかな柑橘系の香りには、緊張や不安を解きほぐして、気持ちを落ち着かせる働きがあります。落ち込んでいるときは、心を元気づけてくれるでしょう。心身が疲れて眠れない夜は、寝る前にこのティーを飲んでみましょう。リラックスして、健やかに眠ることができます。

また、その鎮静作用は、ストレスからくる片頭痛や下痢などの症状を緩和するのにも役立ちます。

血液を浄化して循環をよくするので、からだ全体の強壮効果も期待できます。

美容

リラックス

元気

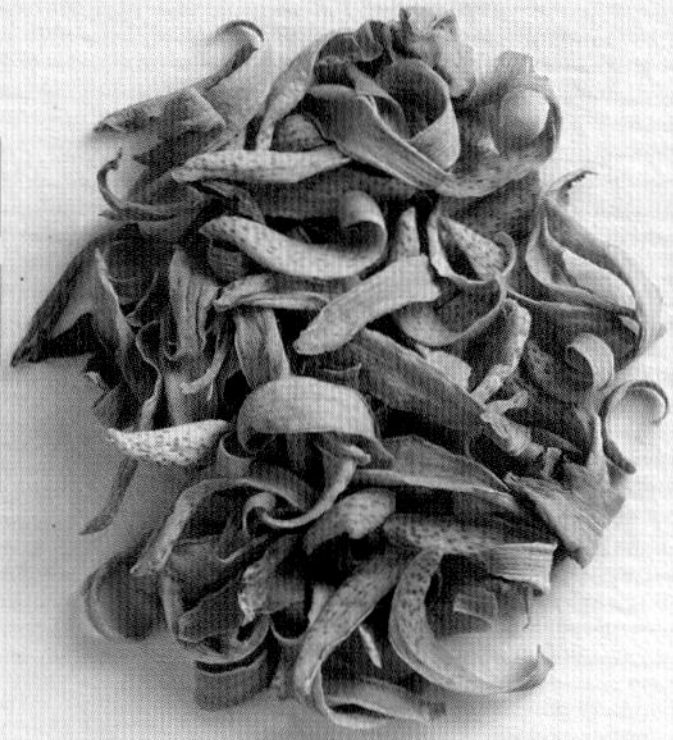

作用　鎮静、健胃、強壮、抗うつ、抗不安

香りと味　果実よりも甘い濃厚な柑橘系の香りでおだやかな味。

飲み方　シングルまたはブレンドで、通常の飲み方を。（レシピ／P173、176）

- 学名／*Citrus vulgaris*
- 科名／ミカン科
- ティーに使う部分／花
- 主要成分／精油、フラボノイド、苦味質

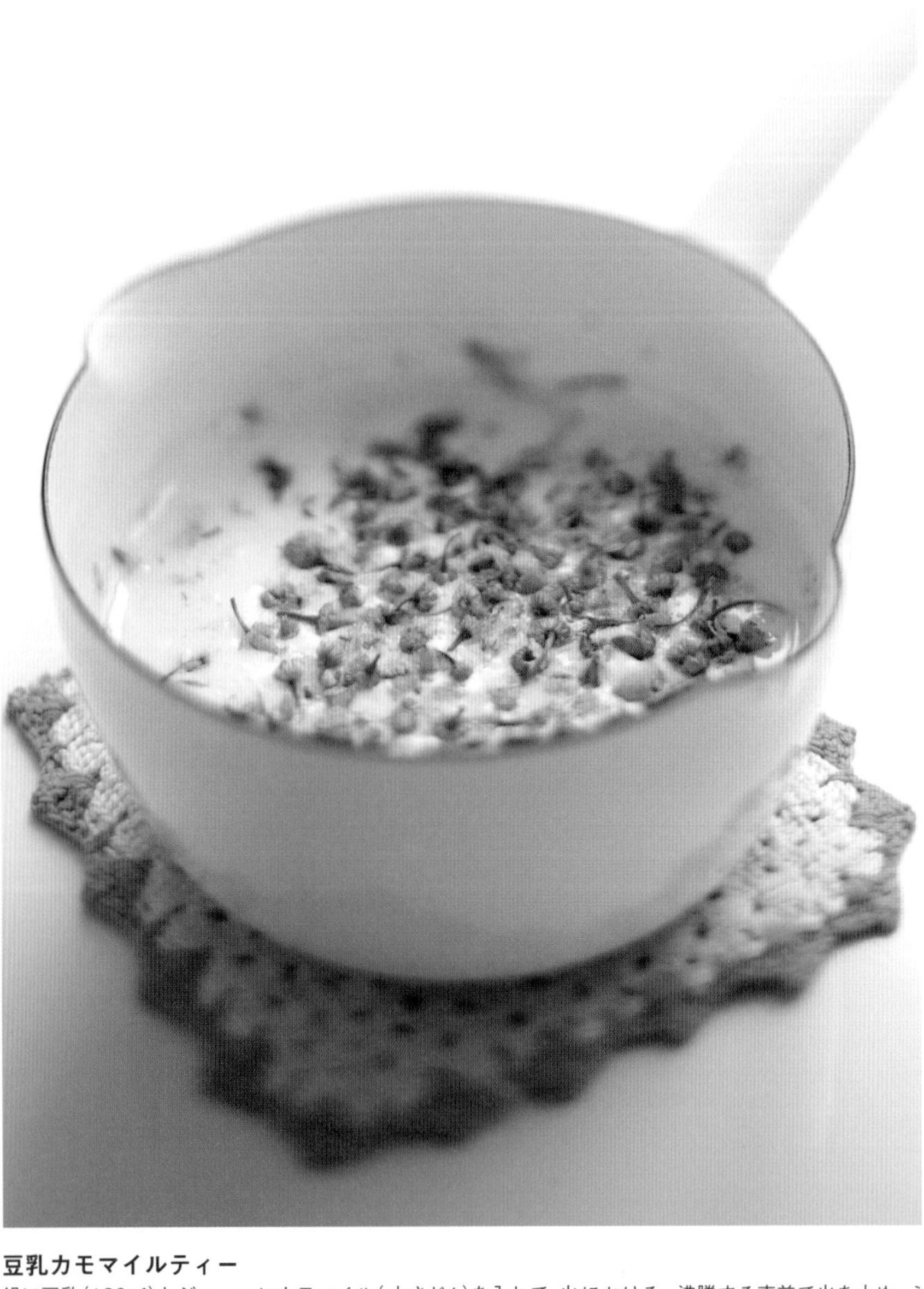

豆乳カモマイルティー

鍋に豆乳(180mℓ)とジャーマンカモマイル(大さじ1)を入れて、火にかける。沸騰する直前で火を止め、ふたをして2～3分蒸らし、茶こしでこせば、できあがり。眠れない夜や風邪のひきはじめに。

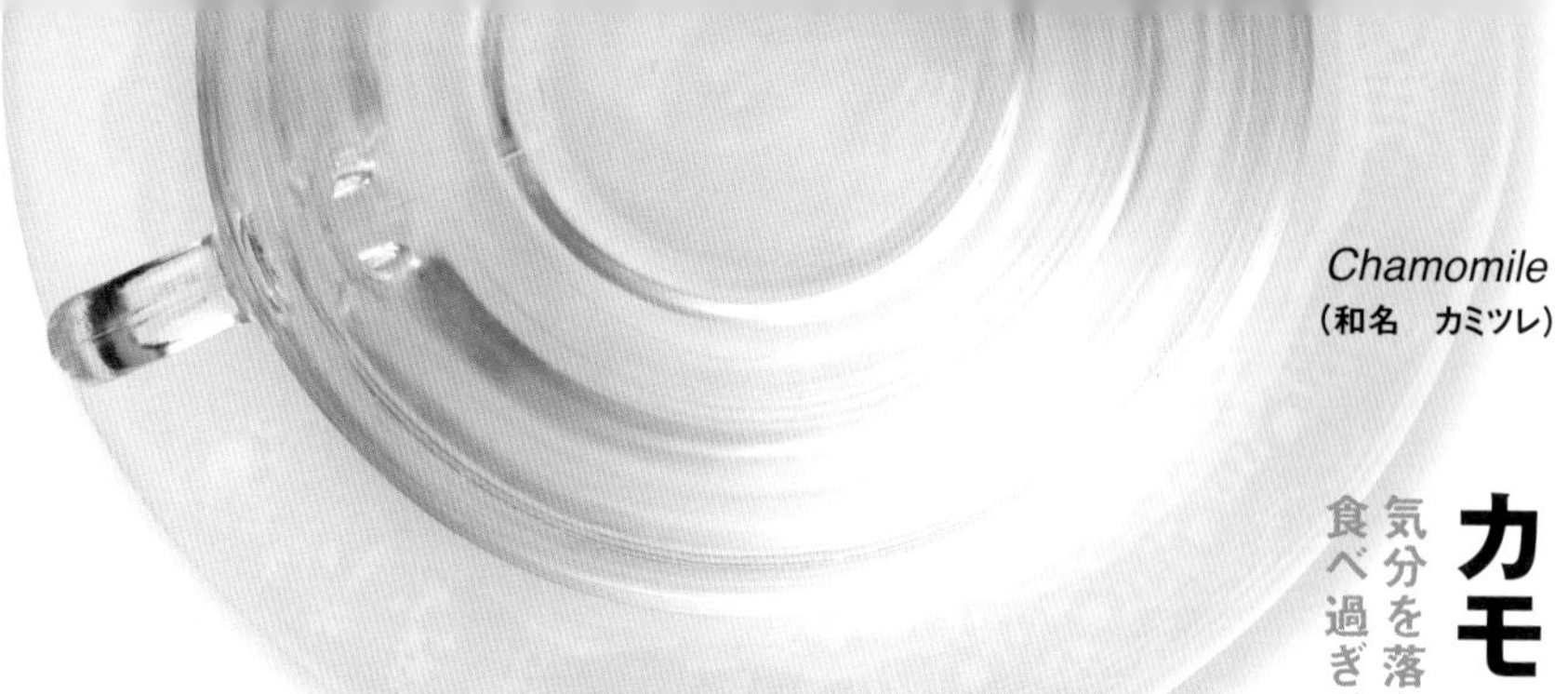

Chamomile
（和名　カミツレ）

カモマイル

気分を落ち着かせたり、食べ過ぎ、風邪のひきはじめにも

カモマイルには、いくつかの種類がありますが、ハーブとして使われるのはジャーマンカモマイルとローマンカモマイルが中心です。世界中でもっとも親しまれているハーブのひとつといえます。

この2種類のカモマイルは、香り、味は異なりますが似たような効果をもち、ストレスや不安、不眠に有効な、気分を落ち着かせるティーになります。また、健胃作用にもすぐれ、吐き気をしずめたいときや食べ過ぎたとき、逆に食欲がないとき、便秘、下痢に役立ちます。からだを温める効果もあるため、風邪のひきはじめや冷えの改善にもおすすめです。

おだやかに作用するので、子どもにもおすすめのハーブティーです。

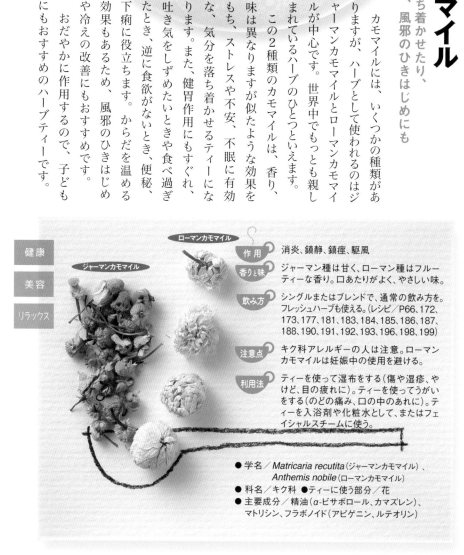

健康
美容
リラックス

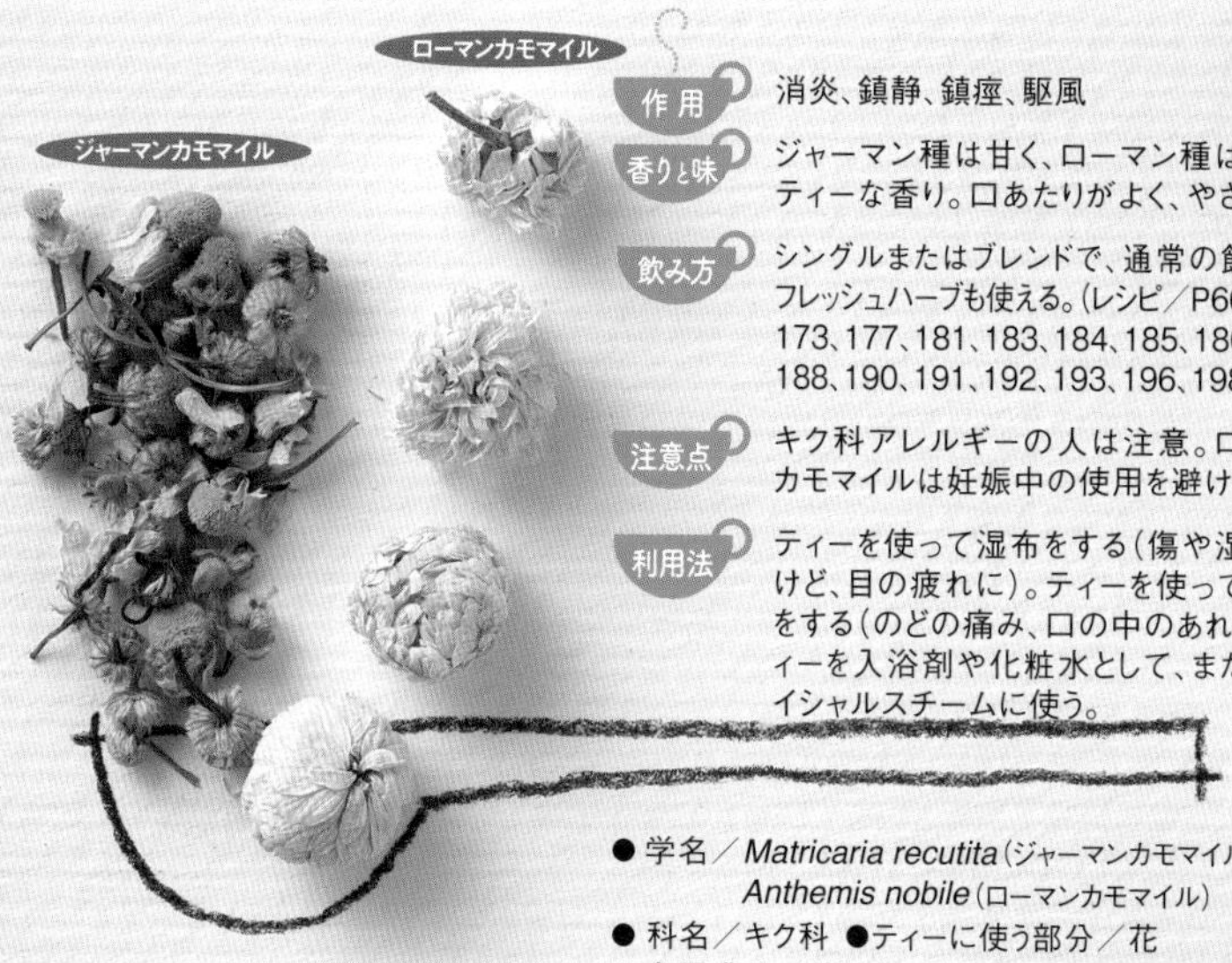

作用　消炎、鎮静、鎮痙、駆風

香りと味　ジャーマン種は甘く、ローマン種はフルーティーな香り。口あたりがよく、やさしい味。

飲み方　シングルまたはブレンドで、通常の飲み方を。フレッシュハーブも使える。（レシピ／P66、172、173、177、181、183、184、185、186、187、188、190、191、192、193、196、198、199）

注意点　キク科アレルギーの人は注意。ローマンカモマイルは妊娠中の使用を避ける。

利用法　ティーを使って湿布をする（傷や湿疹、やけど、目の疲れに）。ティーを使ってうがいをする（のどの痛み、口の中のあれに）。ティーを入浴剤や化粧水として、またはフェイシャルスチームに使う。

- 学名／*Matricaria recutita*（ジャーマンカモマイル）、*Anthemis nobile*（ローマンカモマイル）
- 科名／キク科 ●ティーに使う部分／花
- 主要成分／精油（α-ビサボロール、カマズレン）、マトリシン、フラボノイド（アピゲニン、ルテオリン）

Gymnema

ギムネマ

甘みに対する欲求を抑えるほか、血糖値を低下させるのにも有効

ギムネマは、アジア産のギムネマシルベスタというつる状の常緑植物。アーユルヴェーダ※では、糖尿病の治療に用いられています。最近では、糖分の吸収を抑制させる働きがあるとして、ダイエット食品に用いられることもあります。

ギムネマティーを飲むと、甘みに対する欲求を抑えられるといわれています。甘いものが大好きだけどやめられない、糖分をひかえたいというときに、飲んでみるとよいでしょう。

最近の研究では、このハーブティーを飲むことで、インスリン生産が増加。インスリン抵抗性を低下させることで、血糖値が低下するという報告もあります。

※P148参照

健康

作用 血糖値降下

香りと味 さわやかな草の香りで、緑茶に似たくせのない味。

飲み方 シングルまたはブレンドで、通常の飲み方を。

注意点 子どもへの使用は避ける。やせ体質の人は注意する。糖尿病薬を服用中の人は医師に相談する。

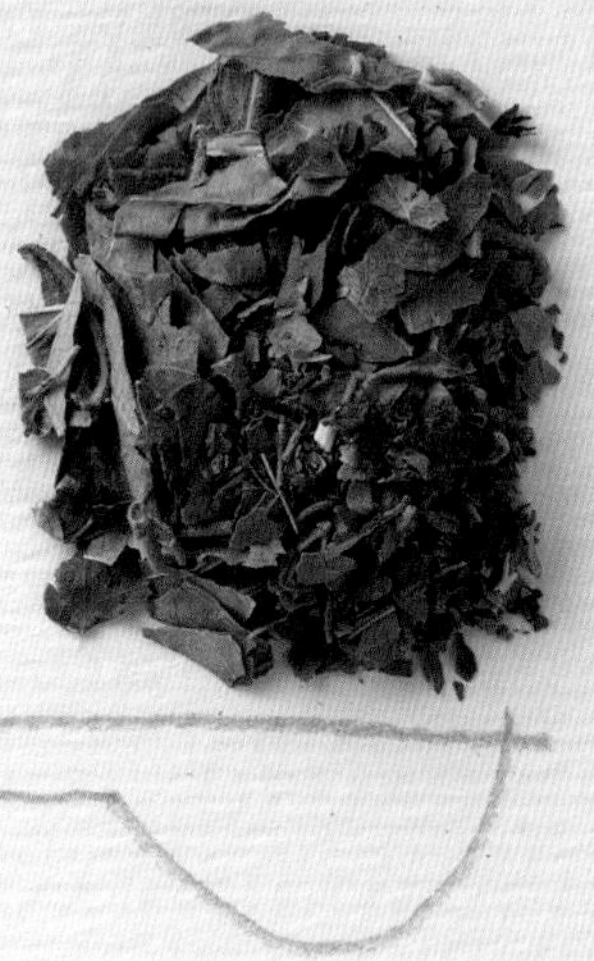

- 学名／*Gymnema sylvestre*
- 科名／キョウチクトウ科（ガガイモ科）
- ティーに使う部分／葉
- 主要成分／ギムネマ酸化合質

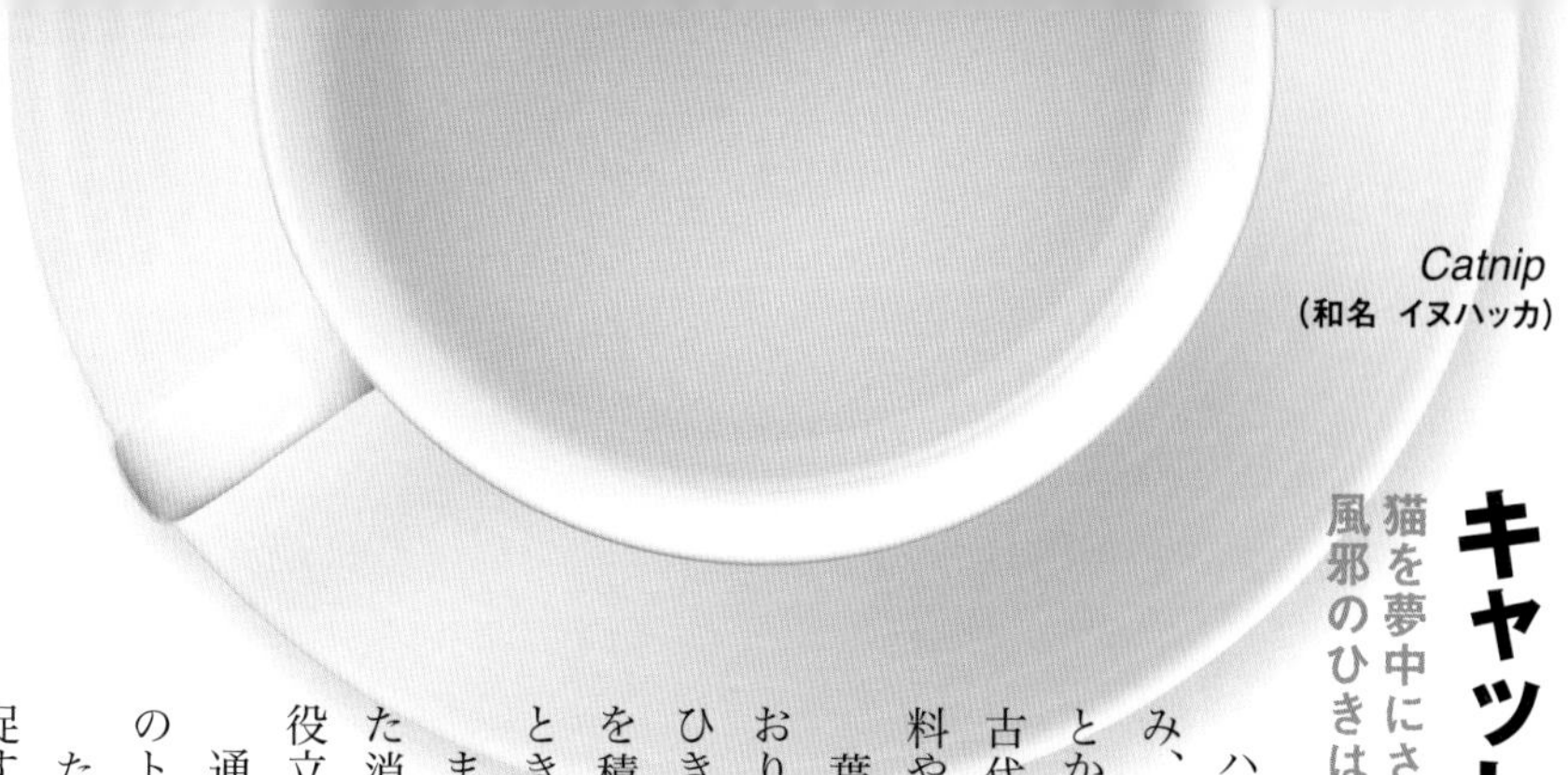

Catnip
(和名　イヌハッカ)

キャットニップ

猫を夢中にさせる香り。
風邪のひきはじめや胃の不調にも有効

ハッカに似たこの草の香りを猫が好み、転がってからだをこすりつけることから、その名がついたキャットニップ。古代ローマ時代から栽培され、調味料や医薬品として使われてきました。

葉にはビタミンCが豊富に含まれており、発汗作用があるため、風邪のひきはじめにはキャットニップティーを積極的に飲みましょう。熱が出たときは、熱を下げる働きもします。

また、胃の不調や消化不良といった消化器系の症状を改善するのにも役立ちます。

通経、弛緩効果もあるので、子宮のトラブルにも有効。

たかぶった神経をしずめ、安眠を促す働きもあるといわれています。

健康

リラックス

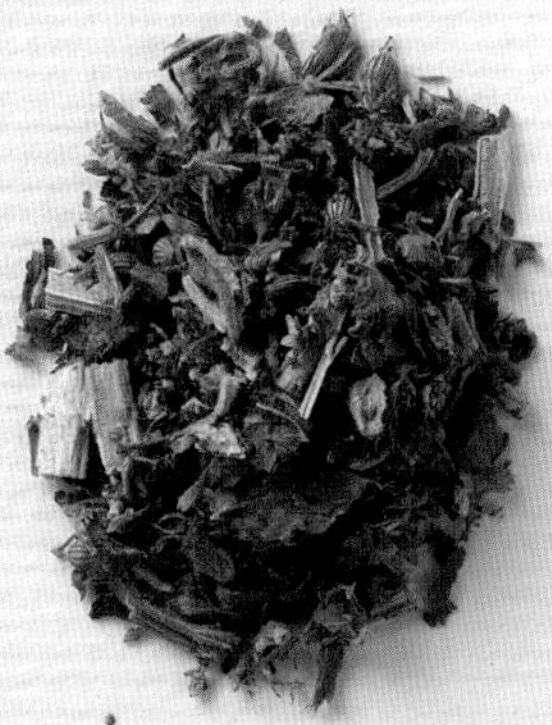

作用　解熱、発汗、弛緩、鎮痙、月経促進、収れん、鎮静

香りと味　ほんのりとした草の香りで、ミントに似たすっきり味。

飲み方　シングルまたはブレンドで、通常の飲み方を。（レシピ／P186、192）

注意点　妊娠中や、子どもへの使用は避ける。

利用法　布袋に詰めて猫のおもちゃにする。

- 学名／*Nepeta cataria*
- 科名／シソ科
- ティーに使う部分／地上部
- 主要成分／精油、タンニン、苦味質、ビタミンC

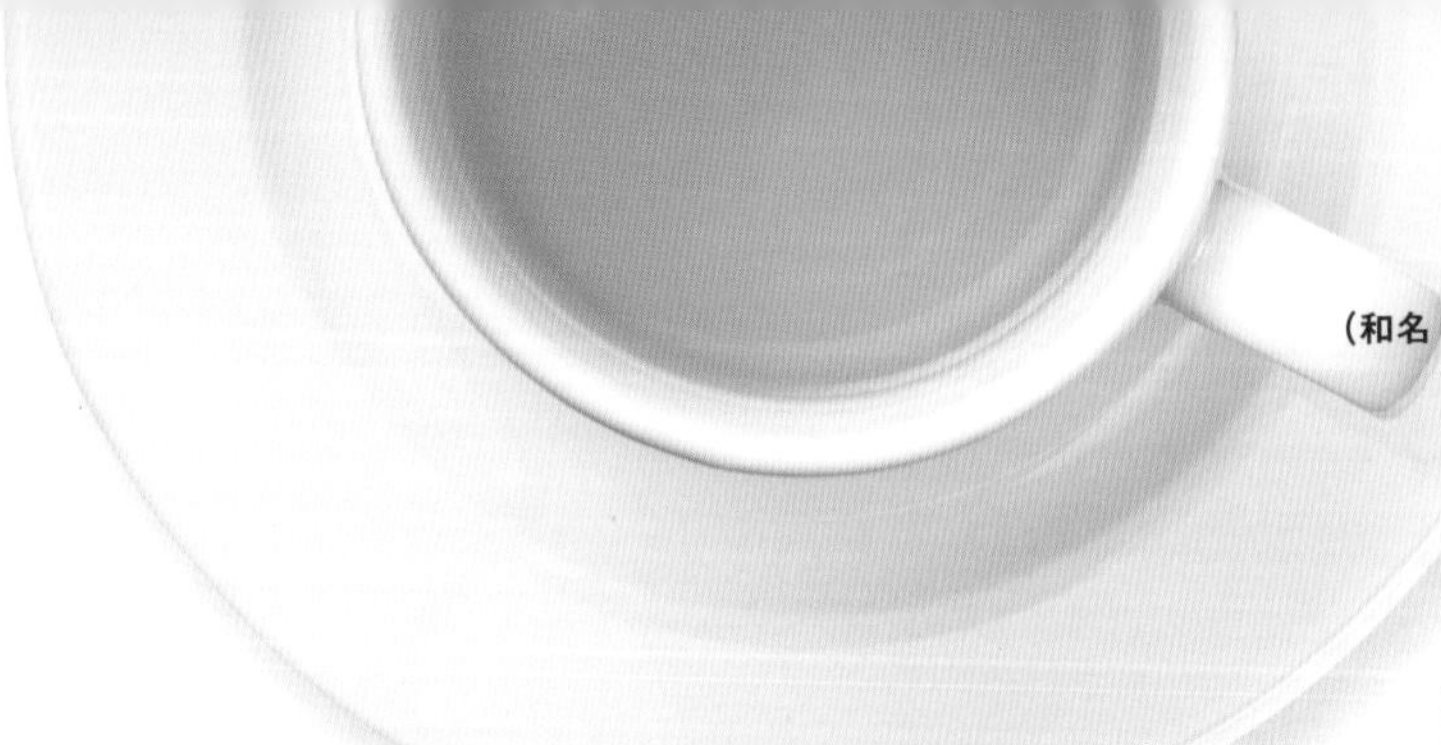

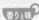

Caraway

（和名　ヒメウイキョウ）

キャラウェイ

食べ過ぎたときの胃もたれを防ぎ、口臭を消すのにも効果的

胃を健康にする働きが古くから知られ、薬草として利用されてきたキャラウェイ。ヨーロッパでは種子はスパイスとして用いられ、ドイツのキャベツ料理、ザワークラウトに加えることでよく知られています。

キャラウェイティーには、すぐれた消化作用があります。食べ過ぎたときに飲んでおくと胃がもたれるのを防ぐでしょう。腸内ガスを取り除く効果もあるため、おなかが張って苦しいときにもおすすめです。

また、口臭を消す働きがあることから、食後のティーとして飲めば、口の中がすっきりとします。

ヨーロッパでは、食後にこのハーブを噛む習慣もあります。

健康

リラックス

作用　健胃、消化促進、催乳、駆風、鎮痙、去痰

香りと味　くせがない味で、やや甘くさわやかな香り。

飲み方　使う直前に軽くつぶしてから、シングルまたはブレンドで、通常の飲み方を。
（レシピ／P186、192、200）

利用法　ティーを使ってうがいをする（口臭に）。パンやケーキの材料として使う。

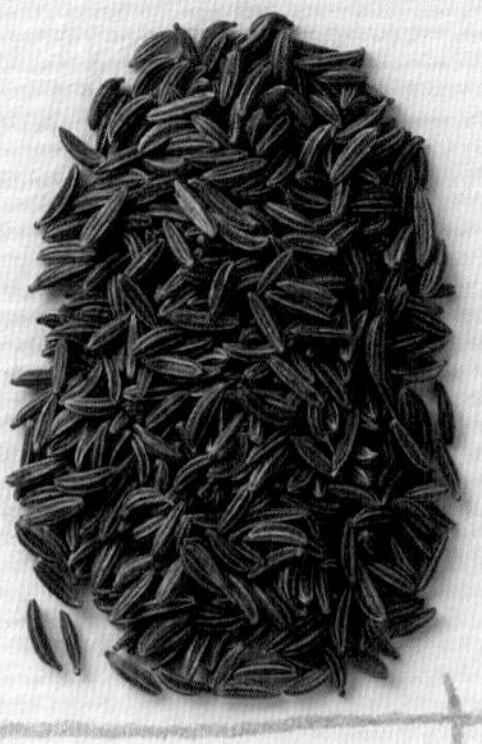

- 学名／*Carum carvi*
- 科名／セリ科
- ティーに使う部分／果実
- 主要成分／精油、脂肪酸、タンニン、タンパク質、シュウ酸カルシウム、樹脂

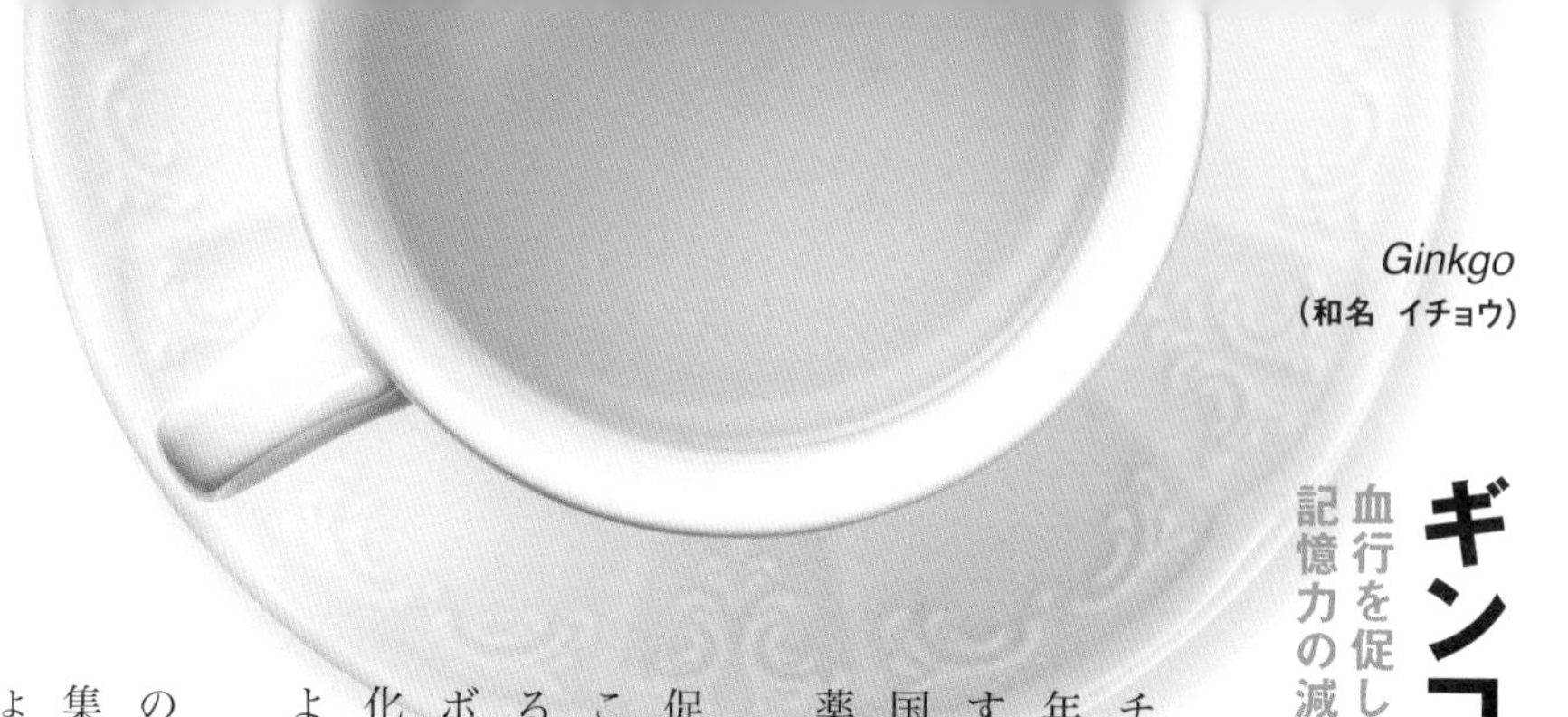

Ginkgo
（和名　イチョウ）

ギンコウ

血行を促し、肩こりや記憶力の減退を防止

ギンコウは、街路樹でおなじみイチョウの青葉。生命力が強く、2億年前の恐竜の時代から地球上に生息する最古の木といわれています。中国では、古くから肺疾患などの漢方薬として用いられてきました。

ギンコウティーには、血液循環を促す働きがあります。そのため、肩こりや冷え性、静脈瘤《じょうみゃくりゅう》などを改善することが期待できます。また、フラボノイドが含まれているため、抗酸化作用があり、活性酸素を除去するように働きます。

さらに、脳の血流を促進して、脳の働きをよくする作用があります。集中力を高めたいときに役立つでしょう。

健康

美容

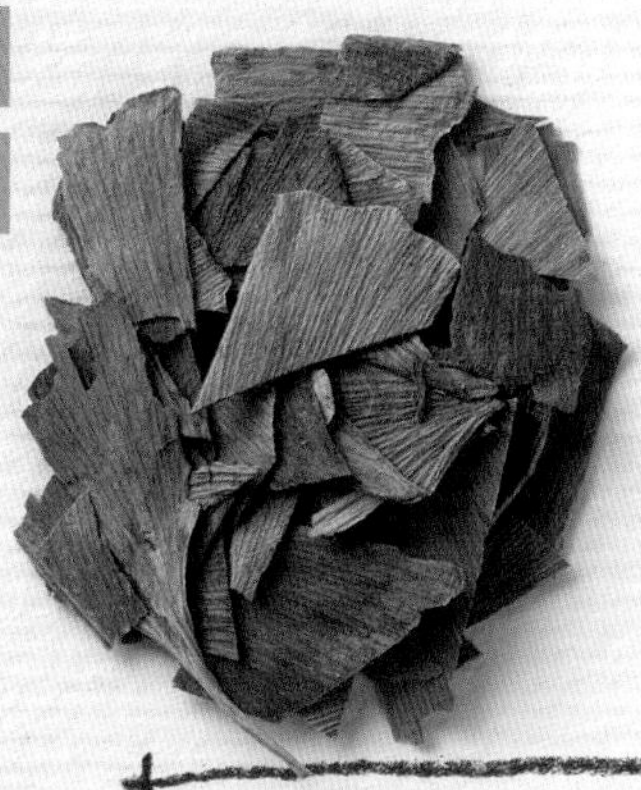

作用　PAF（血小板活性化因子）阻害、血管拡張

香りと味　味はほとんどなく、胃薬のような香りがする。

飲み方　シングルまたはブレンドで、通常の飲み方、または煎剤にして。（レシピ／P179）

注意点　子どもへの使用は避ける。MAO（モノアミンオキシダーゼ）阻害薬と併用すると、頭痛、高血圧を招く可能性がある。血液凝固剤障害のある人は、資格のある医療従事者管理下で使用するべきである。

- 学名／*Ginkgo biloba*
- 科名／イチョウ科
- ティーに使う部分／葉
- 主要成分／フラボノイド配糖体（クエルセチン、ケンフェロール）、ギンコライド、ビロバリド、2重分子フラボン（アメントフラボン）、ギンコール酸

Cleavers

クリーバーズ

からだの毒素や老廃物を排出し、リンパ系を浄化するのに有効

北米やヨーロッパ、オーストラリアに自生するクリーバーズは、春先に庭先や道端で見かけるハーブのひとつ。利尿作用があり老廃物の排出を促し、リンパ系に働きかけて、からだの毒素や老廃物を、泌尿器系から排出させる効果が高いのが特徴。このことから、「恋する男」と呼ばれるようになりました。

クリーバーズティーは、リンパ腺の腫れをしずめ、前立腺の感染症、膀胱炎などの泌尿器系の感染症を防ぐのに役立ちます。また、リンパ系を浄化させる作用は、湿疹や乾癬《かんせん》、ニキビにも有効。

生の葉はやけど、日焼け、ニキビなどの炎症をやわらげる湿布剤になります。

健康

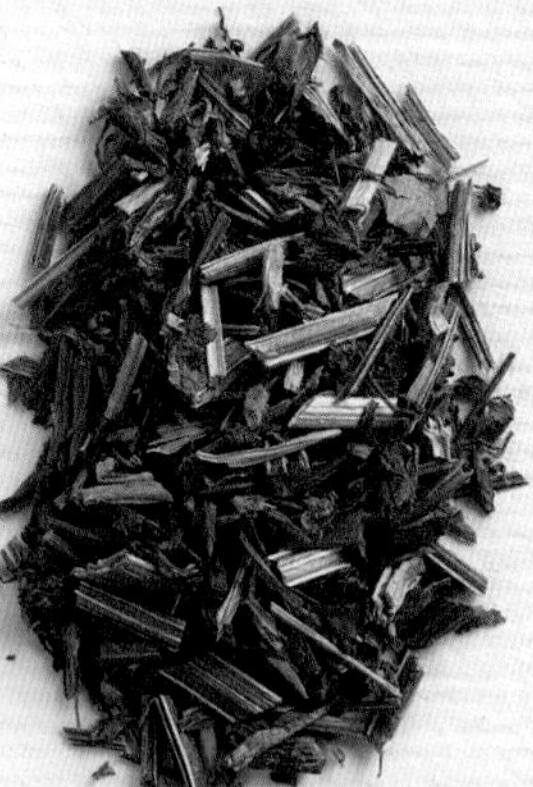

作用 利尿、体質改善、消炎、収れん、抗腫瘍、強壮

香りと味 やや甘く、くせのない味わい。

飲み方 シングルまたはブレンドで、通常の飲み方を。（レシピ／P184、201）

利用法 ティーを化粧水やヘアトニックとして使う（湿疹、乾癬、ニキビに）。

- ●学名／*Galium aparine*
- ●科名／アカネ科
- ●ティーに使う部分／地上部
- ●主要成分／タンニン、クエン酸、赤色色素、配糖体、サポニン、精油（クマリン）

Cornsilk
（和名　トウモロコシ）

コーンシルク

膀胱炎や尿道炎など、泌尿器系のトラブルに有効

コーンシルクは、トウモロコシの実から伸びる、絹糸のような穂の部分。おだやかですぐれた利尿作用があるハーブとして長く使われてきました。コーンシルクティーもその効果が期待でき、膀胱や尿道の炎症を緩和するのに役立ちます。また、胆のうの機能が低下したときや、肝炎、高血圧、糖尿病などの慢性疾患にも有効に働いてくれるでしょう。

トウモロコシの学名*Zea mays*の*Zea*は「生命の元」、*mays*は「我が母」の意味。実を食べる食物としてはおなじみですが、実際には穂だけでなく、めしべの花柱や実、おしべ、根、葉など、あらゆるところに有用成分が含まれています。

健康

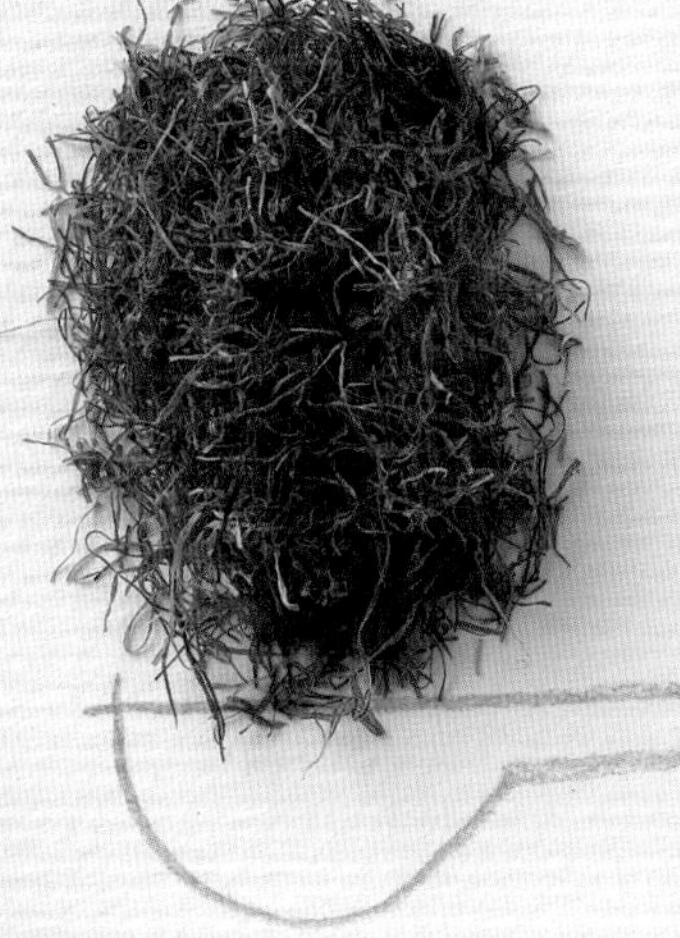

作用　興奮、利尿、緩和

香りと味　ほんのりとした草の香りと味わい。

飲み方　シングルまたはブレンドで。熱湯を注ぎ10〜15分おいて。

注意点　子どもへの使用は避ける。

- 学名／*Zea mays*
- 科名／イネ科
- ティーに使う部分／柱頭
- 主要成分／サポニン、アルカロイド、ステロール、アラントイン、タンニン、ビタミン類、ミネラル

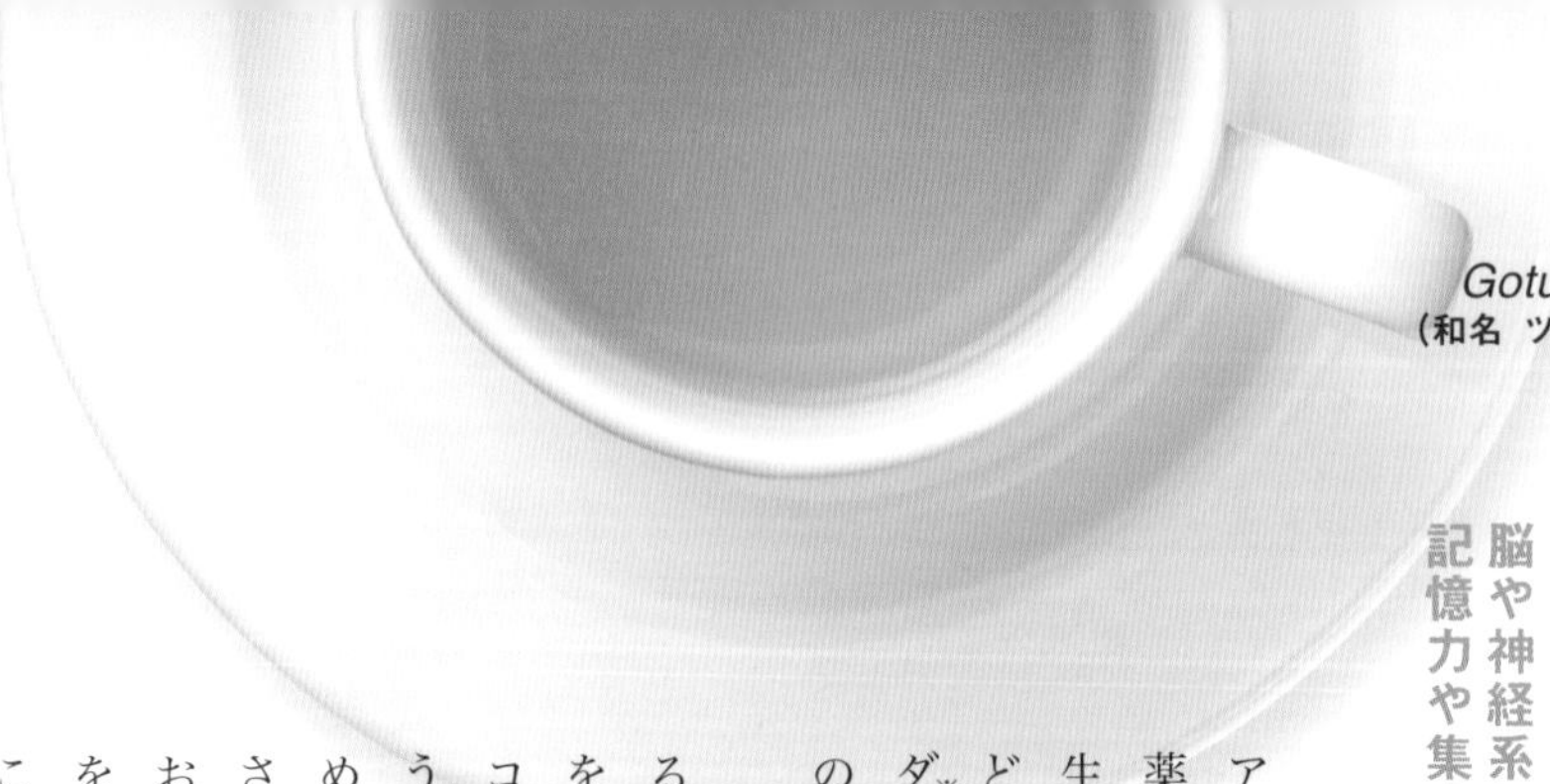

Gotu kola
（和名 ツボクサ）

ゴツコーラ

脳や神経系に作用し、記憶力や集中力をアップ

インドやタイ、スリランカなど、アジアの熱帯から亜熱帯地域で民間薬として使われているゴツコーラ。生の葉はサラダやスープ、おかゆなどに使われています。アーユルヴェーダ※では、長寿のハーブとして、健康のためや高齢者に用いられています。

中枢神経を刺激し脳を活性化させる働きがあるので、記憶力や集中力を高めたい会議前や試験前に、ゴツコーラティーを飲むとよいでしょう。また神経系に作用し、心をしずめる効果もあります。気持ちを一新させたいときのティーブレイクにもおすすめです。そのほか肝臓の機能を高めたり、血行を促して冷えや肩こりを改善するのにも役立ちます。

※P148参照　☆ゴツコーラはマダガスカル、南アフリカ、中南米にも生育します。

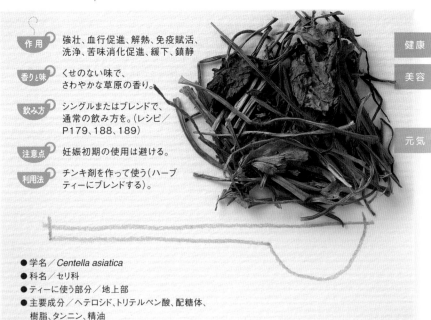

健康
美容
元気

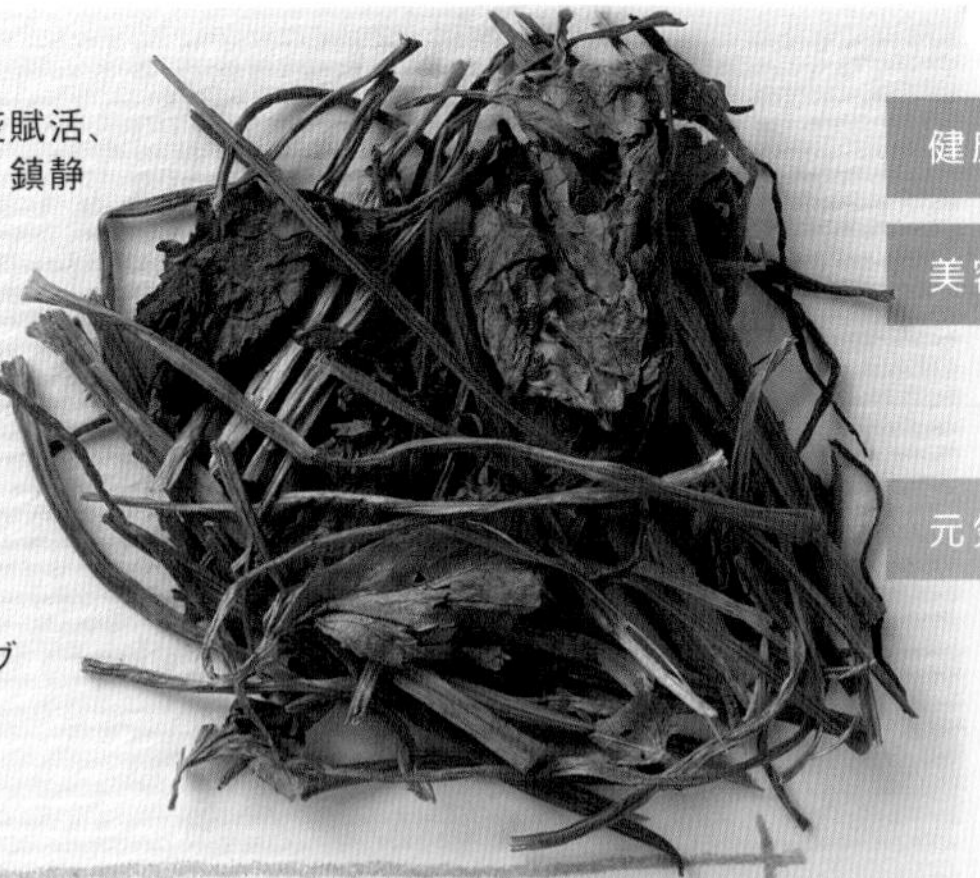

作用　強壮、血行促進、解熱、免疫賦活、洗浄、苦味消化促進、緩下、鎮静

香りと味　くせのない味で、さわやかな草原の香り。

飲み方　シングルまたはブレンドで、通常の飲み方を。（レシピ／P179、188、189）

注意点　妊娠初期の使用は避ける。

利用法　チンキ剤を作って使う（ハーブティーにブレンドする）。

- 学名／*Centella asiatica*
- 科名／セリ科
- ティーに使う部分／地上部
- 主要成分／ヘテロシド、トリテルペン酸、配糖体、樹脂、タンニン、精油

Coriander
（和名　コエンドロ）

コリアンダー

胃のもたれを防ぎ、腸内ガスを排出する働きも

料理の香りづけや飾りに使うコリアンダーの葉は、東南アジアではパクチー、中国ではシャンツァイと呼ばれ、くせのある独特の香りがあります。しかし、ティーに使う乾燥させた果実は、広くスパイスとして使われ、甘い香りで、くせがありません。

コリアンダーティーには、消化を助ける働きがあります。食べ過ぎたときは、胃もたれを防ぐために、このティーを飲んでおくとよいでしょう。おなかにガスがたまって苦しいときには、ガスを排出するのにも役立ちます。

また、抗菌作用があるため、口臭や体臭予防にもおすすめです。

おだやかな鎮静作用もあり、片頭痛をやわらげる働きも期待できます。

健康

リラックス

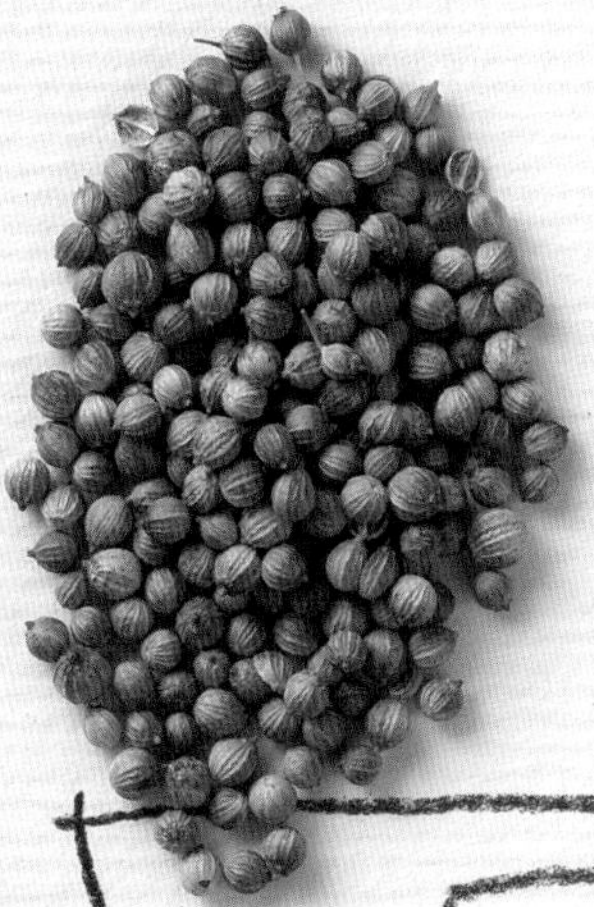

作用　消化促進、健胃、鎮静、抗菌、駆風

香りと味　スパイシーでフルーティーな味。エキゾチックな香り。

飲み方　軽くたたいて香りを立ててから、シングルまたはブレンドで、通常の飲み方を。（レシピ／P193）

利用法　ティーを使ってフェイシャルスチームをする（風邪の諸症状に）。料理に使う。

- 学名／*Coriandrum sativum*
- 科名／セリ科
- ティーに使う部分／果実
- 主要成分／精油、脂肪酸、タンニン、糖類

Coltsfoot
（和名　フキタンポポ）

コルツフット

すぐれた鎮咳、去痰作用で、せきをしずめるのに有効

初春に、ややくすんだ黄色の花を咲かせ、そのあとに心臓形の大きな葉が現れるキク科の多年草。学名の*Tussilago*は「せきを散らす」という意味で、このことからもわかるように、昔から呼吸器系の疾患に用いられてきたハーブです。

コルツフットティーは、鎮咳、去痰作用が期待できることから、せきを伴う風邪や気管支炎、ぜんそくの症状を緩和するのに役立ちます。

また、健胃作用もあり、食べ過ぎたときの胸やけを防いだり、消化不良を改善するのにも効果があるといわれています。

免疫細胞を活性化する働きも期待できます。

※花蕾は生薬で医薬品に分類されます。

健康

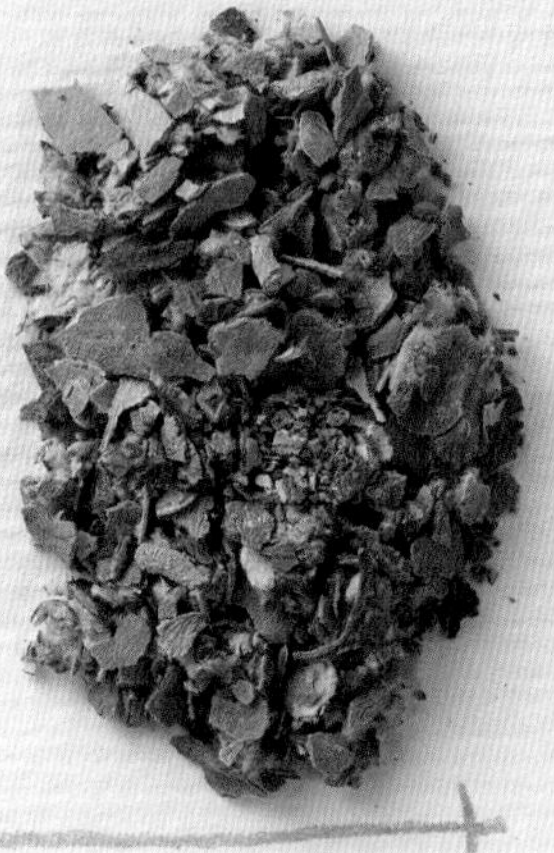

作用　鎮咳、去痰、利尿、健胃、強壮、鎮痙

香りと味　くせのない、飲みやすい味と香り。

飲み方　シングルまたはブレンドで、通常の飲み方を。（レシピ／P185）

注意点　妊娠中、授乳中の使用は避ける。長期間の使用は避ける。キク科アレルギーの人は注意。
※アメリカでは内用は禁止されている。ドイツコミッションEでは葉のみ内用が認められている。

- 学名／*Tussilago farfara*
- 科名／キク科
- ティーに使う部分／葉
- 主要成分／ムチン、フラボノイド、ファラジオール、タンニン、精油、苦味質、イヌリン、亜鉛、ピロリジジンアルカロイド

Safflower
（和名　ベニバナ）

サフラワー

冷え性や生理不順などに効く
女性にやさしいハーブ

　サフラワーの花は、古くから赤や黄色の染料として利用されてきました。エジプトのミイラの着衣は、この花で染められたものであることがわかっています。日本ではベニバナと呼ばれ、染料のほか、口紅にも使われています。中国では、昔から「血を動かす」薬草として使用。このことからもわかるように、サフラワーティーは、血流を刺激して血行を促し、からだを温めるので、冷えを改善するのに役立ちます。

　また、通経作用にすぐれていることから、生理痛や生理不順、更年期障害といった婦人科系の症状にも有効。そのため、女性にやさしいハーブとして世界中で親しまれています。

健康

美容

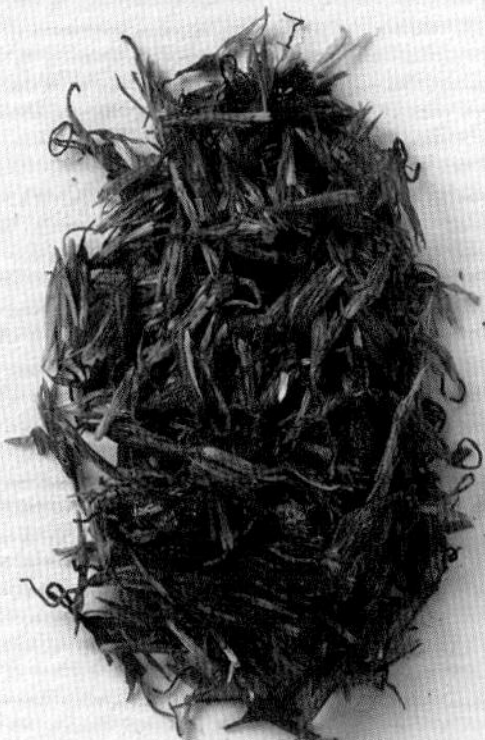

作用　血行促進、子宮収縮、通経、発汗、緩下

香りと味　やわらかいフローラル系の香りと独特の風味。

飲み方　シングルまたはブレンドで、通常の飲み方を。

注意点　子宮を収縮させる作用があるため、妊娠中の人は使用を避ける。キク科アレルギーの人は注意。抗凝固剤との併用は避ける。

利用法　バスタブに入れて入浴する（冷えに）。染料として使う。

- ●学名／*Carthamus tinctorius*
- ●科名／キク科
- ●ティーに使う部分／花
- ●主要成分／脂肪酸、リグナン、フラボノイド、ステロール

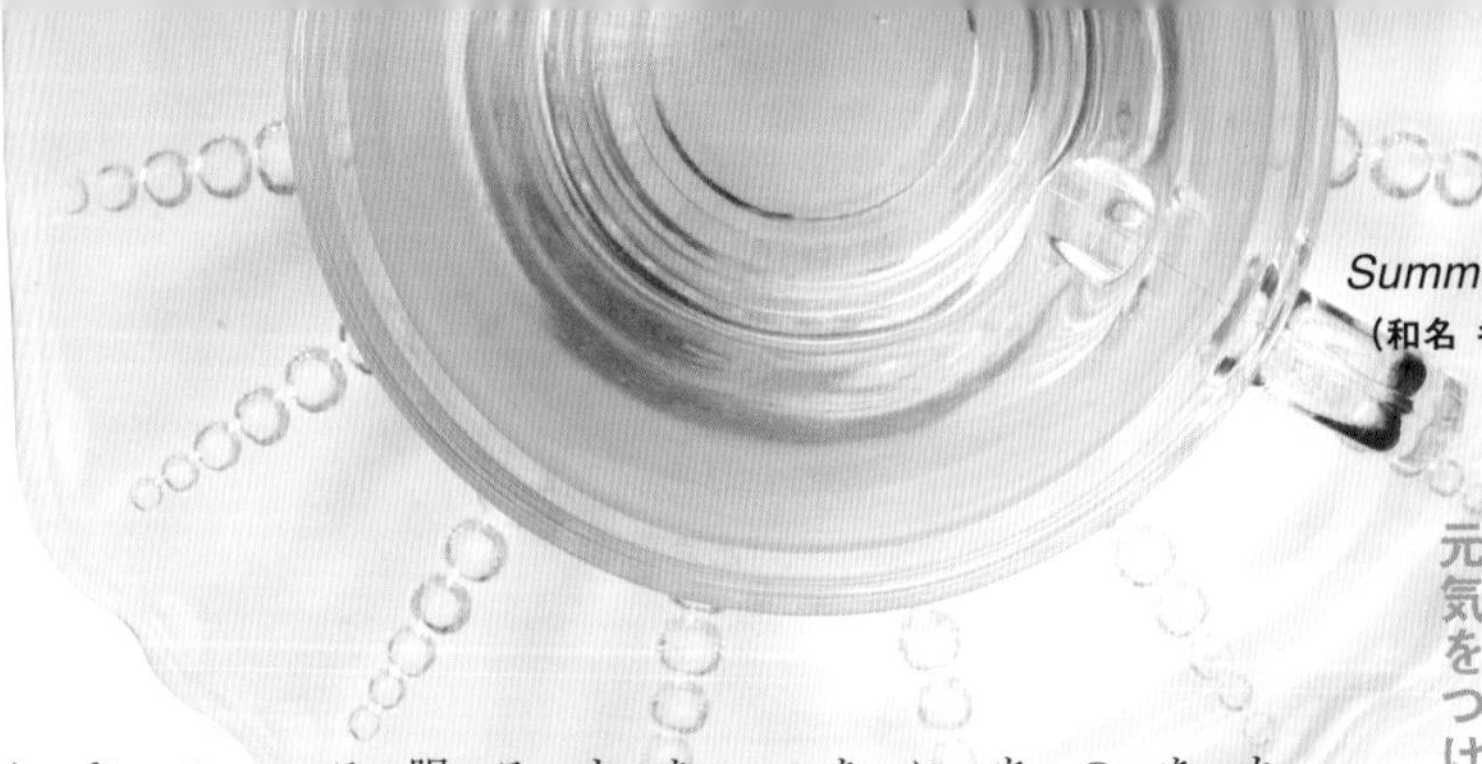

Summer savory
（和名 キダチハッカ）

サマーセーボリー

胃腸が弱っているときや、元気をつけたいときに効果的

ローズマリーに似た強い香りを放ち、晩夏にライラック色から白色の花を咲かせる一年草。サマーセーボリーの葉は、香りが強いだけでなく辛みもあるため、昔から肉や野菜の料理などに利用。とりわけ、豆料理のおいしさを引き出すハーブといわれています。

サマーセーボリーティーは、消化を助ける作用があるので、食後におすすめ。食べ過ぎで胃腸が弱っているときに飲むのもよいでしょう。整腸作用もあることから、おなかが張るのも防ぎます。

また、強壮、刺激作用にもすぐれており、精神的に疲れきっているときのリフレッシュにもおすすめ。冷えの改善にも役立ちます。

健康

元気

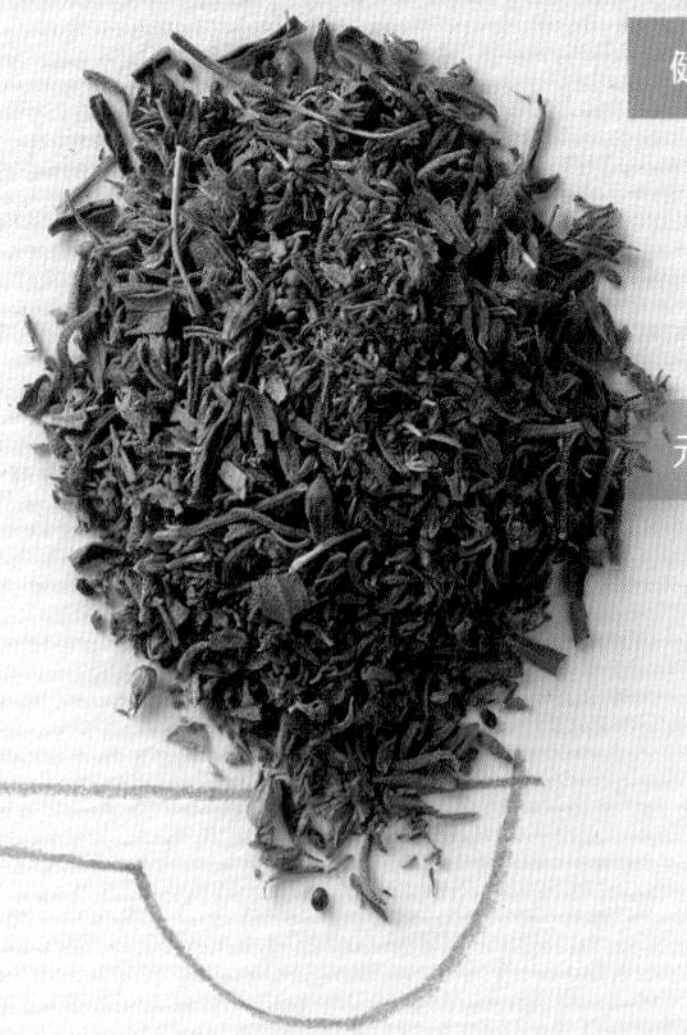

作用 消化促進、健胃、整腸、強壮、刺激、利尿、発汗

香りと味 ピリッとした風味があるスパイシーな味。

飲み方 シングルまたはブレンドで、通常の飲み方を。フレッシュハーブも使える。

利用法 料理のスパイスとして使う。

- 学名／*Satureja hortensis*
- 科名／シソ科
- ティーに使う部分／葉
- 主要成分／フェノール物質、樹脂、タンニン、粘液質

Shepherd's purse
（和名　ナズナ）

シェパーズパース

出血を止める働きがあり、月経過多や静脈瘤に効果を発揮

シェパーズパース（ナズナ）は、小さなハート型の葉をもつ二年草です。日本では、春の七草のひとつとして知られてきました。現在でも、七草粥のほか、おひたしやお吸い物などに利用。世界でも各地でサラダとして食べる習慣があります。

ヨーロッパでは、止血に効果のある薬草として用いられ、薬の入手が困難な第一次世界大戦中によく利用されたといわれています。

ハーブティーとしては、その止血作用から、月経過多や静脈瘤を緩和するのに役立ちます。また、殺菌作用のある利尿剤として膀胱炎などの泌尿器系感染症にも効果があるとされています。

健康

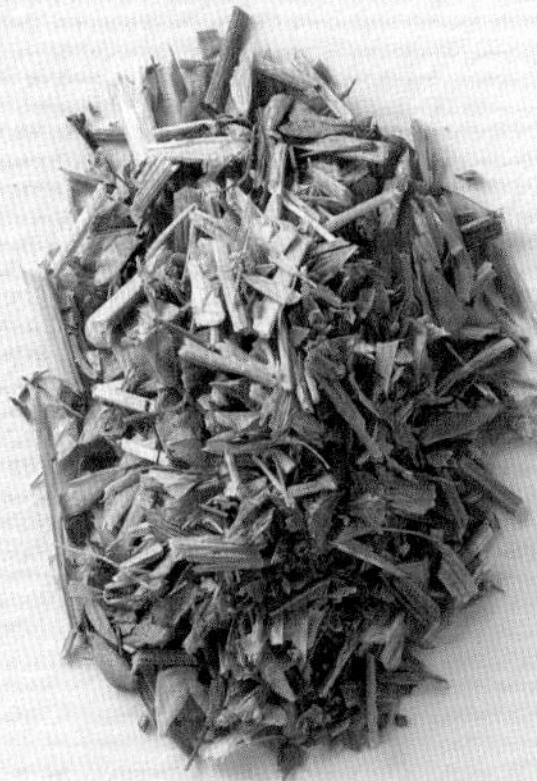

作用　抗菌、殺菌、利尿、消炎、収れん、止血、血圧降下、血行促進、解熱、子宮収縮

香りと味　草の香りで、やや飲みにくい味。

飲み方　シングルまたはブレンドで、食間に飲む。（レシピ／P192、201）

注意点　シュウ酸を含むので、腎臓結石の既往症など、腎臓病歴がある人は注意して用いる。妊娠中の使用は避ける。子どもへの使用は避ける。

- 学名／*Capsella bursa-pastoris*
- 科名／アブラナ科
- ティーに使う部分／地上部
- 主要成分／コリン、アセチルコリン、サポニン、フラボノイド、チラミン

Jasmine
（和名 オオバナソケイ）

ジャスミン

その魅惑的な香りが、心のバランスをとるのに役立つ

ジャスミンは、アジアから中東、地中海沿岸にいたる広い地域で、古くから好まれてきた花です。日が沈んでから濃厚で甘い香りを漂わせるため、インドでは「夜の女王」と呼ばれ、ローズと並んでもっとも愛されているハーブのひとつ。エキゾチックな香りから、媚薬《びやく》としても利用されてきました。

ジャスミンティーには気分を高揚させる働きがあり、落ち込んだ気持ちを回復させてくれます。また、女性の生理、生殖機能にも有効に働きかけます。

リラックス効果もあることから、心の緊張をときほぐしたいときにもおすすめのティー。幸福な気持ちにさせながら、次第に心のバランスが保たれていくでしょう。

作用 鎮静、催淫

香りと味 優雅で甘い花の香りで、すっきりとした味わい。

飲み方 ほかのハーブ、紅茶、中国茶とのブレンドがおすすめ。香りが飛びやすいので、少量ずつ買うか、できるだけ早めに使いきる。

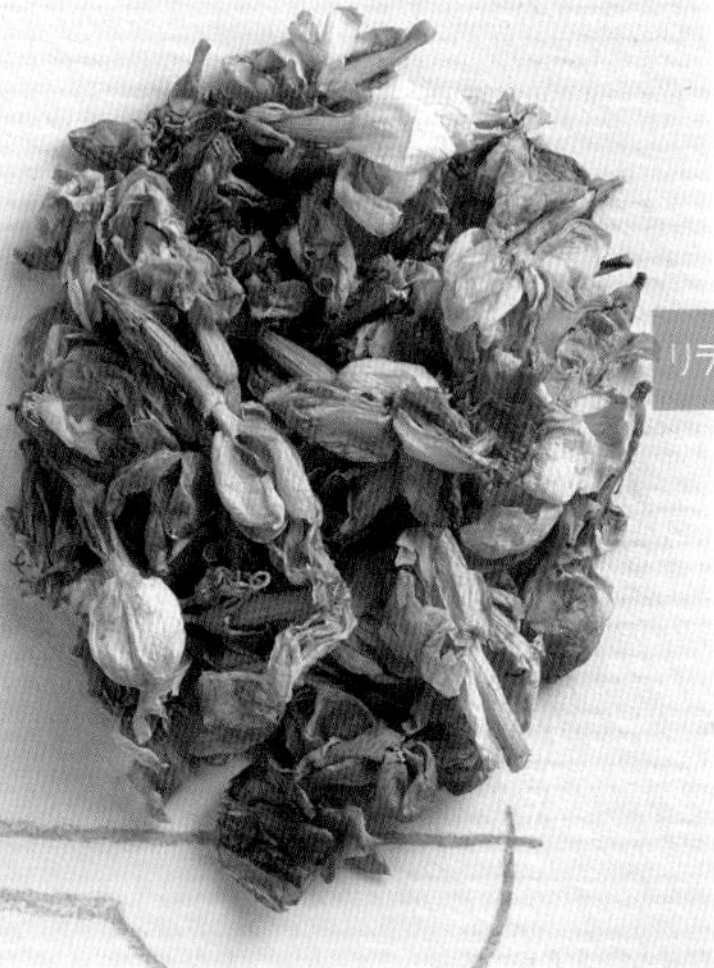

リラックス

- 学名／*Jasminum officinale*
- 科名／モクセイ科
- ティーに使う部分／花
- 主要成分／精油（酢酸ベンジル・インドール）

ジュニパーベリー

むくみや泌尿器系の感染症を改善。消化促進や食欲増進にも役立つ

Juniper berry
（和名　西洋ネズ、トショウ）

高木の針葉樹、ジュニパー。そのすぐれた殺菌、消毒作用が古くから知られており、アメリカの先住民が風邪の治療にこの実を用いたり、フランスの病院では、枝を焚いて空気を清浄したといわれています。

ジュニパーベリーは、ジュニパーの実を乾燥させたもの。肉料理の臭み消しのスパイスとして有名なだけでなく、ジンの香りづけとして使われることでも有名です。ティーにすると、体内にたまった老廃物や毒素を排出する働きから、むくみを防いだり、泌尿器系の感染症を改善させるのに役立ちます。また、健胃作用があるため、食べ過ぎたときの消化を促したり、食欲を促すのにも効果的です。

健康
美容
元気

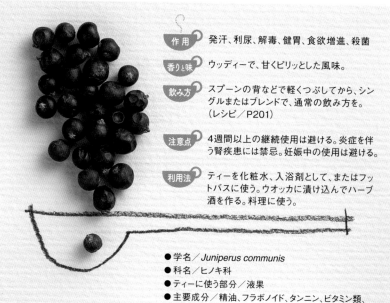

作用 発汗、利尿、解毒、健胃、食欲増進、殺菌

香りと味 ウッディーで、甘くピリッとした風味。

飲み方 スプーンの背などで軽くつぶしてから、シングルまたはブレンドで、通常の飲み方を。（レシピ／P201）

注意点 4週間以上の継続使用は避ける。炎症を伴う腎疾患には禁忌。妊娠中の使用は避ける。

利用法 ティーを化粧水、入浴剤として、またはフットバスに使う。ウオッカに漬け込んでハーブ酒を作る。料理に使う。

- 学名／*Juniperus communis*
- 科名／ヒノキ科
- ティーに使う部分／液果
- 主要成分／精油、フラボノイド、タンニン、ビタミン類、糖類、樹脂

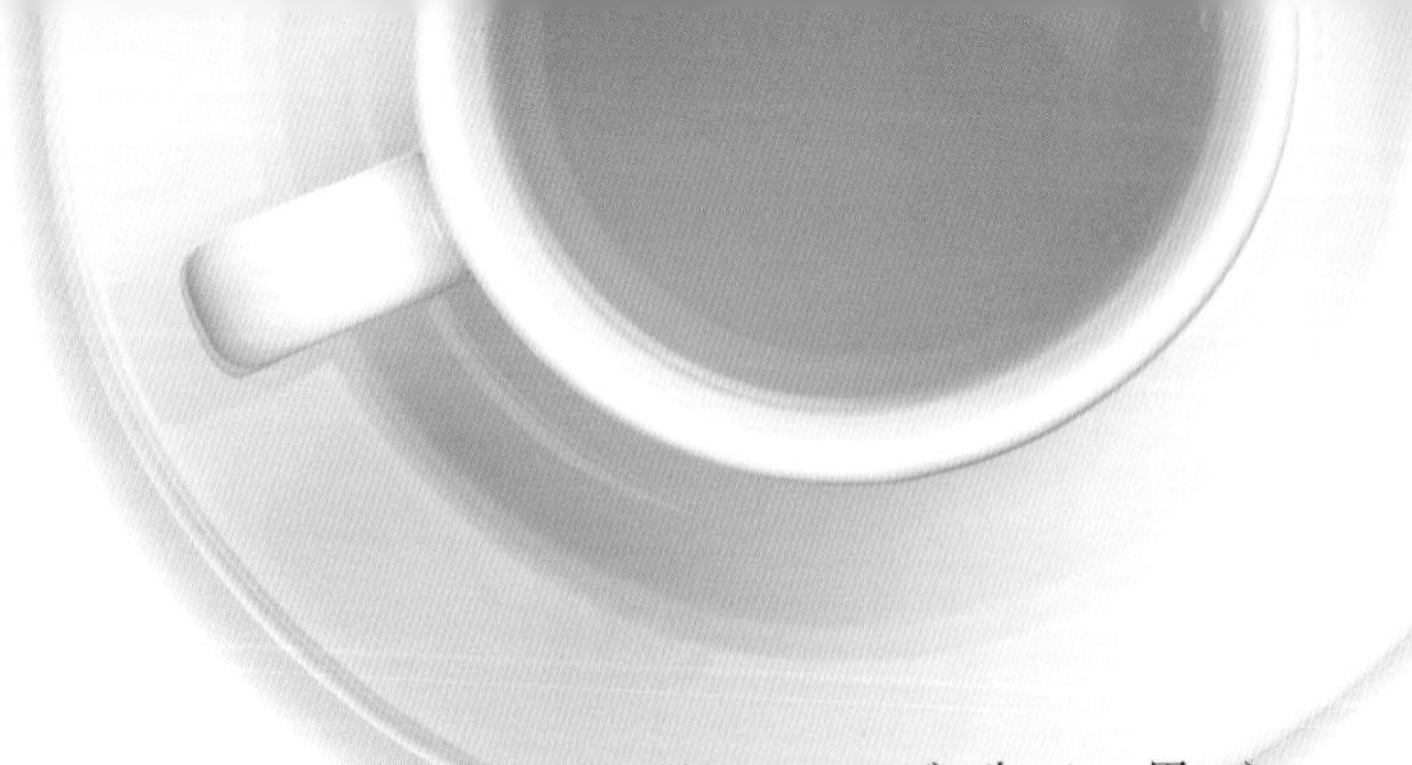

Ginger
（和名 ショウガ）

ジンジャー

からだを温め、風邪や冷えを改善。乗り物酔いなどのむかつきにも有効

東洋、西洋を問わず、古い時代から風邪や悪寒に効果のある薬として用いられてきたハーブ。次第に料理にも使われるようになり、東洋では、生の状態で魚や肉の臭み消しや風味づけなどに利用されています。

乾燥させた根を浸出させたジンジャーティーは、からだを温める効果が高いのが特徴。足先までポカポカと温まるので、冷えが気になる人や、風邪のひきはじめ、悪寒を感じるときなどに飲むとよいでしょう。

また胃を温めることで、食欲を促し、消化を助ける働きもします。むかつきや吐き気を抑える作用もあり、乗り物酔いを緩和させるのにも効果的です。

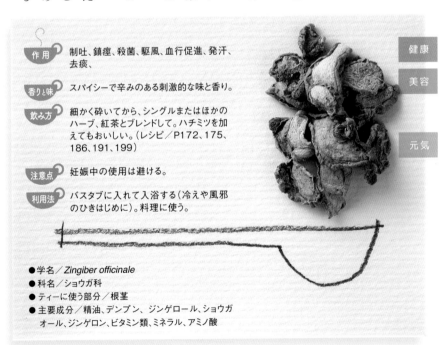

作用 制吐、鎮痙、殺菌、駆風、血行促進、発汗、去痰、

香りと味 スパイシーで辛みのある刺激的な味と香り。

飲み方 細かく砕いてから、シングルまたはほかのハーブ、紅茶とブレンドして。ハチミツを加えてもおいしい。（レシピ／P172、175、186、191、199）

注意点 妊娠中の使用は避ける。

利用法 バスタブに入れて入浴する（冷えや風邪のひきはじめに）。料理に使う。

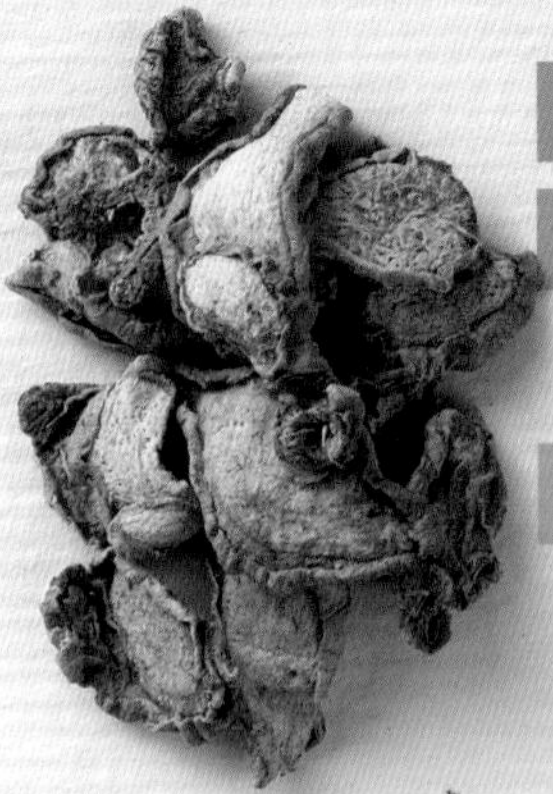

健康

美容

元気

- 学名／*Zingiber officinale*
- 科名／ショウガ科
- ティーに使う部分／根茎
- 主要成分／精油、デンプン、ジンゲロール、ショウガオール、ジンゲロン、ビタミン類、ミネラル、アミノ酸

Basil
（和名　メボウキ）

スイートバジル

胃腸を健やかに保ち、イライラや不安、不眠症を改善

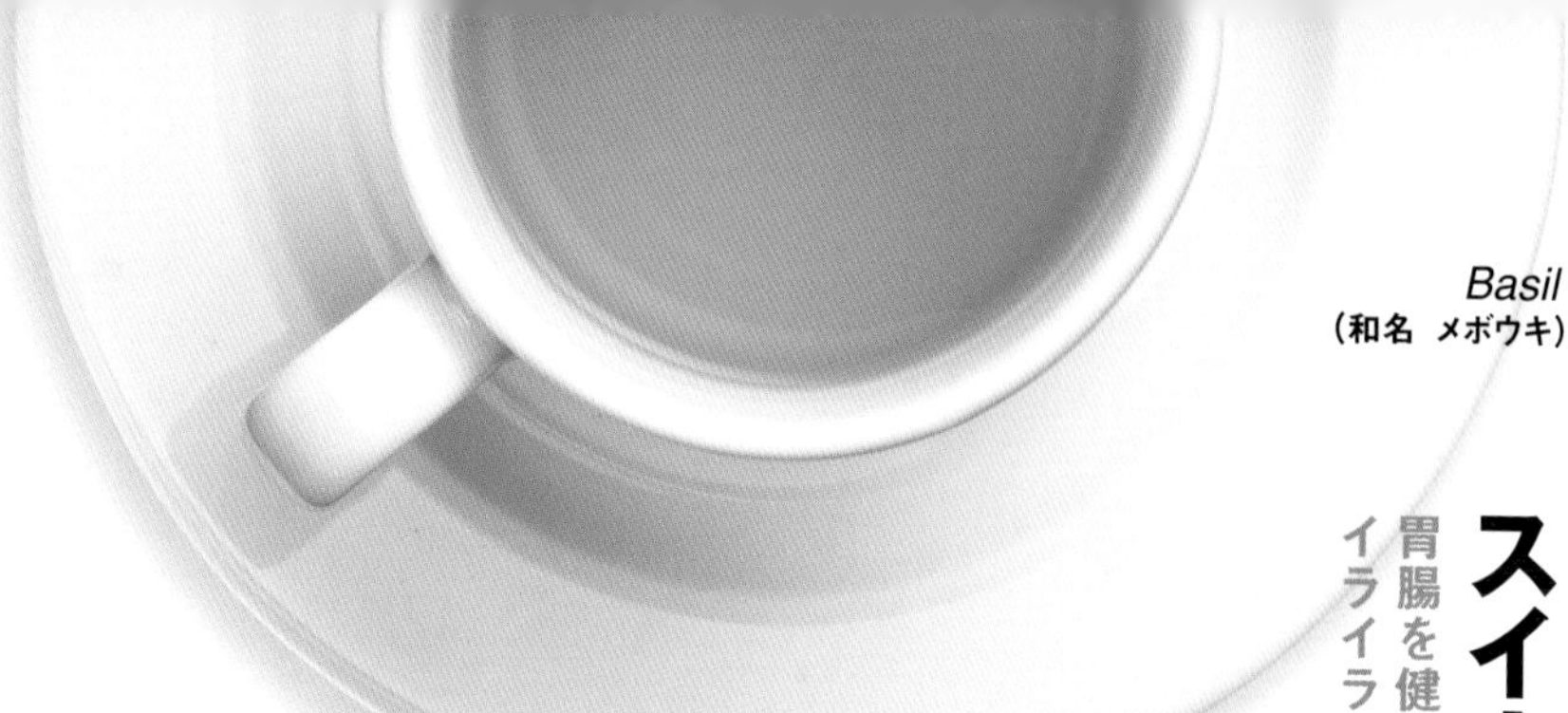

学名は、ギリシャ語の「王様」に由来して名づけられたといわれるシソ科の一年草。時代や国によって、愛のお守りとされたり、逆に憎しみや不幸の象徴とされるなど、さまざまな捉え方をされてきた歴史をもちます。

１５０種以上と品種も豊富ですが、なかでもやさしい香味をもつスイートバジルが、料理用のハーブとして、イタリアをはじめ世界各国で利用されています。ティーとして飲むと、消化を促すだけでなく、胃炎、胃痙攣、胃酸過多など、胃腸の諸症状を改善するのに役立ちます。

神経系にも働き、イライラや不安、不眠症を改善する効果があるといわれています。

健康

リラックス

元気

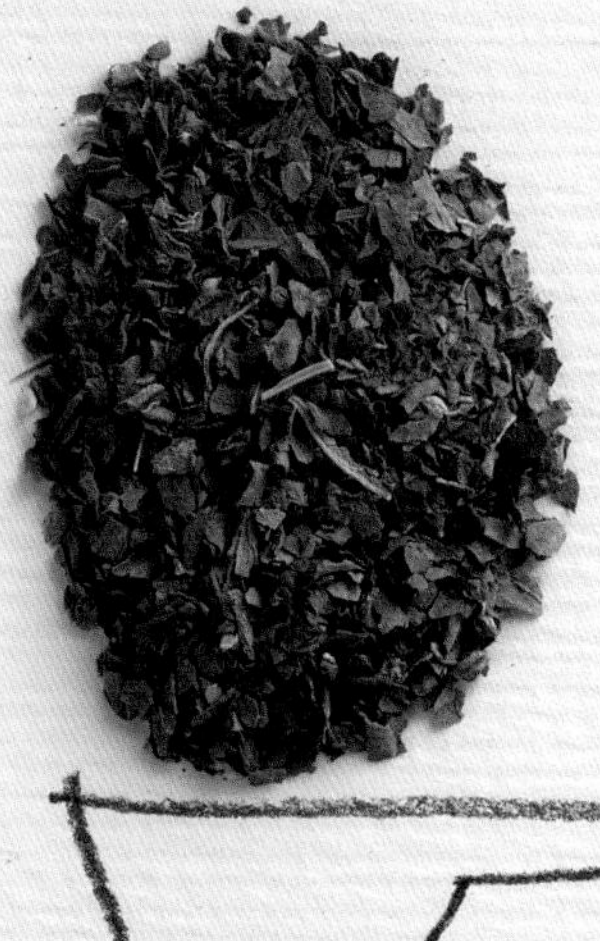

作用　健胃、消化促進、抗菌、鎮痙、抗うつ、抗アレルギー

香りと味　くっきりとしたスパイシーな香りと味。

飲み方　シングルまたはブレンドで、通常の飲み方を。フレッシュハーブも使える。（P176、179）

注意点　妊娠中、授乳中は多量の使用を避ける。乳幼児への使用、または継続的な使用は避ける。

利用法　料理に使う。

- 学名／*Ocimum basilicum*
- 科名／シソ科
- ティーに使う部分／葉
- 主要成分／精油、苦味質、ビタミン類、タンニン

Skullcap

スカルキャップ

心の緊張や不安を取り除き、おだやかにしてくれる強壮剤

アメリカンインディアンが、毒虫やヘビの咬傷、狂犬病、過度の性的興奮、生理痛の治療薬として、昔から利用してきたスカルキャップ。ヨーロッパでは、狂犬病の薬として紹介されたため、「狂犬のハーブ」ともいわれていました。

今日では、神経を強壮にして活性化するミネラルを豊富に含むことから、神経系に働くハーブティーとしてよく利用されています。忙しい毎日の暮らしのなかで、心に抱えがちな緊張や不安、神経過敏、ヒステリー、神経衰弱、うつ、パニックなどの緩和に有効。疲れているのに、神経がたかぶって眠れない夜に飲むと、心の緊張が次第にほぐれてくるでしょう。

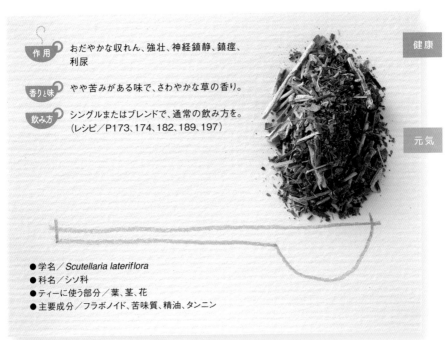

健康

元気

作用　おだやかな収れん、強壮、神経鎮静、鎮痙、利尿

香りと味　やや苦みがある味で、さわやかな草の香り。

飲み方　シングルまたはブレンドで、通常の飲み方を。（レシピ／P173、174、182、189、197）

- 学名／*Scutellaria lateriflora*
- 科名／シソ科
- ティーに使う部分／葉、茎、花
- 主要成分／フラボノイド、苦味質、精油、タンニン

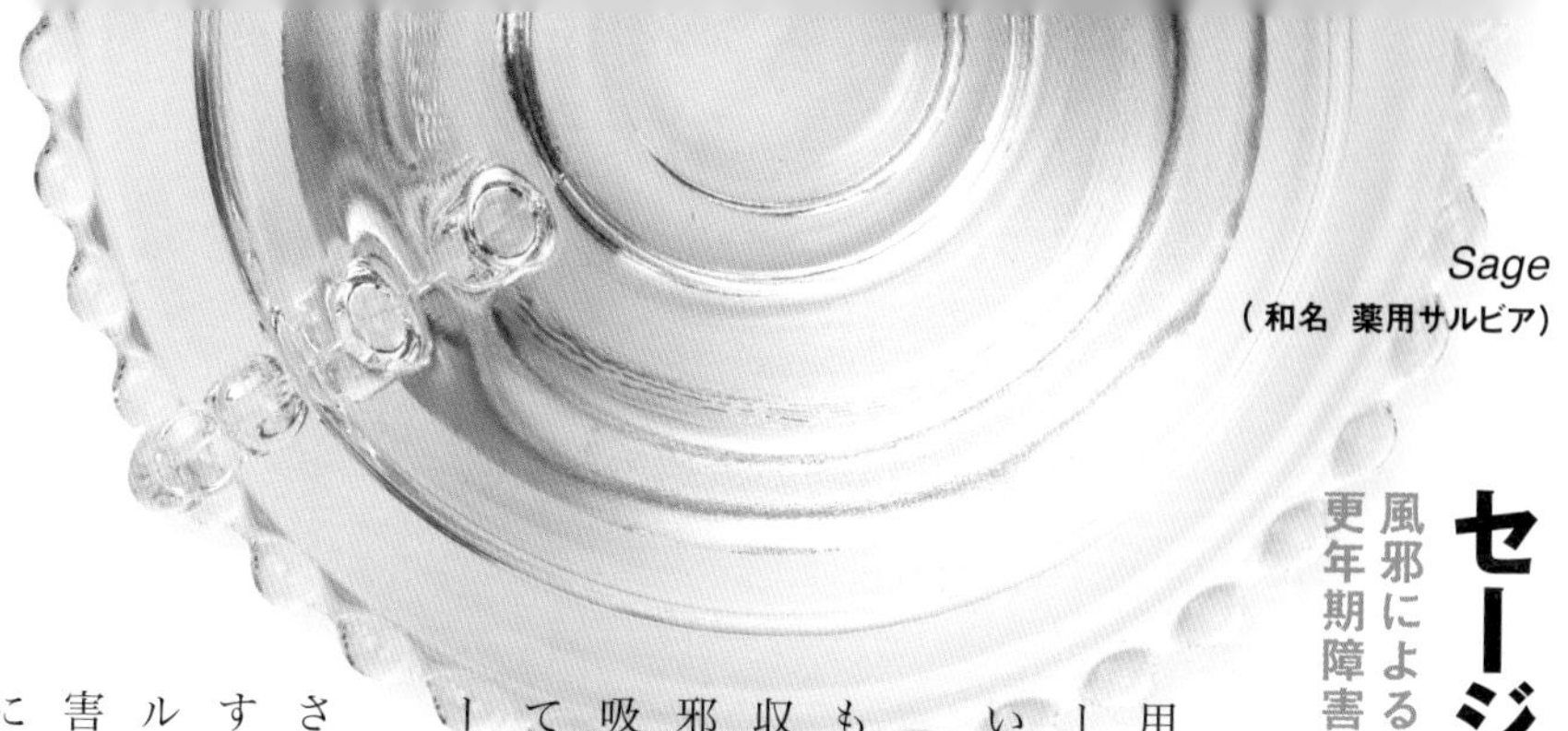

Sage
（和名　薬用サルビア）

セージ（コモンセージ）

風邪によるのどの痛みや消化不良、更年期障害の緩和に役立つ

殺菌作用や消化を促す働きなど有用成分が豊富なため、古くから「セージを植えている家には死人が出ない」とたたえられたハーブ。

その効果は、ティーとして飲んでも期待できます。殺菌作用に加え、収れん作用ももち合わせており、風邪や扁桃腺炎、気管支炎といった呼吸器系の感染症の初期に、温かくして飲むとよいでしょう。残ったティーは、うがいにも使えます。

また、消化器の筋肉をリラックスさせて、消化不良や腸内ガスを緩和する働きがあります。女性には、ホルモン様、制汗作用から、更年期障害による寝汗やほてりをしずめるのにも役立ちます。

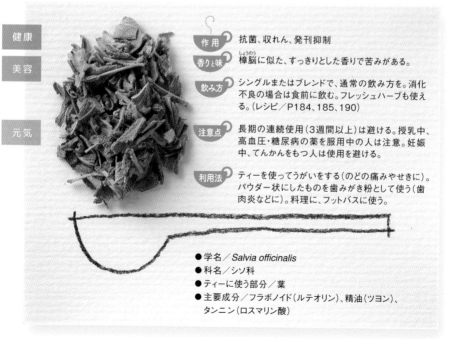

健康
美容
元気

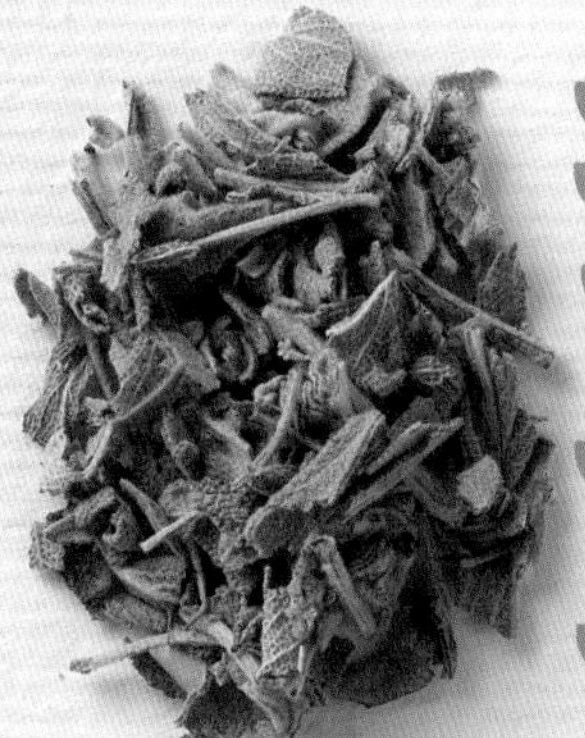

作用　抗菌、収れん、発刊抑制

香りと味　樟脳《しょうのう》に似た、すっきりとした香りで苦みがある。

飲み方　シングルまたはブレンドで、通常の飲み方を。消化不良の場合は食前に飲む。フレッシュハーブも使える。（レシピ／P184、185、190）

注意点　長期の連続使用（3週間以上）は避ける。授乳中、高血圧・糖尿病の薬を服用中の人は注意。妊娠中、てんかんをもつ人は使用を避ける。

利用法　ティーを使ってうがいをする（のどの痛みやせきに）。パウダー状にしたものを歯みがき粉として使う（歯肉炎などに）。料理に、フットバスに使う。

- 学名／*Salvia officinalis*
- 科名／シソ科
- ティーに使う部分／葉
- 主要成分／フラボノイド（ルテオリン）、精油（ツヨン）、タンニン（ロスマリン酸）

Celery seed

セロリシード

むくみを緩和する利尿作用や、消化を促す働きをもつ

セロリは、独特の香りと歯ごたえをもち、サラダなどに使われる野菜としてよく知られています。セロリシードは、その種子の部分。葉や茎と同様の香味があり、煮込み料理やお菓子の香りづけなど、スパイスとして利用することができます。

セロリシードティーは、利尿作用があるため、水分を摂り過ぎたときや、むくみが気になるときにおすすめです。

また、消化を促す効果もあり、食べ過ぎたあとのティーとして飲んでもよいでしょう。

そのほか、高めの血圧を下げる働きや、からだから毒素を取り除く効果もあるといわれています。

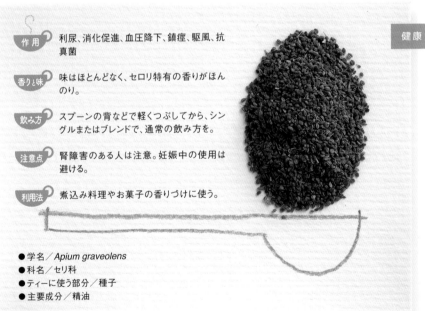

健康

作用 利尿、消化促進、血圧降下、鎮痙、駆風、抗真菌

香りと味 味はほとんどなく、セロリ特有の香りがほんのり。

飲み方 スプーンの背などで軽くつぶしてから、シングルまたはブレンドで、通常の飲み方を。

注意点 腎障害のある人は注意。妊娠中の使用は避ける。

利用法 煮込み料理やお菓子の香りづけに使う。

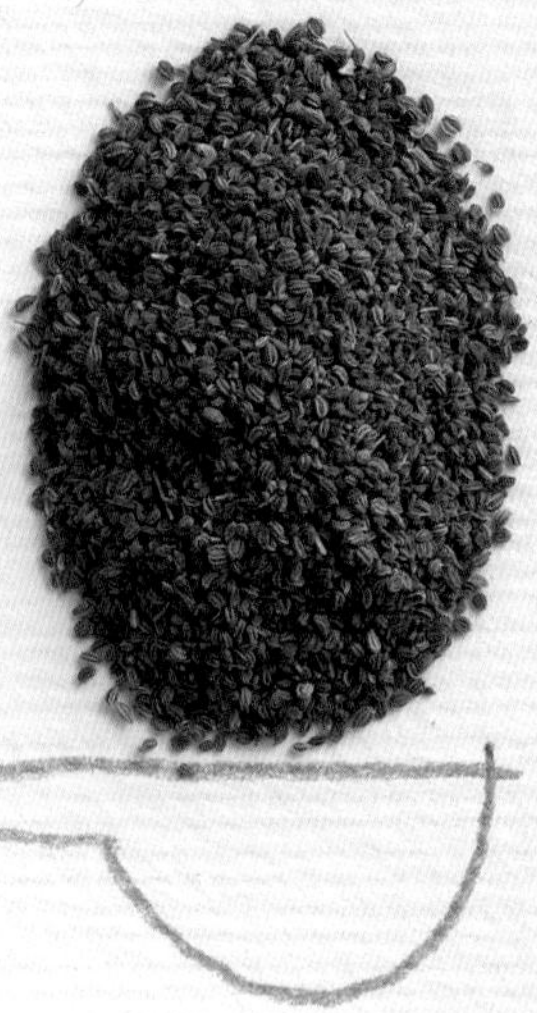

- 学名／*Apium graveolens*
- 科名／セリ科
- ティーに使う部分／種子
- 主要成分／精油

St.John's wort
（和名　西洋オトギリソウ）

セントジョンズワート

うつな気持ちに働きかけ、明るくさせてくれるハーブ

古くからすぐれた鎮静作用をもつことで知られ、うつ病や不眠の治療などに用いられてきたセントジョンズワート。欧米などでは、「サンシャイン・サプリメント」とも呼ばれています。

脳内のセロトニン濃度を高め、抗うつ作用を発揮します。心労が重なり、弱気になったとき、不安で落ち着かないときに、これで入れる温かいティーを飲むとよいでしょう。更年期や生理時のうつに対しても、すぐれた効果があるといわれています。鎮静作用もあり、生理痛や生理不順、消化不良、せきにも有効。民間療法では子どものおねしょを改善するのにも役立つともいわれています。

健康
美容
リラックス

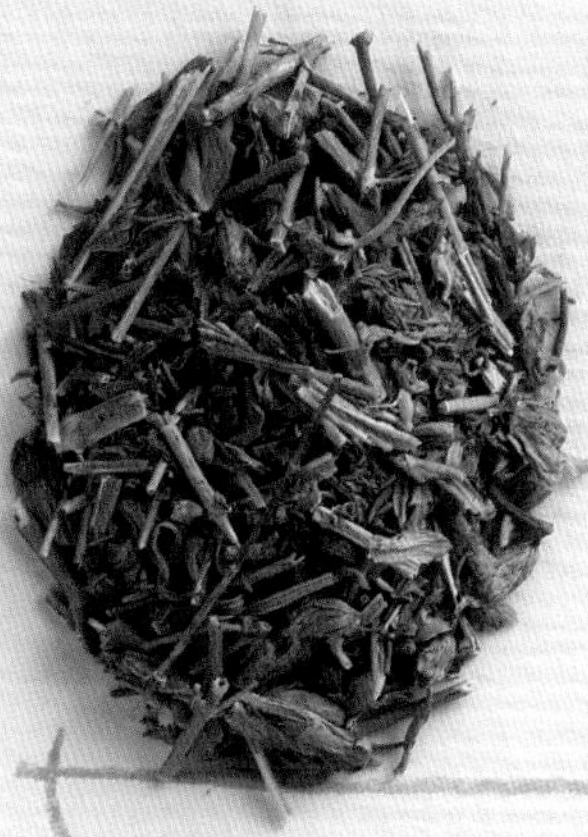

作用　抗うつ、消炎、鎮痛

香りと味　すこし苦みのある味で、すっきりとした香り。

飲み方　シングルまたはブレンドで、通常の飲み方を。（レシピ／P172、173、174）

注意点　大量を長期にわたって飲用しないこと。MAO阻害薬に作用することがある※。薬との相互作用があり、抗HIV薬、血液凝固防止薬、免疫抑制薬、経口避妊薬、強心薬、気管支拡張薬、抗てんかん薬、抗不整脈薬を服用中の人は使用を避ける。妊娠中、授乳中の使用は避ける。まれに光感作作用を示す場合があるので、使用直後、強く紫外線に当たることは避ける。光線療法中の使用は避ける。

利用法　チンキ剤を作って使う（化粧品として）。浸出油を作って使う（化粧品、マッサージオイルとして）。

- 学名／*Hypericum perforatum*
- 科名／オトギリソウ科
- ティーに使う部分／開花時の地上部
- 主要成分／ヒペリシン、フラボノイド配糖体（ヒペロシド、ルチン）、ハイパーフォリン、タンニン、精油

※うつや不安の症状に対して処方されることのある薬のひとつにMAO阻害薬がある。この作用を強めたり、弱めたりすることがある。

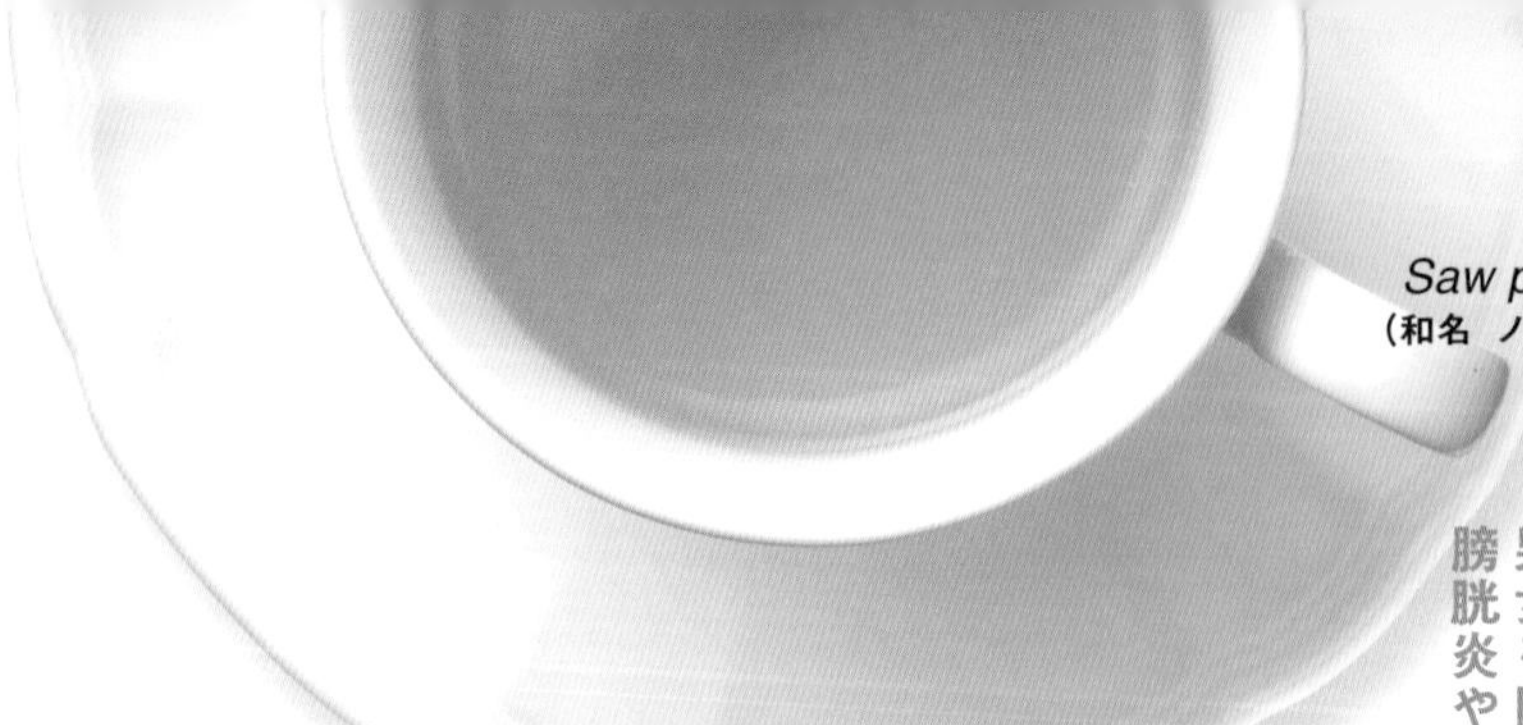

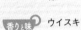

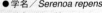

ソウパルメット

男女を問わず生殖機能を高め、膀胱炎や頻尿を改善

Saw palmetto
（和名　ノコギリヤシ）

ギザギザの葉をもつことから「ノコギリヤシ」とも呼ばれるソウパルメット。その赤黒い実は、北米のネイティブアメリカンに強壮剤として尊重され、衰弱したからだを強くする薬として用いられていました。

ソウパルメットティーは、男女を問わず生殖器系に働きかけます。男性の場合、生殖器を洗浄し、滋養を与えることで、性欲を増進したり、前立腺機能の低下を予防。ドイツでは、前立腺肥大症の治療薬として認証されています。また、膀胱炎や頻尿にも効果があるといわれています。女性の場合も、性欲を促すほか、生理を規則的にしたり、生殖機能を強壮にするのに役立ちます。

健康

作用　強壮、うっ滞除去、利尿、鎮静、ホルモン様

香りと味　ウイスキーやブランデーのような発酵性のある深い香りと味。

飲み方　少し砕いてから、シングルまたはブレンドで、通常の飲み方、または煎剤にして。

注意点　妊娠中、授乳中、子どもの使用は避ける。経口避妊薬、ホルモン療法、血液凝固防止薬、抗血小板薬との併用には注意。

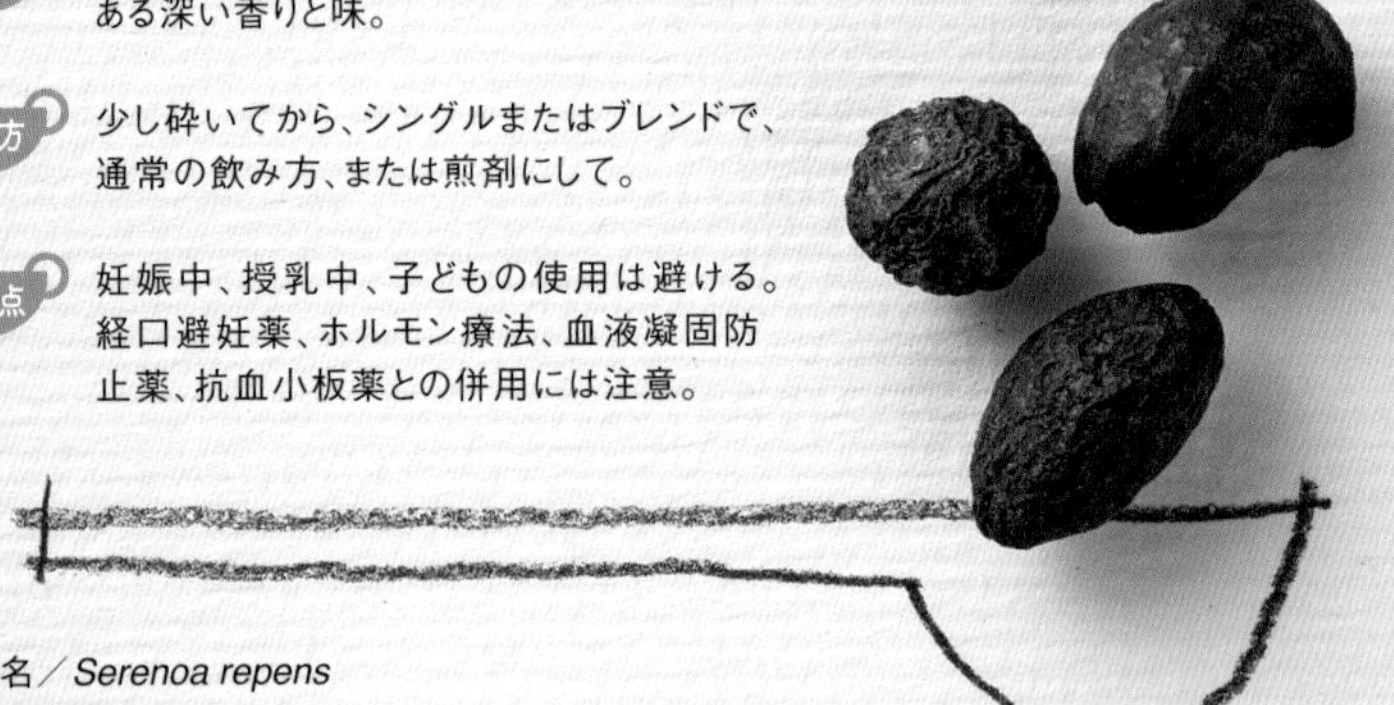

- 学名／*Serenoa repens*
- 科名／ヤシ科
- ティーに使う部分／果実
- 主要成分／ステロール、脂肪酸、 精油、フラボノイド、ステロイドサポニン、樹脂、タンニン

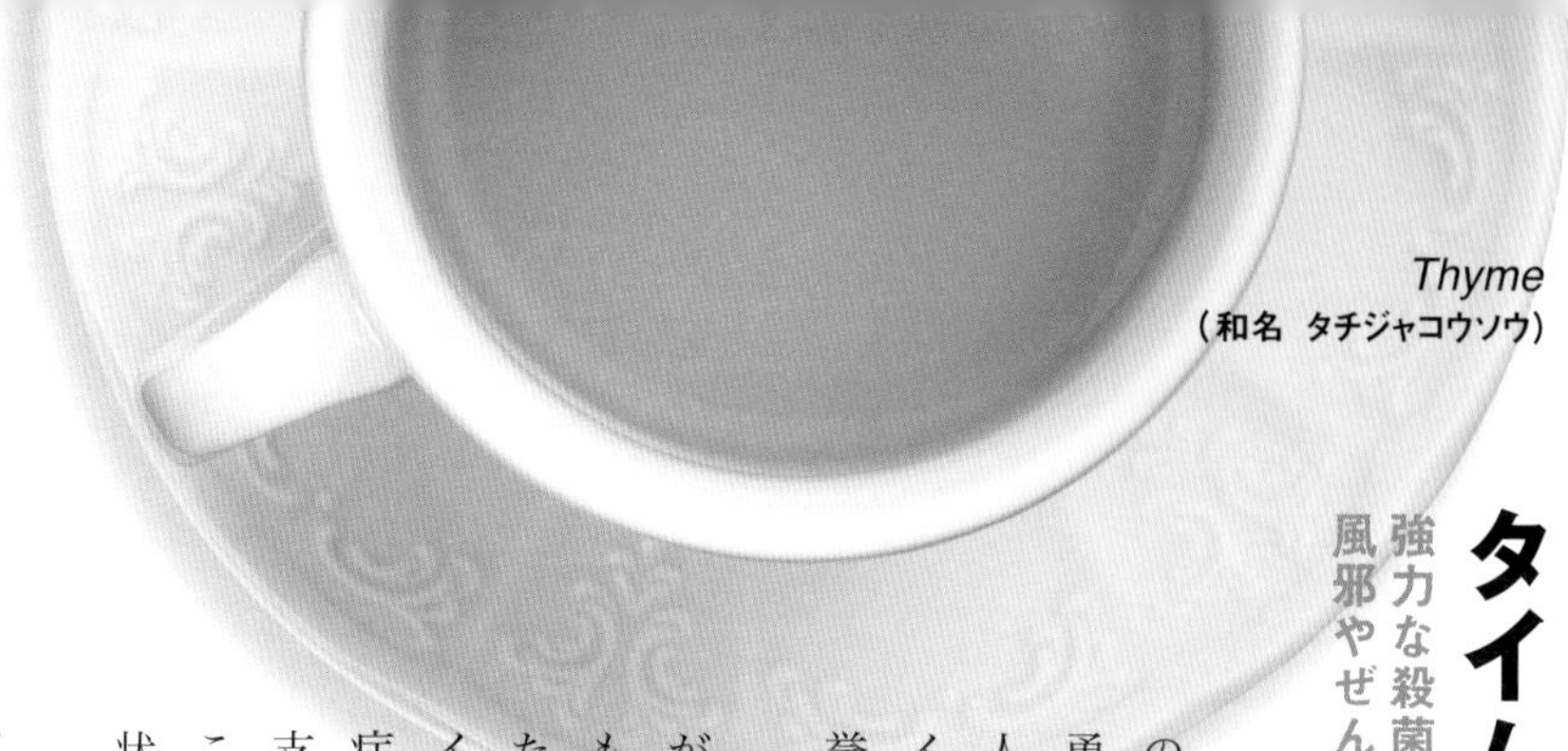

Thyme
（和名　タチジャコウソウ）

タイム

強力な殺菌効果で、風邪やぜんそくの症状を緩和

タイムという名前は、ギリシャ語の「勇気」に由来。ヨーロッパでは勇気、気品の象徴とされ、中世の婦人たちは、騎士のスカーフに蜂とタイムの小枝を刺しゅうして、その栄誉をたたえたといわれています。

タイムには多くの品種がありますが、ハーブとして用いられるのはおもにコモンタイムです。これで入れたティーは殺菌力にすぐれ、風邪やインフルエンザ、胃腸炎などの感染症に効果を発揮します。また、気管支を拡張して浄化し、痰を取り除くことから、気管支炎やぜんそくの症状を緩和します。

消化促進作用もあるため、食べ過ぎたときに飲むのもよいでしょう。

健康
美容
リラックス
元気

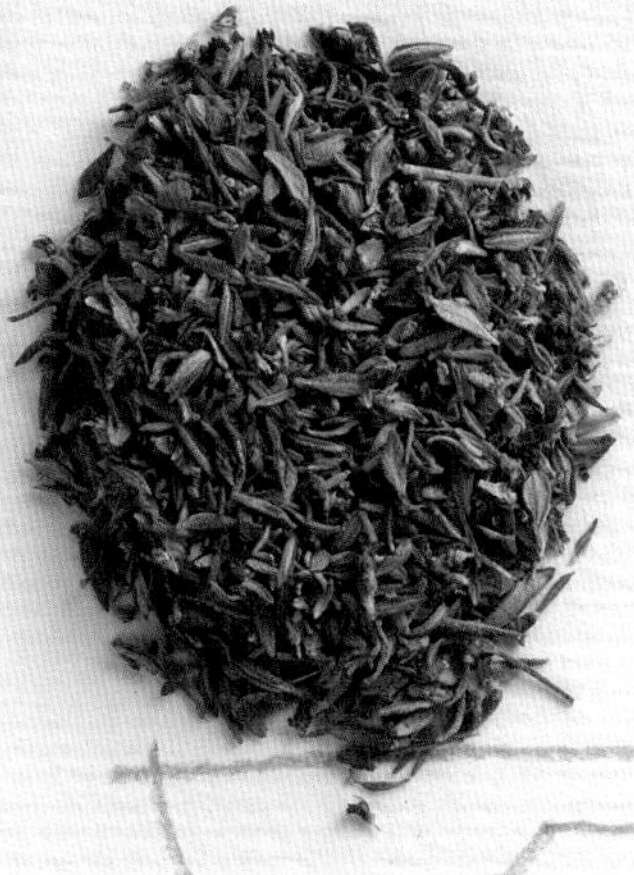

作用　殺菌、利尿、弛緩、去痰、消化促進、強壮、収れん、鎮痙、抗菌

香りと味　ほろ苦く、キリッとしたすがすがしい味と香り。

飲み方　シングルまたはブレンドで、通常の飲み方を。フレッシュハーブも使える。（レシピ／176、178、179、185、186、192、193）

注意点　妊娠中や授乳中、高血圧の人は、長期にわたる常用、大量の使用を避ける。

利用法　ティーを使ってうがいをする（のどの痛みやせきなどに）。ティーを使ってフットバスをする（水虫などに）。バスタブに入れて入浴する（筋肉痛に）。料理に使う。ポプリを作って使う（消臭に）。

- 学名／*Thymus vulgaris*
- 科名／シソ科
- ティーに使う部分／葉
- 主要成分／精油、フラボノイド、タンニン、苦味質、サポニン

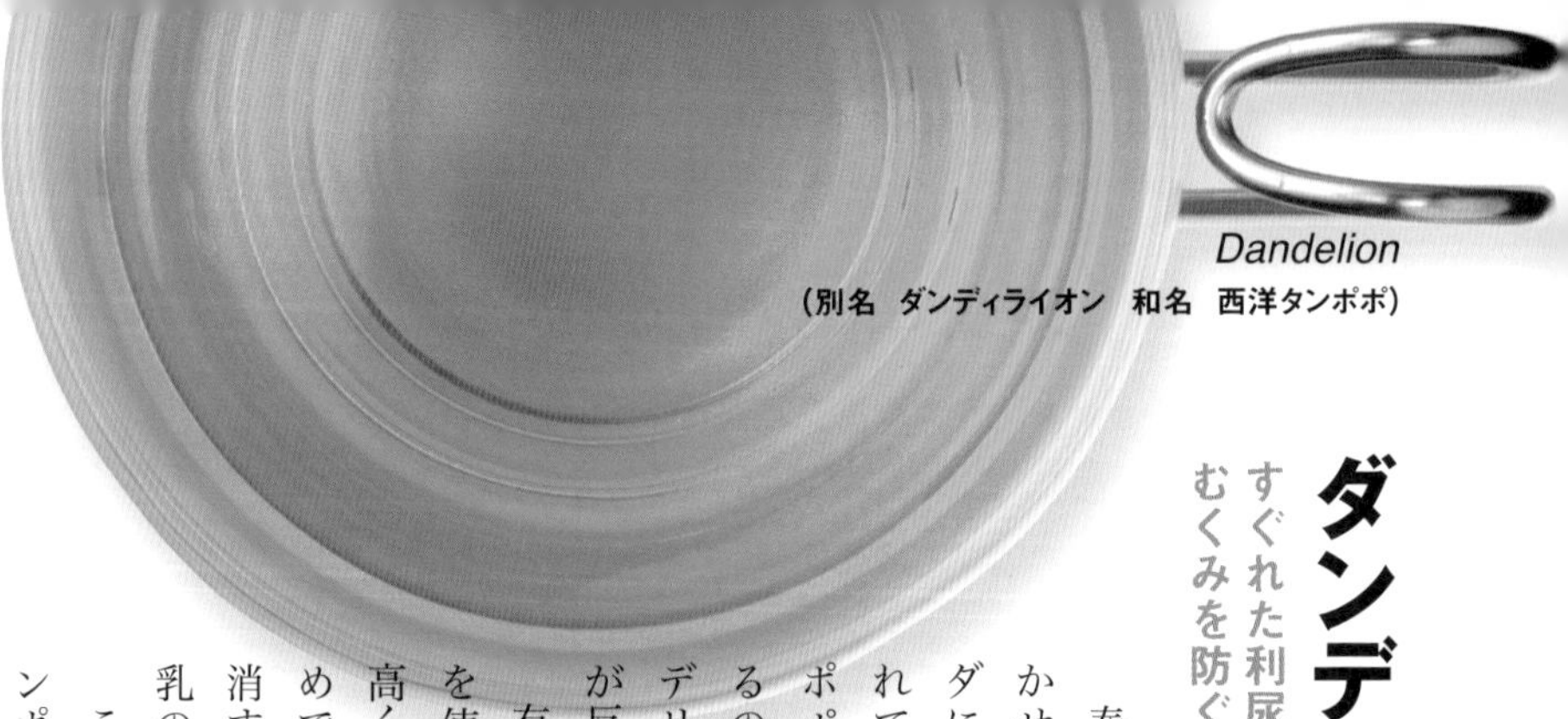

Dandelion

（別名　ダンディライオン　和名　西洋タンポポ）

ダンデリオン

すぐれた利尿作用があり、むくみを防ぐのにおすすめ

春先になると道端に黄色い花を咲かせ、ヨーロッパでは若い葉をサラダにするなど世界中で全草が利用されています。日本にも約20種のタンポポが自生し、もっとも多く見られるのは外来種の西洋タンポポ、ダンデリオンです。花の裏にある総苞片《そうほうへん》が反り返っているのが特徴です。

有用成分が集中している根の部分を使って入れるティーは利尿作用が高く、むくみが気になる人にはおすすめです。また、消化不良や便秘を解消するのにも役立ちます。さらに母乳の出をよくする働きもあります。

この根を煎ってから抽出したのがタンポポコーヒー。ノンカフェインで、コーヒーのような色と味わいです。

健康

美容

作用　強肝、利胆、緩下、催乳

香りと味　春を思わせる、軽い甘みのある味と香り。

飲み方　シングルまたはブレンドで、通常の飲み方、または煎剤にして。食前に飲む。煎ってから抽出すればタンポポコーヒーに。（レシピ／P180、187、189、194、195、197、200、201）

注意点　キク科アレルギーの人は注意。

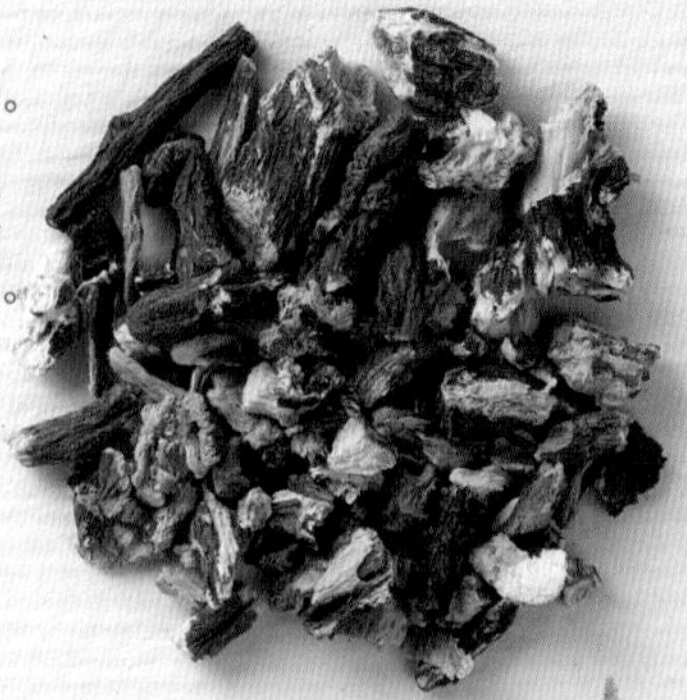

- 学名／*Taraxacum officinale*
- 科名／キク科
- ティーに使う部分／根
- 主要成分／イヌリン（多糖類）、タラキサステロール、苦味質（タラキサシン）、カフェ酸、ミネラル（カリウム、カルシウム）

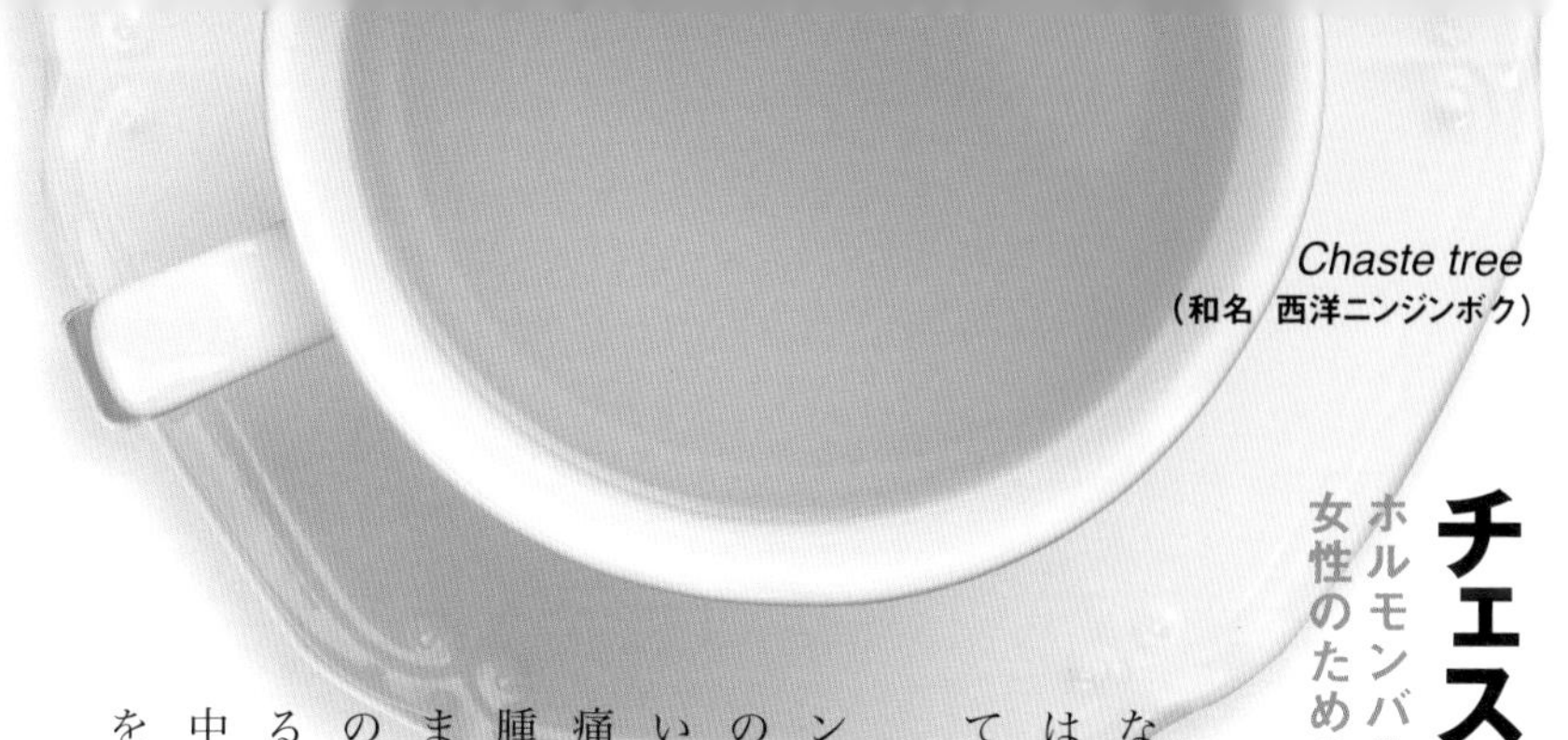

Chaste tree
（和名　西洋ニンジンボク）

チェストツリー

ホルモンバランスを整える 女性のためのハーブ

薄紫色の穂状の花を咲かせる優美な姿の低木、チェストツリー。果実はコショウの代わりとしても使われていました。

脳下垂体を刺激してホルモンバランスを整える働きがあるため、女性のためのハーブとしてよく知られています。過去には、生理不順や生理痛、月経過多、更年期障害、子宮筋腫など、婦人科系の疾患に用いられました。月経前症候群の激しい感情の波や、更年期のうつにも効果があるといわれています。ピルの使用を中止したあとの、ホルモンバランスを整えるのにもおすすめです。

また、母乳の出をよくする働きもあります。

健康

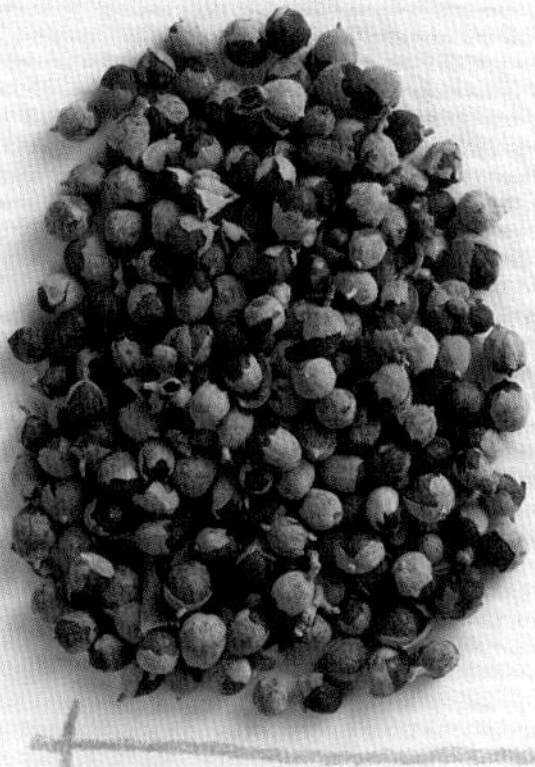

作用 ホルモン調整、催乳、強壮

香りと味 やや苦みがある味わい。

飲み方 香りのよいハーブや甘みを加えると飲みやすくなる。（レシピ／P197）

注意点 妊娠中、婦人科系の疾患のある人、子どもの使用は避ける。経口避妊薬の効果を下げることがある。

- 学名／*Vitex agnus-castus*
- 科名／シソ科（クマツヅラ科）
- ティーに使う部分／果実
- 主要成分／精油、苦味質、アルカロイド、イリドイド類、フラボノイド

Chicory
（和名　キクニガナ）

チコリ

体内の尿酸や老廃物を排出。内臓を浄化する働きも

ヨーロッパに自生するタンポポ属の仲間。アンディーブとも呼ばれ、欧米では日を当てずに栽培したチコンという白い芽を、よく食べます。チコリティーには、乾燥させた根を使用。消毒、利尿作用があるため、尿酸や老廃物などを排出する効果があるといわれています。また、胃酸を減らし、肝臓を刺激して、脾臓や胆のう、腎臓を浄化するのにも役立ちます。駆風作用もあるため、腸内にガスがたまって苦しいときに飲むのもよいでしょう。

チコリティーは、その香ばしい香りや色がコーヒーと似ており、煎ってから抽出すれば、ノンカフェインのコーヒーとしても楽しめます。

健康

美容

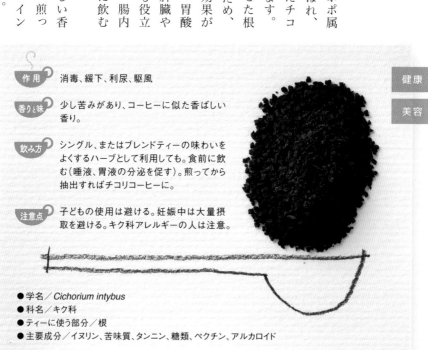

作用　消毒、緩下、利尿、駆風

香りと味　少し苦みがあり、コーヒーに似た香ばしい香り。

飲み方　シングル、またはブレンドティーの味わいをよくするハーブとして利用しても。食前に飲む（唾液、胃液の分泌を促す）。煎ってから抽出すればチコリコーヒーに。

注意点　子どもの使用は避ける。妊娠中は大量摂取を避ける。キク科アレルギーの人は注意。

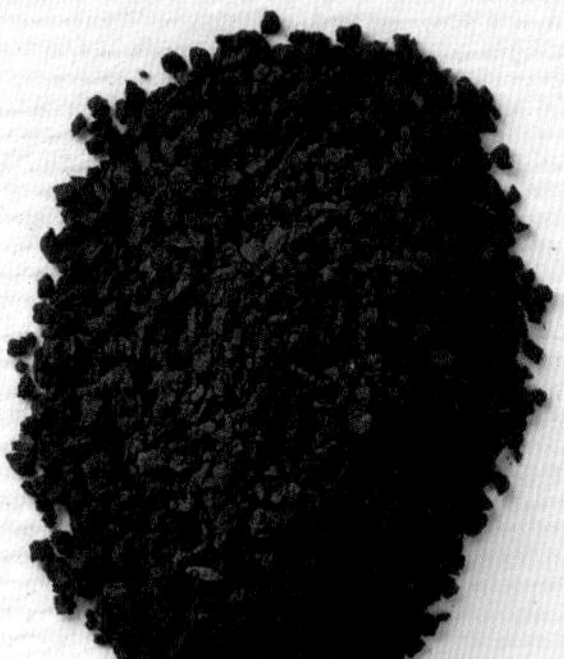

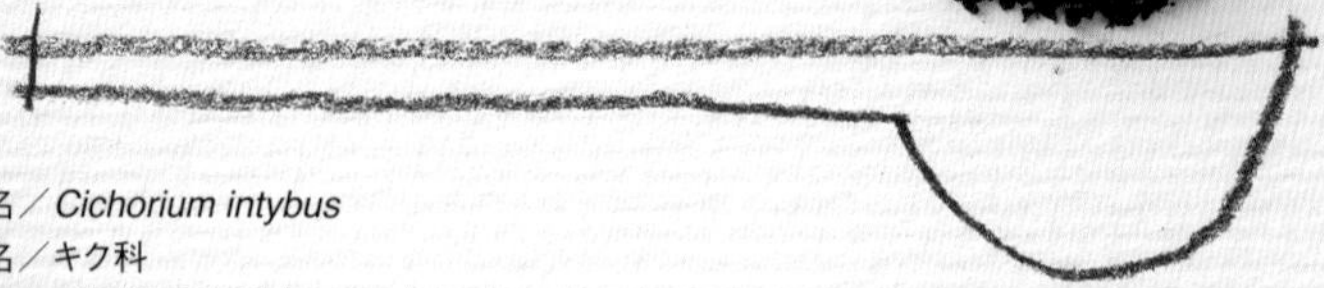

- 学名／*Cichorium intybus*
- 科名／キク科
- ティーに使う部分／根
- 主要成分／イヌリン、苦味質、タンニン、糖類、ペクチン、アルカロイド

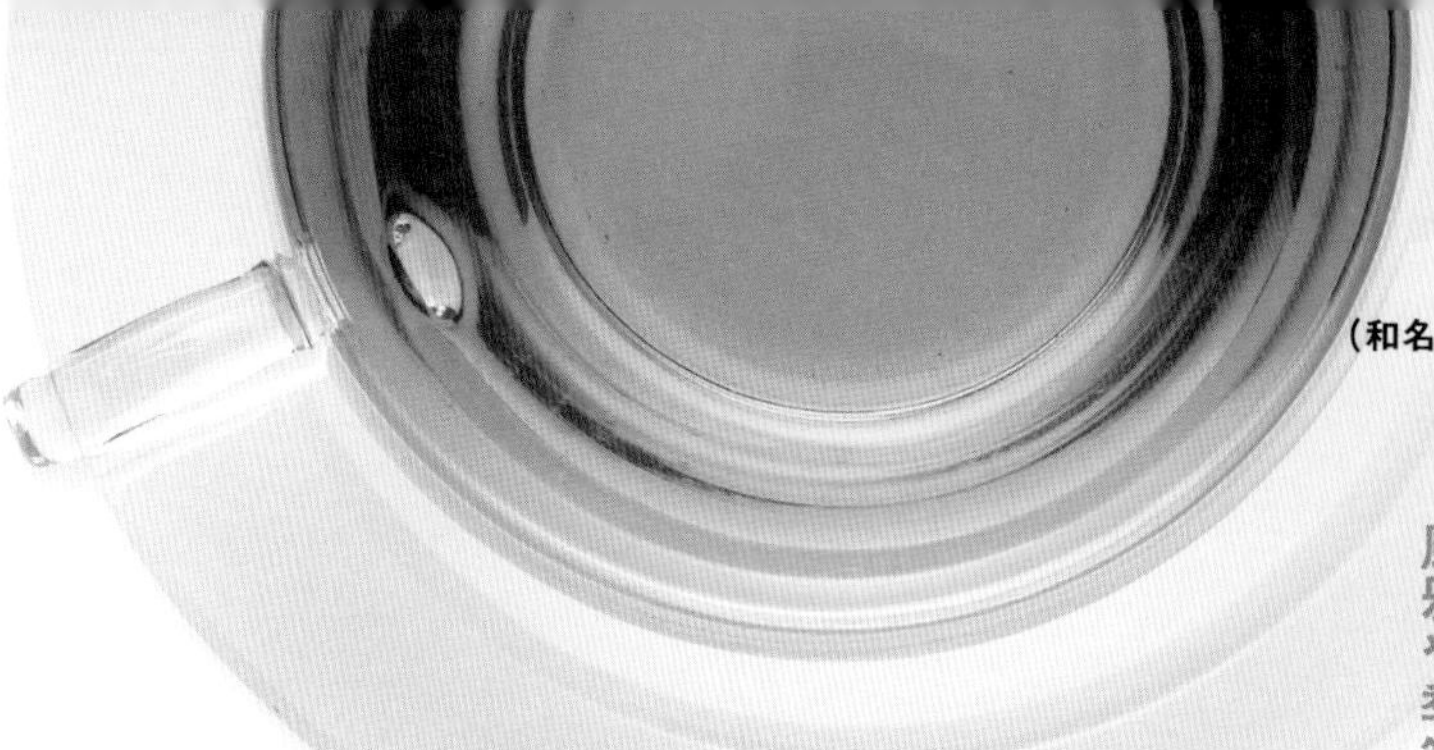

tulsi
（和名　カミメボウキ）

トゥルシー（ホーリーバジル）

心とからだのバランスを整える
風邪や季節の変わり目の不調におすすめ

ヒンズー教では女神ラクシュミーの化身とされ、聖なる植物として崇められています。「トゥルシーはよい場所に育つ」、言い換えれば「トゥルシーが育つところはよい場所」とされ、寺院や玄関、清めたい場所に植えられます。

インドでは熱病の万病薬として知られています。心とからだの不調を整えるように働きかけるといわれ、風邪をひきそうなとき、季節の変わり目の体調が気になるときなどに早めにこのティーを飲むのもよいでしょう。

タイ料理ガパオライスの「ガパオ」とはホーリーバジルのこと。フレッシュの強い香りを活かして炒め物料理などによく使われます。

健康
美容
リラックス
元気

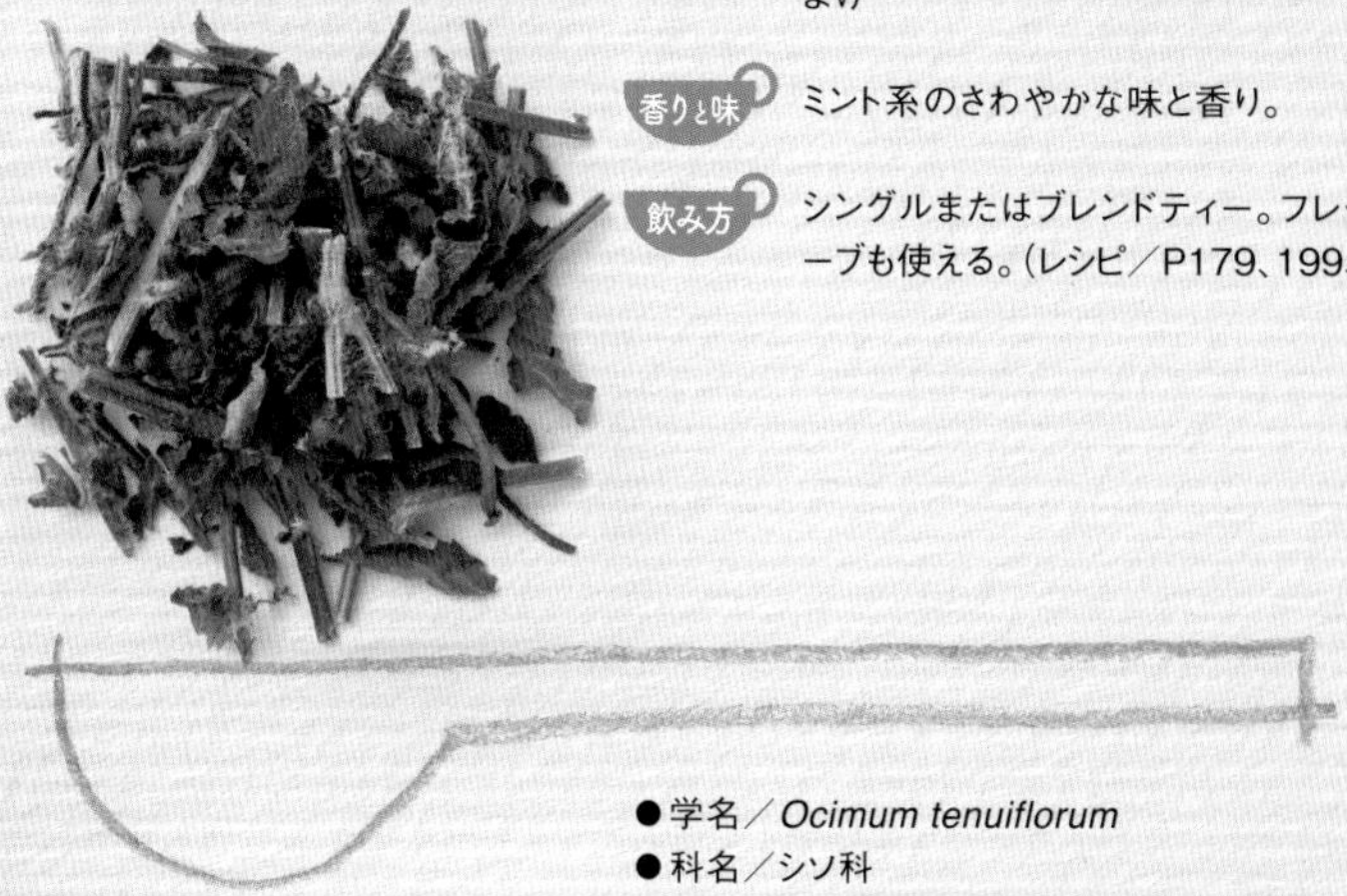

作用　抗炎症、抗ストレス、鎮静、強壮、抗菌、虫よけ

香りと味　ミント系のさわやかな味と香り。

飲み方　シングルまたはブレンドティー。フレッシュハーブも使える。（レシピ／P179、199、201）

- 学名／*Ocimum tenuiflorum*
- 科名／シソ科
- ティーに使う部分／花、葉、茎
- 主要成分／精油（オイゲノール、オイゲナール、リナロール）、ステロール、ポリフェノール

Nettle
（和名　西洋イラクサ）

ネトル

貧血や生理の出血量を調整。花粉症などのアレルギー症状も緩和

ビタミンや鉄分、カルシウム、マグネシウムなど、からだに必要な栄養素を豊富に含むネトル。

ネトルティーは、貧血を予防して、血液の汚れをきれいにしてくれます。また、生理の出血量をコントロールするなど、女性特有の悩みに効果があるとされています。

ヒスタミンを含むため、ぜんそくなどのアレルギー症状や、花粉症による症状の緩和にも役立ちます。

さらに、血流を刺激して血行を促し、毛細血管まで血液をめぐらせる効果もあります。そのため、ケガからの回復期や関節炎、リウマチ、痛風などで悩んでいる人にもおすすめのティーです。

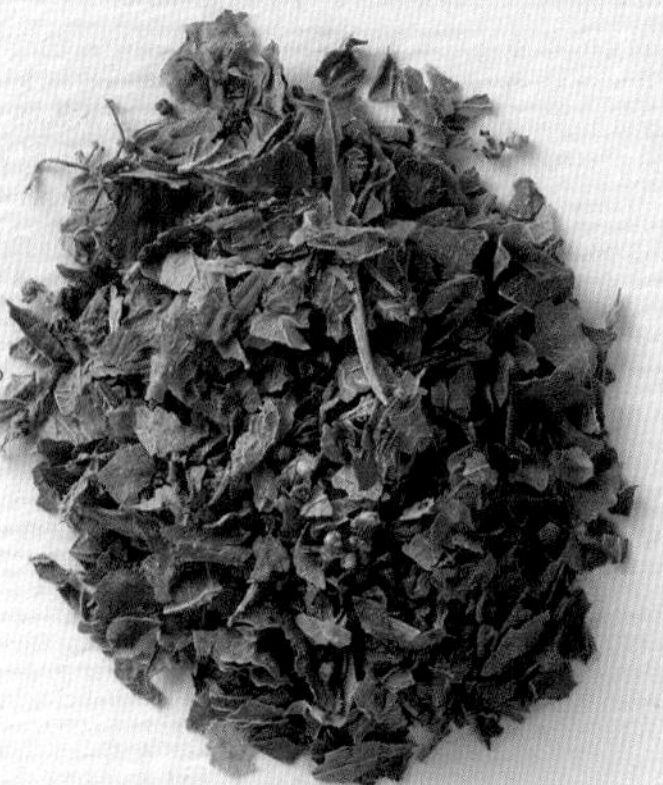

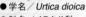

健康
美容

作用 利尿、浄血

香りと味 緑茶によく似た、ふんわりとした草の香りと味。

飲み方 シングルまたはブレンドで、通常の飲み方を。（レシピ／ P183、187、189、196、201）

注意点 妊娠中、子どもへの使用は量に注意。

利用法 ティーを化粧水として使う（肌あれ、ニキビ予防に）。ティーをヘアトニックとして使う（髪のパサつきや抜け毛予防に）。

- 学名／*Urtica dioica*
- 科名／イラクサ科
- ティーに使う部分／葉
- 主要成分／フラボノイド（クエルセチン）、フラボノイド配糖体（ルチン）、クロロフィル、フィトステロール（β-シトステロールなど）、β-カロテン、ビタミンC、葉酸、ミネラル（ケイ素、カルシウム、カリウム、鉄）

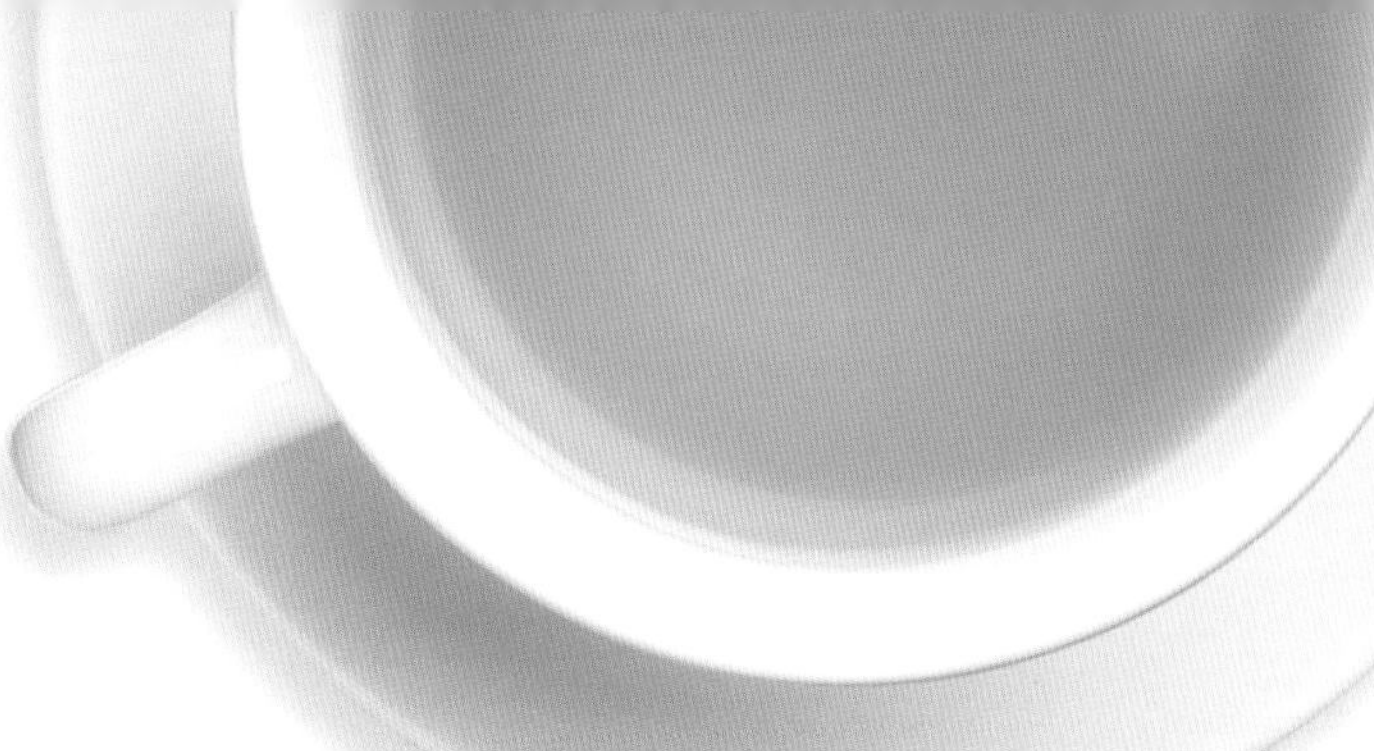

Burdock root
（和名　ゴボウ）

バードックルート

尿酸や老廃物を取り除く
デトックス効果が大

日本では野菜としておなじみのゴボウですが、ヨーロッパでは乾燥したものがお茶として親しまれています。バードックは背が高く枝分かれする二年草で、丸みを帯びた矢形の大きな葉をつけ、紫色の小さな花を咲かせます。

バードックルートティーは尿酸や老廃物を取り除く効果が高く、関節炎やリウマチ、腰痛、坐骨神経痛などで悩んでいる人にはおすすめのハーブティーといわれています。

また、血をきれいにする働きに加え、抗菌、発汗、利尿作用を併せもつので、風邪やインフルエンザの予防にも役立ちます。苦味成分は消化を刺激するので、食べ過ぎたときに飲んでもよいでしょう。血糖値を下げる効果もあります。

健康

美容

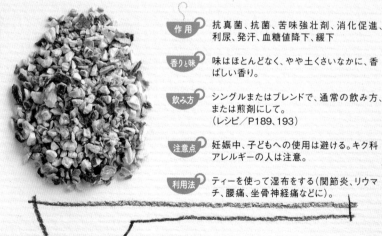

作用　抗真菌、抗菌、苦味強壮剤、消化促進、利尿、発汗、血糖値降下、緩下

香りと味　味はほとんどなく、やや土くさいなかに、香ばしい香り。

飲み方　シングルまたはブレンドで、通常の飲み方、または煎剤にして。
（レシピ／P189、193）

注意点　妊娠中、子どもへの使用は避ける。キク科アレルギーの人は注意。

利用法　ティーを使って湿布をする（関節炎、リウマチ、腰痛、坐骨神経痛などに）。

- 学名／*Arctium lappa*
- 科名／キク科
- ティーに使う部分／根
- 主要成分／イヌリン、（揮発性）酸、タンニン、ポリフェノール酸、苦味質、飽和脂肪酸

Vervain
（和名 クマツヅラ、バベンソウ）

バーベイン

精神的緊張や不安を取り除き、ストレスに対する抵抗力をつける

かつては「神の恵みのハーブ」と呼ばれ、いけにえの儀式に使う神聖なハーブとして、ヤドリギと同じくドルイド教徒に崇拝されていました。また媚薬《びやく》の材料として、誕生をつかさどる女神であるイシスに捧げられたともいわれています。

今日では、神経系にすぐれた強壮作用があるハーブとして用いられます。緊張や不安でいっぱいになったときにバーベインティーを飲むと、気持ちが解きほぐれておだやかになります。ストレスに対する抵抗力もつけてくれるでしょう。

授乳期に飲めば、母乳の出をよくする働きをします。肝臓を強化するのにも役立ちます。

健康

リラックス

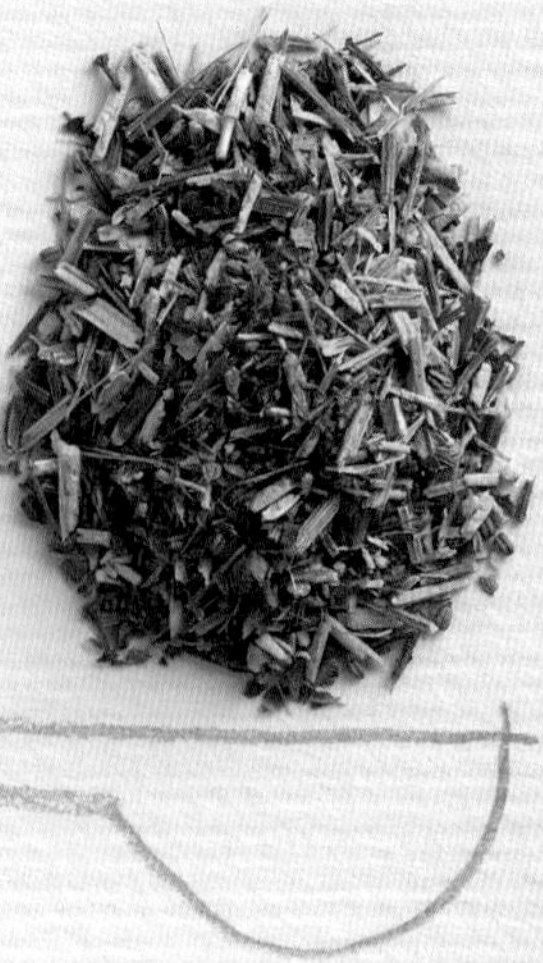

作用 鎮静、抗痙攣、肝機能亢進、緩下、胆汁・子宮強壮、強壮

香りと味 渋く、苦みが強い味。

飲み方 シングルまたはブレンドで、通常の飲み方を。飲みにくい場合は甘みを添えて。（レシピ／P173、174、176）

注意点 高血圧の人、妊娠中、子どもへの使用は避ける。多量の長期使用は避ける。

利用法 ティーを使ってうがいする（マウスウォッシュとして）。

- 学名／*Verbena officinalis*
- 科名／クマツヅラ科
- ティーに使う部分／開花前までの全草
- 主要成分／精油、苦味質、タンニン、アルカロイド、配糖体

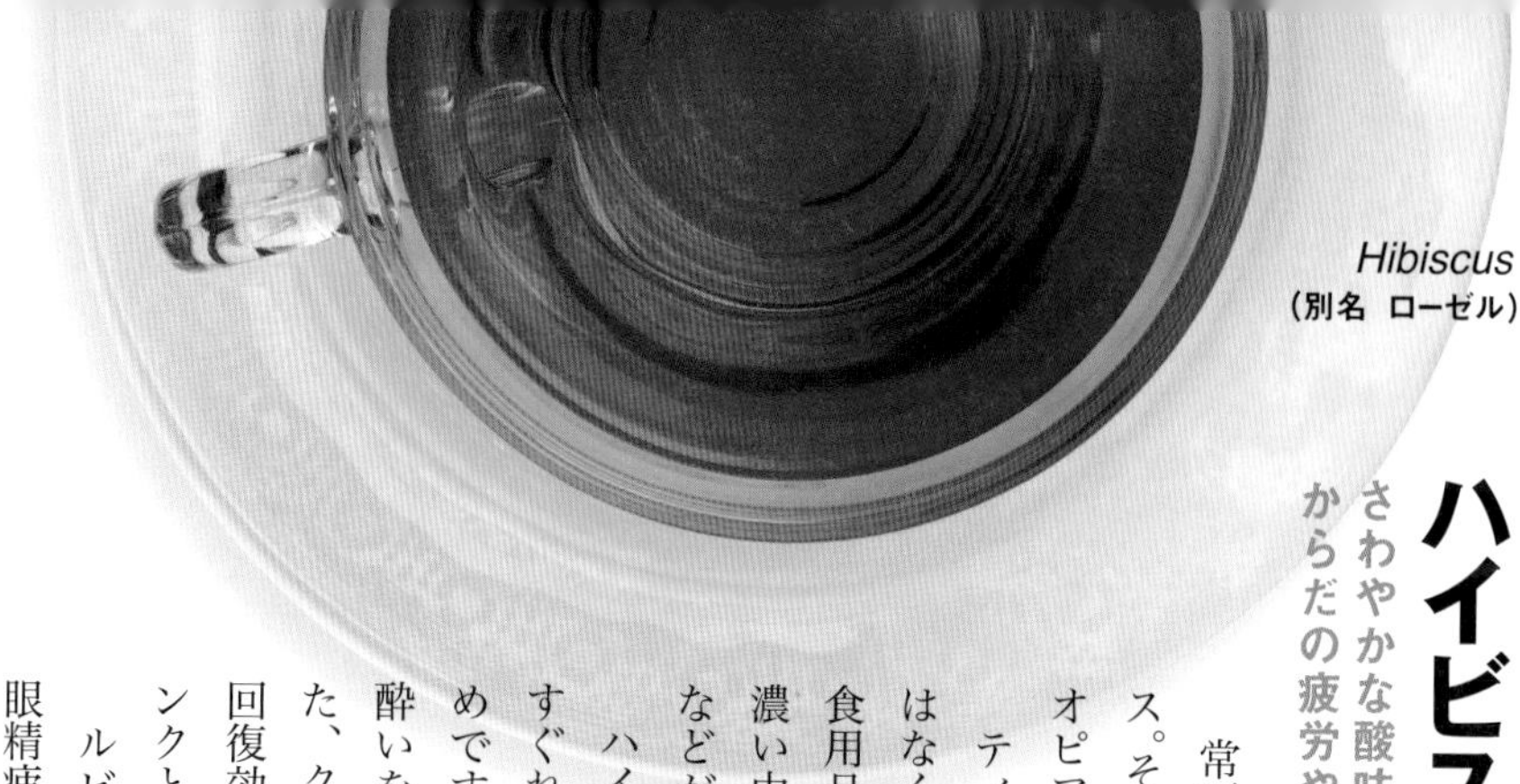

Hibiscus
（別名　ローゼル）

ハイビスカス

さわやかな酸味がむくみを取り、からだの疲労や目の疲れをいやす

常夏の島の象徴であるハイビスカス。そのお茶はトルコ、エジプト、エチオピアなどで常用されています。

ティーに使うのは、観賞用のものではなく、同属の「ローゼル」と呼ばれる食用品種を乾燥させたものです。色の濃い中国産や、酸味が強いスーダン産などがあります。

ハイビスカスティーは、利尿作用にすぐれ、むくみが気になる人におすすめです。お酒を飲み過ぎた翌朝、二日酔いを改善するのにも役立ちます。また、クエン酸を豊富に含むので、疲労回復効果もあり、天然のスポーツドリンクとして利用してもよいでしょう。

ルビーのような赤の色素成分は、眼精疲労をやわらげる働きもします。

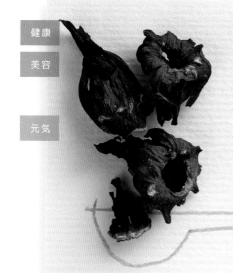

健康
美容
元気

作用　代謝促進、消化機能促進、緩下、利尿

香りと味　やや刺激のある酸味。

飲み方　シングルまたはブレンドで、通常の飲み方を。ホールの場合は、手で裂いて細かくしてから抽出する。酸味が苦手な人は、ハチミツで甘みをプラスして。アイスもおすすめ。
（レシピ／P98、175、180、182、188）

利用法　ピクルスなどの食べ物や手作り化粧品の色付けに利用。

- 学名／*Hibiscus sabdariffa*
- 科名／アオイ科
- ティーに使う部分／萼《がく》
- 主要成分／植物酸（クエン酸、リンゴ酸、ハイビスカス酸）、粘液質（多糖類）、アントシアニン色素（ヒビスシンなど）、ペクチン、ミネラル（カリウム、鉄）

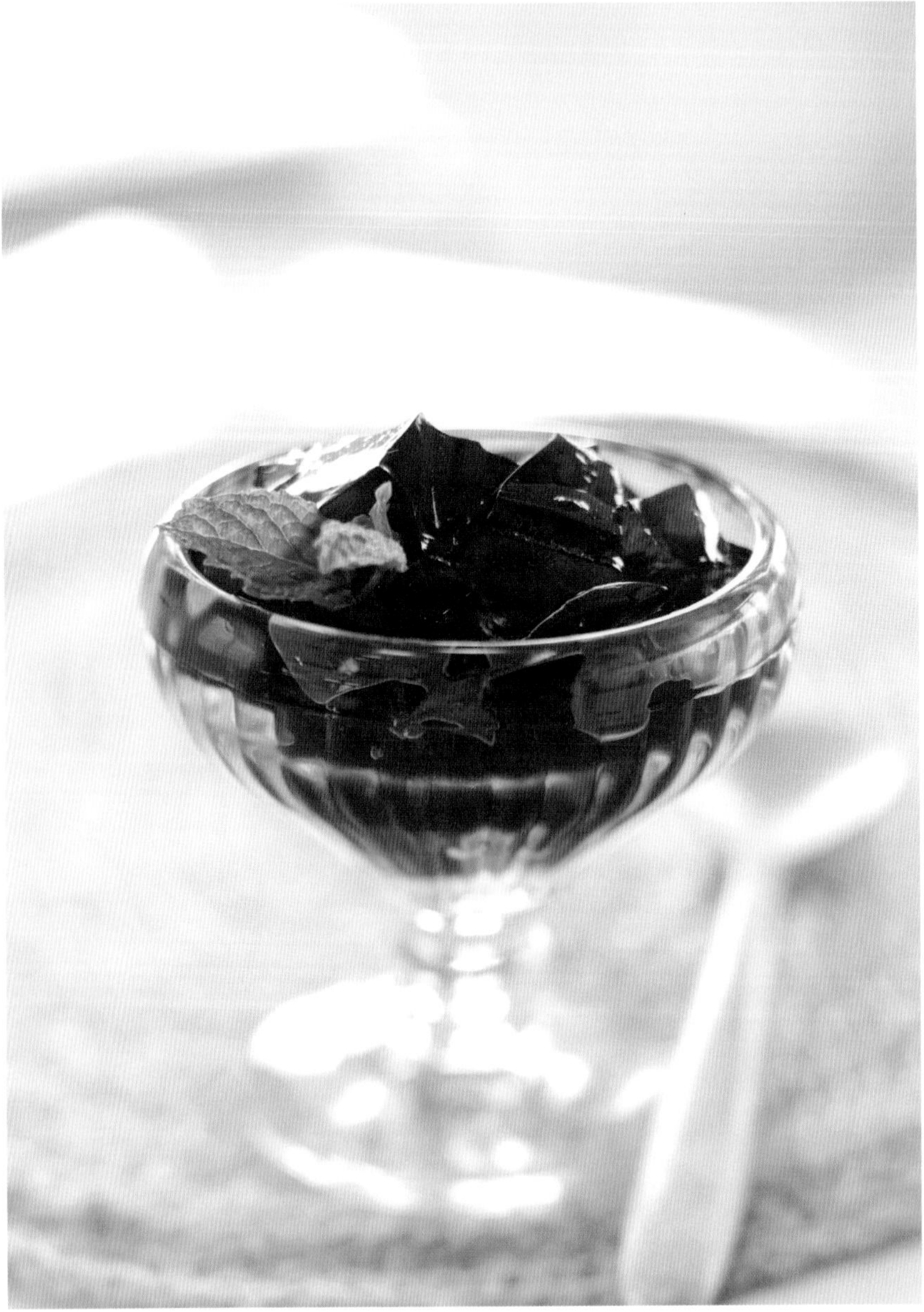

ハイビスカスゼリー

ハイビスカスの花びら（4〜6枚）と熱湯（400㎖）でティーを作り、ボウルに入れる。ゼラチン（大さじ1）を水で溶かしたものと、ハチミツ（大さじ2）を加え、よく混ぜる。 レモン汁（小さじ2）を加え、粗熱をとったあと、冷蔵庫で冷やす。※ゼラチンの量は製品の説明書なども参考に。

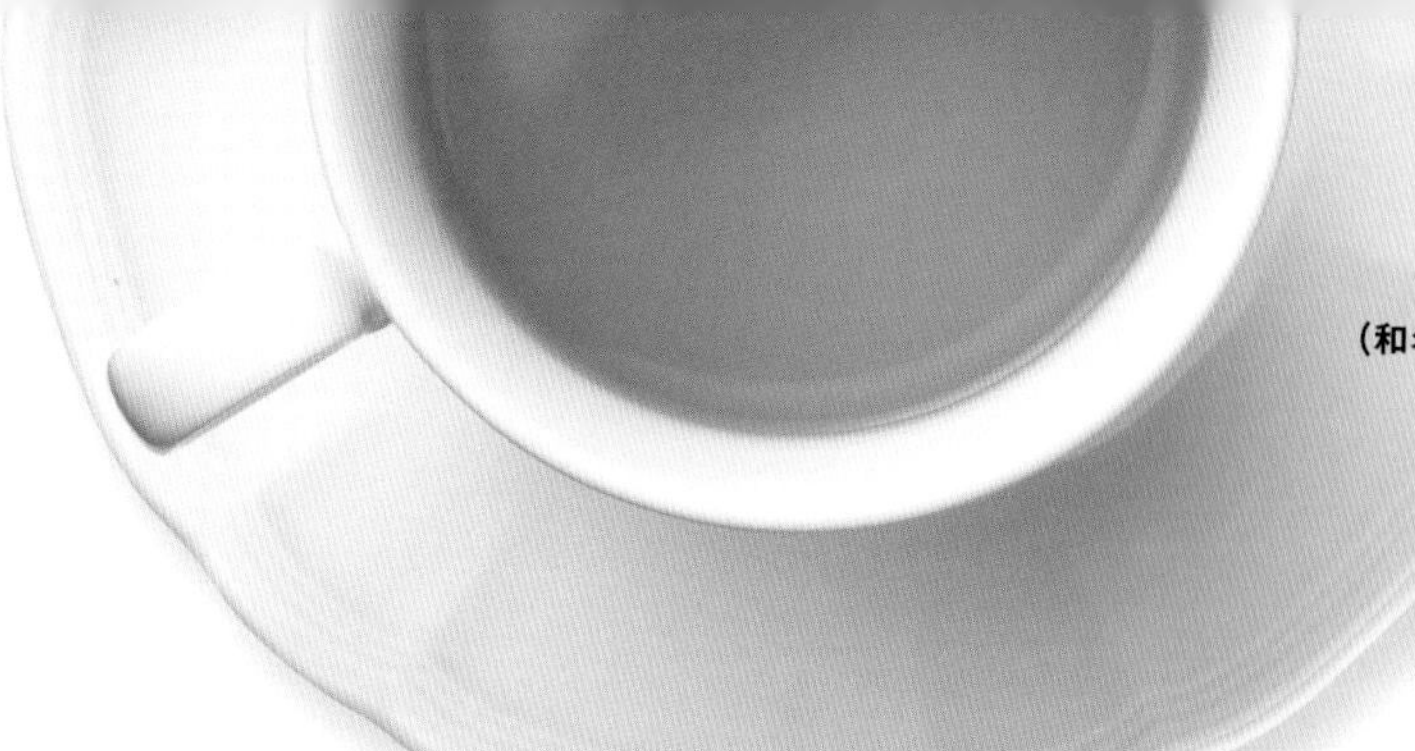

Parsley
（和名 オランダセリ）

パセリ

からだの汚れを取り除くほか、花粉症などアレルギーにも有効

生の葉は料理の彩りとして使われますが、栄養価も豊富です。縮れた葉をもつ「モスカールドパセリ」、平たく香り豊かな「イタリアンパセリ」があります。

パセリティーは、からだの汚れを取り除く効果があり、とくに腺、肝臓、胆のうの洗浄力にすぐれているといわれています。また、肌や毛細血管を丈夫にし、感染症を防ぐためのおだやかな抗菌作用もあります。病中病後には、その回復を助けるお茶としてパセリティーを飲むとよいでしょう。

天然の抗ヒスタミン剤としても有効で、ぜんそくや花粉症などアレルギー症状の緩和にも役立ちます。

健康

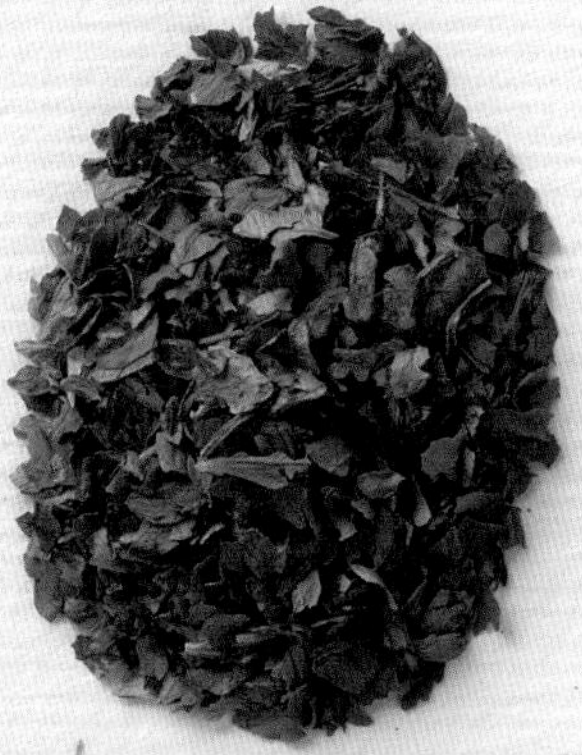

作用 利尿、殺菌、抗菌、強壮、抗アレルギー

香りと味 すっきりとした草の香りで、くせのない味わい。

飲み方 シングルまたはブレンドで、通常の飲み方を。（レシピ／P200）

注意点 妊娠中は使用を避ける。子どもへの使用は量に注意。

利用法 料理に使う。

- 学名／*Petroselinum crispum*
- 科名／セリ科
- ティーに使う部分／葉
- 主要成分／ビタミン類、クロロフィル、精油、フラボノイド、配糖体、ミネラル

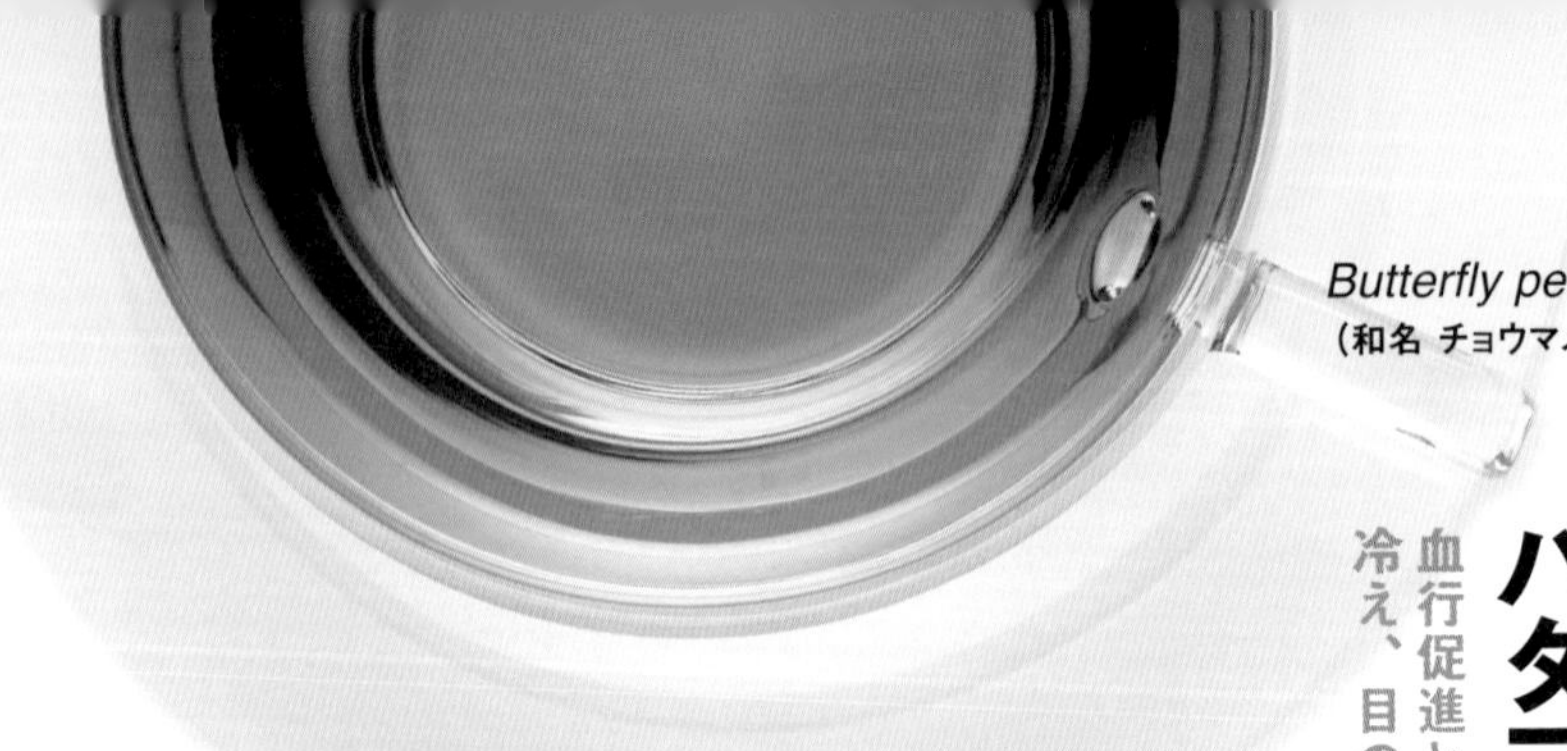

Butterfly pea
（和名 チョウマメ）

バタフライピー

血行促進と抗酸化作用が 冷え、目の疲れ、むくみに働く

バタフライピーは、マメ科のツル性のハーブです。古くからタイをはじめ東南アジアや南アジアで栽培され、食用のほか天然の着色料としても用いられてきました。

花には、アントシアニンという天然の青い色素が含まれています。ティーにするときれいな青い水色になります。レモンのような酸性のものを加えると、ピンク色に変わっていく変化が楽しめます。

また、アントシアニンには、血行促進作用と抗酸化作用があるので、冷えや眼精疲労、むくみなどに対して効果が期待できます。ジンやウオッカなどのアルコールに浸けたり、カクテルとしても楽しめます。

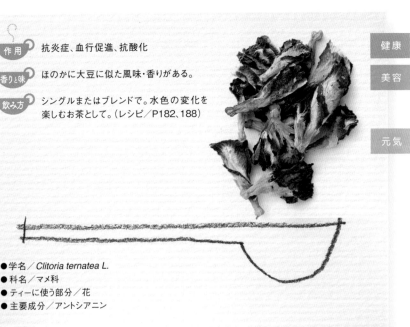

健康
美容
元気

作用　抗炎症、血行促進、抗酸化

香りと味　ほのかに大豆に似た風味・香りがある。

飲み方　シングルまたはブレンドで。水色の変化を楽しむお茶として。（レシピ／P182、188）

- 学名／*Clitoria ternatea L.*
- 科名／マメ科
- ティーに使う部分／花
- 主要成分／アントシアニン

Passion flower
（和名　チャボトケイソウ）

パッションフラワー

神経の緊張を解き、リラックス。
不眠症にはとくにおすすめ

中央に房毛をつけたエキゾチックな紫色の花を咲かせるパッションフラワー。鎮静効果のあるハーブとして名高く、数世紀にわたって、神経緊張や不眠の治療に使われてきました。交感神経中枢の働きを正常にする効果があるといわれています。

パッションフラワーティーは、不安や緊張、イライラした気持ちを解きほぐし、リラックスさせる効果があります。とりわけ不眠症には有効。自然な眠りを誘い、すっきりと目覚めることができるでしょう。

神経をしずめ、痛みをやわらげる作用もあるため、神経痛や筋肉痛のほか、ストレスからくる片頭痛や腹痛、高血圧にも有効です。

健康

リラックス

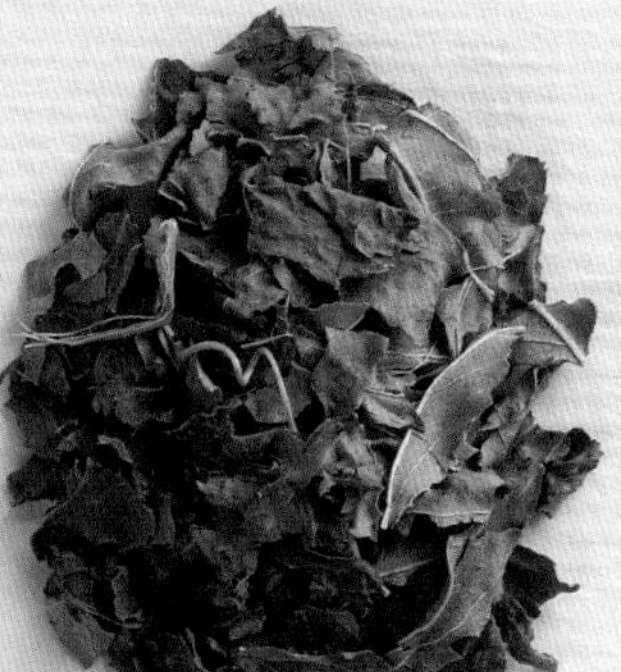

作用　中枢性の鎮静、鎮痙

香りと味　くせのない草花の香りと味わい。

飲み方　シングルまたはブレンドで、通常の飲み方を。安眠を期待する場合は、就寝1時間前に飲む。（レシピ／P172、173、174、177、181、198、199）

注意点　妊娠中は使用を避ける。

- 学名／*Passiflora incarnata*
- 科名／トケイソウ科
- ティーに使う部分／地上部の全草
- 主要成分／フラボノイド（アピゲニン）、フラボノイド配糖体（ビテキシン）、アルカロイド（ハルマン、ハルモール）

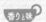

Valerian
（和名　西洋カノコソウ）

バレリアン

すぐれた鎮静作用で、緊張性の頭痛や胃痛、不眠を解消

健康になるという意味のギリシャ語から名づけられたバレリアン。古くから鎮静作用をもつことで知られ、古代ギリシャでは芳香浴に、また第一次世界大戦におけるイギリスでは精神的な緊張を解きほぐすために使われていたといわれています。

バレリアンティーは、精神安定および鎮静作用があることから、ストレスからくる片頭痛、更年期障害や月経前症候群の不安を緩和するのに役立ちます。また、神経がたかぶったり、興奮して眠れないときに飲むと、心地よい眠りを誘うでしょう。筋肉の緊張をほぐす働きもあるので、肩こりや緊張性の腹痛、胃痛などの緩和にも役立ちます。

健康

リラックス

作用　精神安定、抗痙攣、去痰、利尿、駆風、鎮痛、鎮静

香りと味　鼻をつく腐敗臭。苦い草のような味わい。

飲み方　ほかのハーブとブレンドして、通常の飲み方を。（レシピ／P173、177、182、197、198）

注意点　香りが強いので使用量に注意。妊娠中、子どもへの使用は避ける。

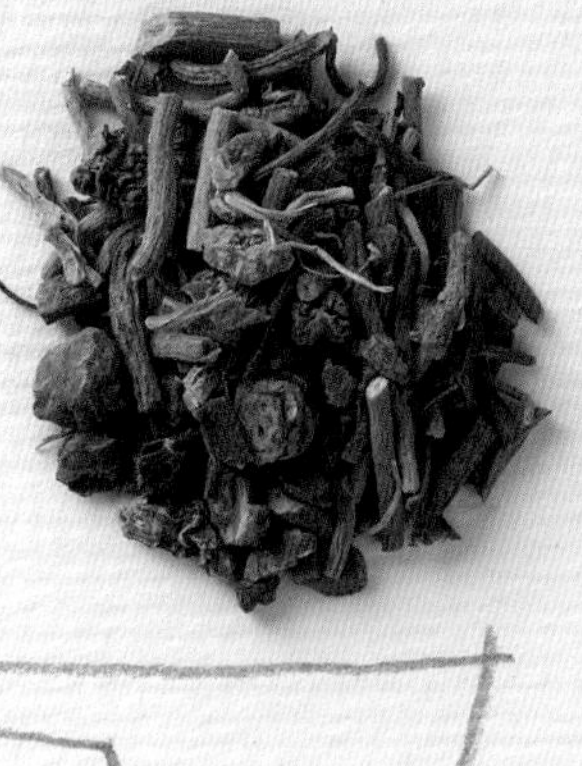

- 学名／*Valeriana officinalis*
- 科名／オミナエシ科
- ティーに使う部分／根
- 主要成分／バレポトリエイド、精油、アルカロイド、イリドイド類、コリン、タンニン

Heather
（別名　エリカ）

ヒース

泌尿器を清潔に保ち、尿道炎や膀胱炎を改善

ヨーロッパから西アジアに分布する常緑低木で7～10月にピンク色の花を咲かせます。名作『嵐が丘』の舞台にもなったような泥炭質の寒冷地を好み、群生します。燃料や飼料、染料、ティーなどに利用されます。

花の部分にはミネラルが豊富に含まれ、これで入れたティーには抗菌、収れん、利尿作用があるといわれています。そのため、尿道炎や膀胱炎といった泌尿器系の感染症を緩和するのに有効。多すぎる尿酸を取り除き、リウマチや痛風、腎臓の機能不全の改善にも役立ちます。

また、アルブチンを含むことから、この成分がもつメラニン生成抑制効果も期待できます。

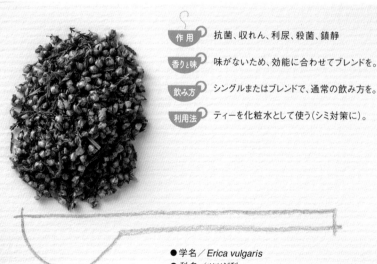

健康

美容

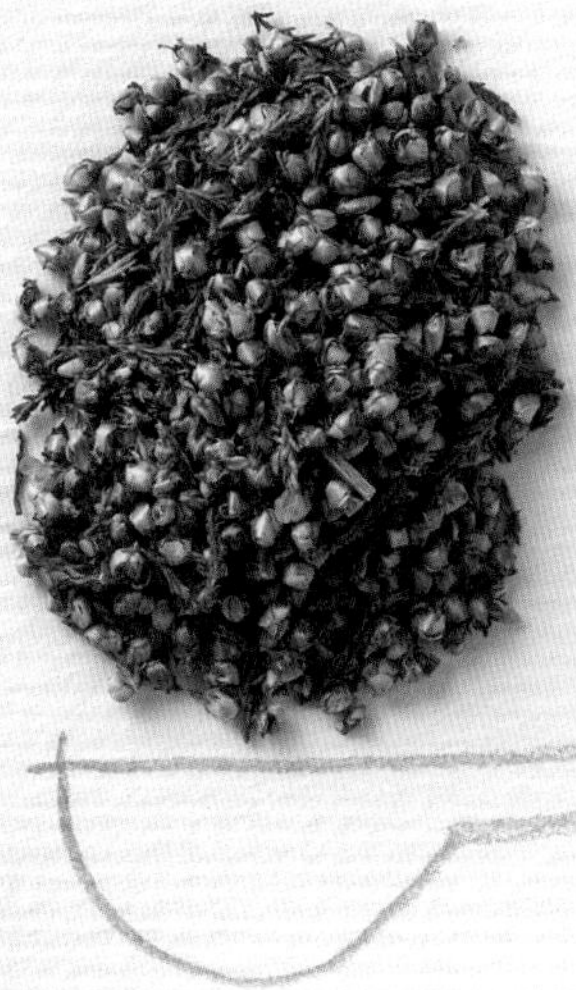

- 作用　抗菌、収れん、利尿、殺菌、鎮静
- 香りと味　味がないため、効能に合わせてブレンドを。
- 飲み方　シングルまたはブレンドで、通常の飲み方を。
- 利用法　ティーを化粧水として使う（シミ対策に）。

- 学名／*Erica vulgaris*
- 科名／ツツジ科
- ティーに使う部分／花
- 主要成分／アルブチン、タンニン、樹脂、フラボン類

Hyssop
（和名 ヤナギハッカ）

ヒソップ

呼吸器系の清浄に効果を発揮。リウマチの症状の緩和にも有効。

「聖なるハーブ」という意味のギリシャ語に由来して名づけられたヒソップ。古くは、教会の床に敷いて空気を清浄したといわれています。

ヒソップティーは、呼吸器の健康や体内の粘膜を強化するのにおすすめのティー。気管支の炎症をしずめるだけでなく、痰を切る作用もあるため、気管支炎やぜんそく、熱を伴うウイルス性の風邪をひいたときにも役立ちます。独特の強い香りで、胸のあたりの詰まりが次第に取れていくでしょう。

また、リウマチによる筋肉や関節の痛みとこわばりを緩和する働きもあります。１日に１～３回ヒソップティーを飲むとよいでしょう。

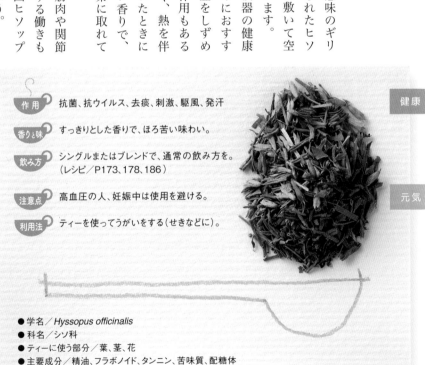

健康

元気

作用 抗菌、抗ウイルス、去痰、刺激、駆風、発汗

香りと味 すっきりとした香りで、ほろ苦い味わい。

飲み方 シングルまたはブレンドで、通常の飲み方を。
（レシピ／P173、178、186）

注意点 高血圧の人、妊娠中は使用を避ける。

利用法 ティーを使ってうがいをする（せきなどに）。

- 学名／*Hyssopus officinalis*
- 科名／シソ科
- ティーに使う部分／葉、茎、花
- 主要成分／精油、フラボノイド、タンニン、苦味質、配糖体

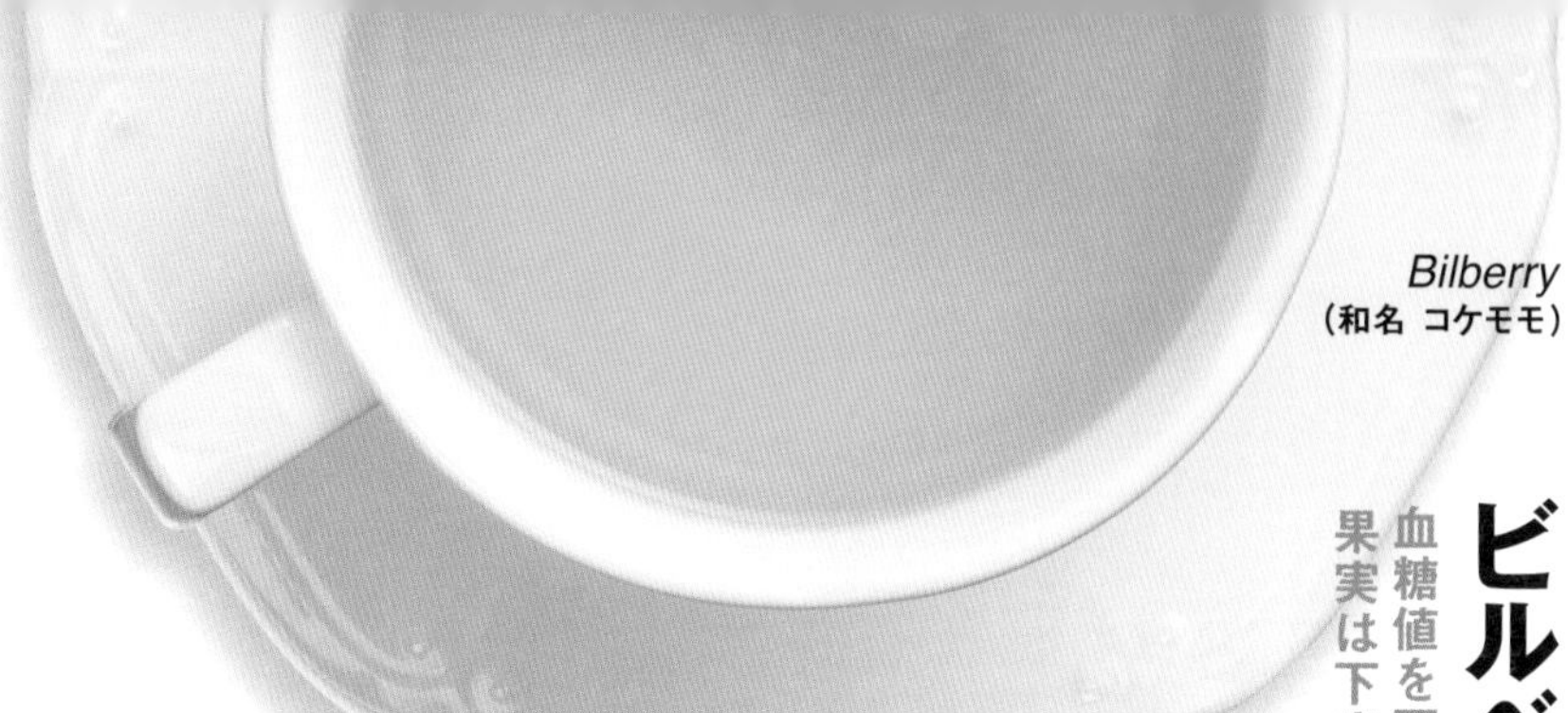

Bilberry
（和名 コケモモ）

ビルベリー

血糖値を下げる作用のある葉。果実は下痢や眼精疲労に効果的

エリザベス朝の薬剤師が使うなど、重視されてきたビルベリー。ヨーロッパやアジアで自生する低木で、夏になると丸くて黒い果実をつけます。

果実は、殺菌、収れん作用があり、微生物による下痢や赤痢に効果があります。葉から抽出したエキスにはSOD※様作用があり、化粧品への応用が研究されています。眼精疲労への効果がよく知られ、主にサプリメントとして利用されています。このハーブの葉がお茶として利用されます。インスリンの産生を増進し、血糖値を低下させる働きがあります。非インスリン依存型糖尿病に役立ちますが、使用前に必ず医師と相談を。

※Super Oxide Dismutase（スーパー・オキサイド・ディスムターゼ）。「活性酸素を除去する」という意味。

健康

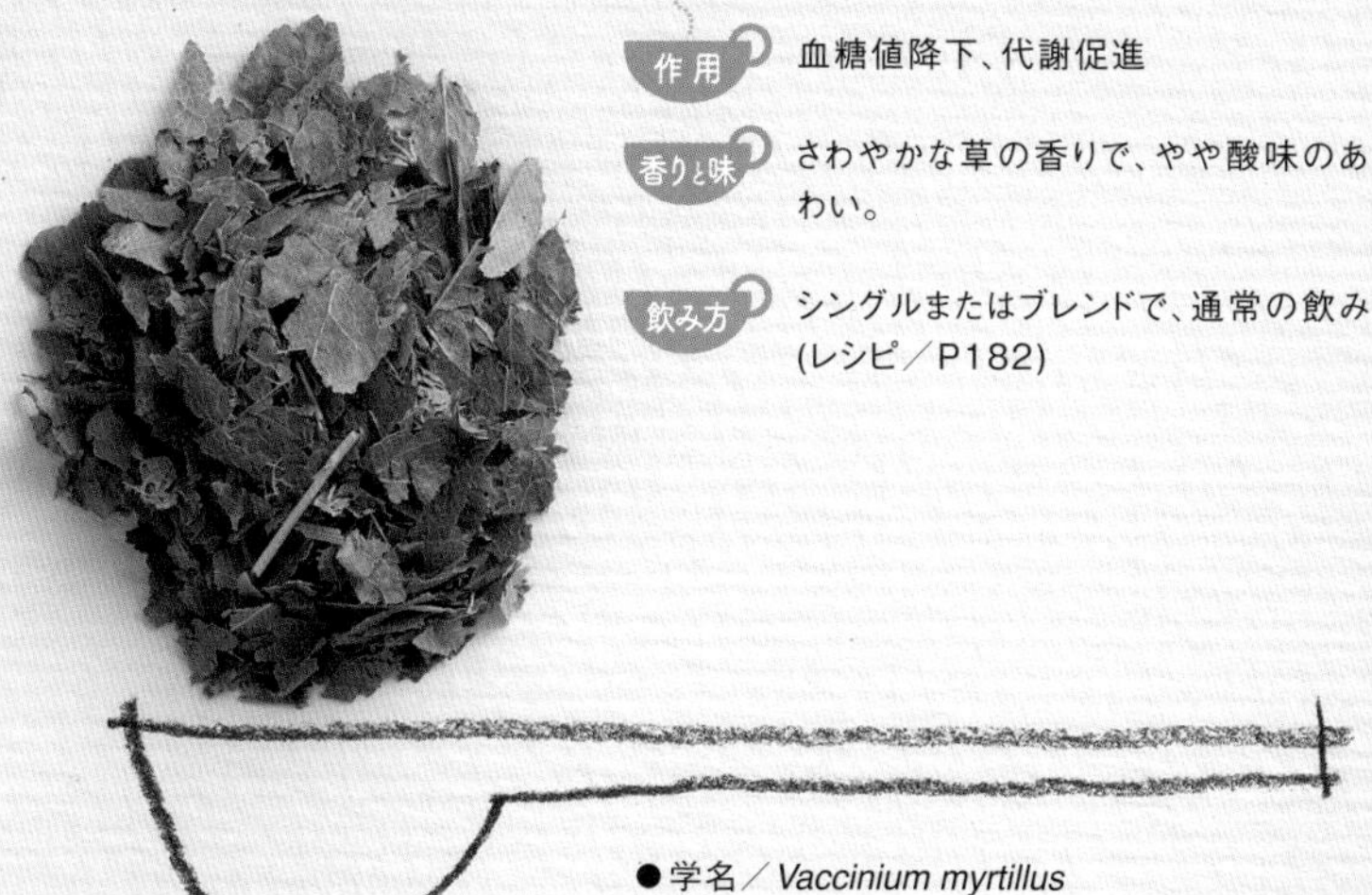

作用　血糖値降下、代謝促進

香りと味　さわやかな草の香りで、やや酸味のある味わい。

飲み方　シングルまたはブレンドで、通常の飲み方を。(レシピ／P182)

- 学名／*Vaccinium myrtillus*
- 科名／ツツジ科
- ティーに使う部分／葉
- 主要成分／カテキン型タンニン、フラボノイド、クロム

Feverfew
（和名 ナツシロギク）

フィーバーフュー

アレルギー症状を緩和するほか、片頭痛に効くハーブとしても注目

フィーバーフューは、ヨーロッパに自生するキク科の多年草。これで入れたティーは、アレルギー反応につながるヒスタミンの放出を抑える「天然の抗ヒスタミン剤」ともいわれ、ぜんそくや花粉症などのアレルギー症状を緩和します。

また、特有の苦みには、消化器系を強化する働きがあり、消化を促したり、消化不良を改善します。子宮強壮の効果も期待できることから、生理痛や生理不順、イライラなどにも役立ちます。

最近では、頭痛にもすぐれた効果があることがわかり、毎日飲み続けることで、その症状が改善されると注目されています。

健康

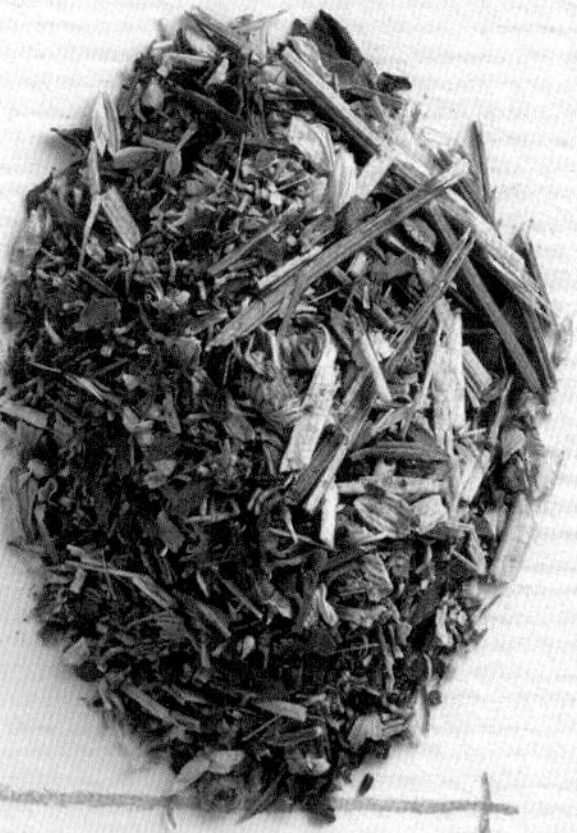

作用 抗炎症、血管の弛緩、子宮刺激、消化促進、通経

香りと味 さっぱりとした香りで、やや苦みがある味わい。

飲み方 シングルまたはブレンドで、通常の飲み方を。（レシピ／P181）

注意点 妊娠中、授乳中、子どもへの使用は避ける。キク科アレルギーのある人は注意。片頭痛薬との併用は医師に相談する。

- 学名／*Tanacetum parthenium, Chrysanthemum parthenium*
- 科名／キク科
- ティーに使う部分／葉、茎、花
- 主要成分／精油、タンニン

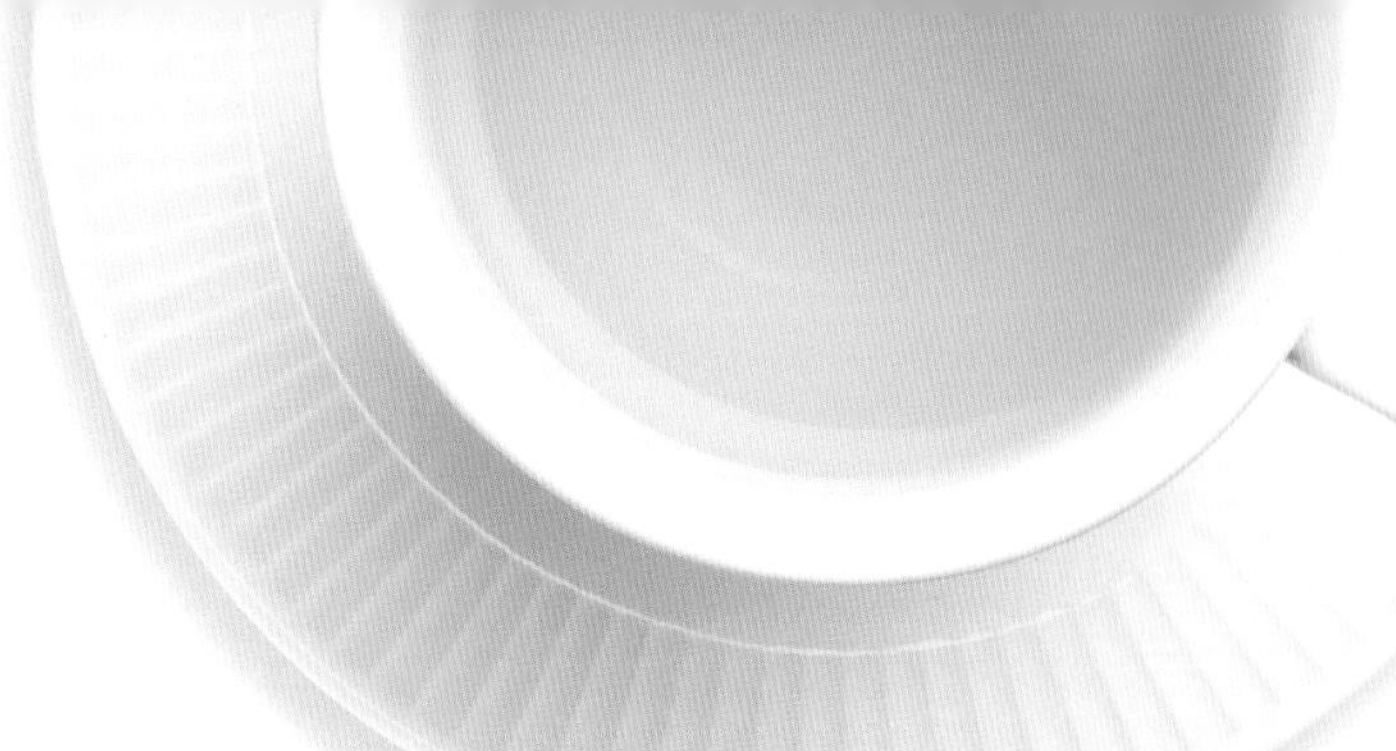

Fenugreek
（和名　コロハ）

フェヌグリーク

胃腸を温めて、胃の痛みや腹痛、消化不良などを緩和

細く長い茎をもち、黄白色の花を咲かせて、芳香のある種子をつけるマメ科の植物。アーユルヴェーダ※では、肝機能を刺激し、消化不良をやわらげるハーブと考えられています。

フェヌグリークティーは、抗炎症、浄化作用があるだけでなく、胃腸の粘膜を保護する働きもあります。胃の痛みや腹痛、消化不良、食欲不振など、胃腸のトラブルを緩和させるのに役立つでしょう。

また、子宮の機能を高め、鎮痛作用もあるため、生理痛をしずめる効果もあります。血糖値を下げる働きもあり、軽度のII型糖尿病（インスリン非依存型）の人の助けにもなるでしょう。

※P148参照

健康

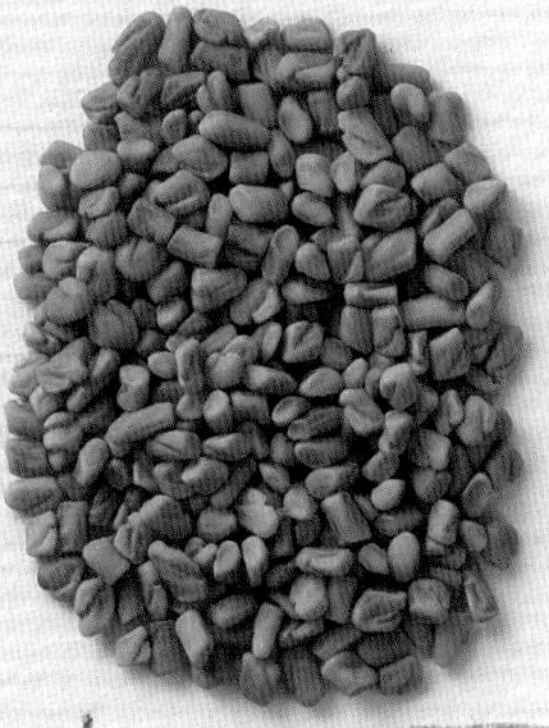

作用　抗炎症、催淫、鎮痛、消化促進、子宮刺激、催乳、浄化、血糖値降下

香りと味　甘い香りで、苦みのある味わい。

飲み方　軽く砕いてから、シングルまたはブレンドで、通常の飲み方を。食前に飲む。苦みが気になるときは、ハチミツやレモンを少々加えると飲みやすくなる。（レシピ／P200）

注意点　妊娠中の使用は避ける。

利用法　パウダー状にしてパップ剤を作って使う（炎症を抑える）。

- 学名／*Trigonella foenum-graecum*
- 科名／マメ科
- ティーに使う部分／種子
- 主要成分／タンパク質、ビタミン類、ミネラル、アルカロイド、粘液質、ステロイドサポニン、フラボノイド

Fennel
（和名　ウイキョウ）

フェンネル

消化促進、むくみ防止に役立つほか、母乳の出をよくするのにも有効

古い時代から薬草として用いられてきたフェンネル。古代のギリシャ人は、ダイエットに利用していました。料理のスパイスとしても使われ、なかでも魚との相性がよいことから「魚のハーブ」ともいわれます。

フェンネルティーは、消化酵素の分泌を刺激して消化を促す効果があり、食べ過ぎたときに飲むと胃もたれを防いでくれるでしょう。腸内にたまったガスを取り除く働きもするため、おなかが張って苦しいときにもおすすめ。利尿作用が、むくみの防止にも役立ちます。

また、ホルモン様作用があることから、母乳の出をよくしたり、生理痛をやわらげる効果もあります。

健康

美容

作用　血液循環促進、抗痙攣、刺激、抗炎症、利尿、去痰、ホルモン様、消化促進

香りと味　甘みのあるスパイシーな香りと味。

飲み方　軽くつぶしてから、シングルまたはブレンドで、通常の飲み方を。食前に飲む。（レシピ／P185、192、193、195、201）

注意点　妊娠中、婦人科系の疾患のある人は多用を避ける。子どもへの使用は避ける。

利用法　ティーを使ってうがいをする（歯肉炎の予防、のどの痛みに）。料理に使う。

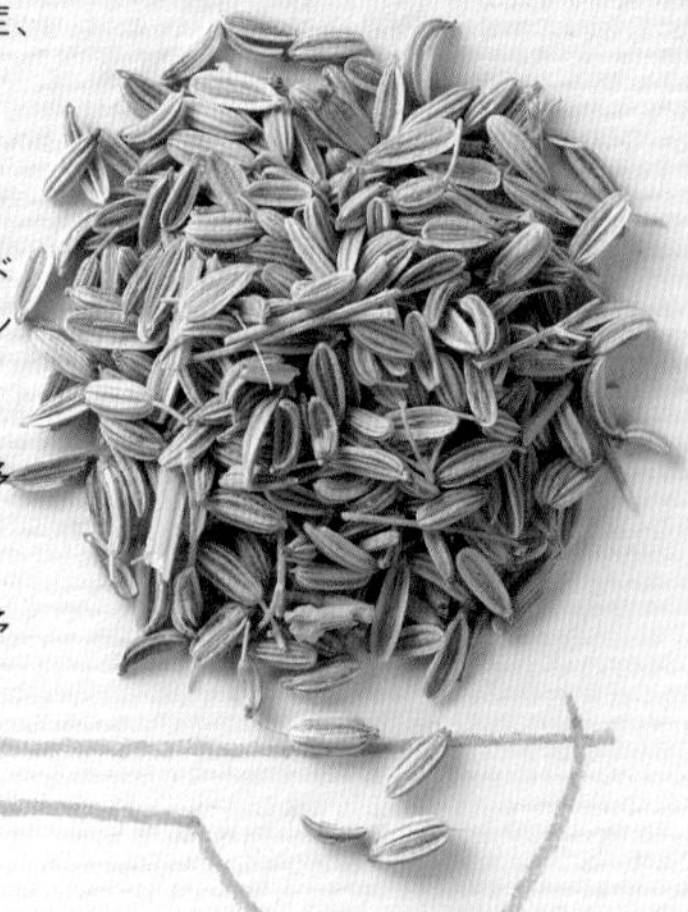

- 学名／*Foeniculum vulgare*
- 科名／セリ科
- ティーに使う部分／種子
- 主要成分／精油、脂肪酸、フラボノイド、ビタミン類、ミネラル

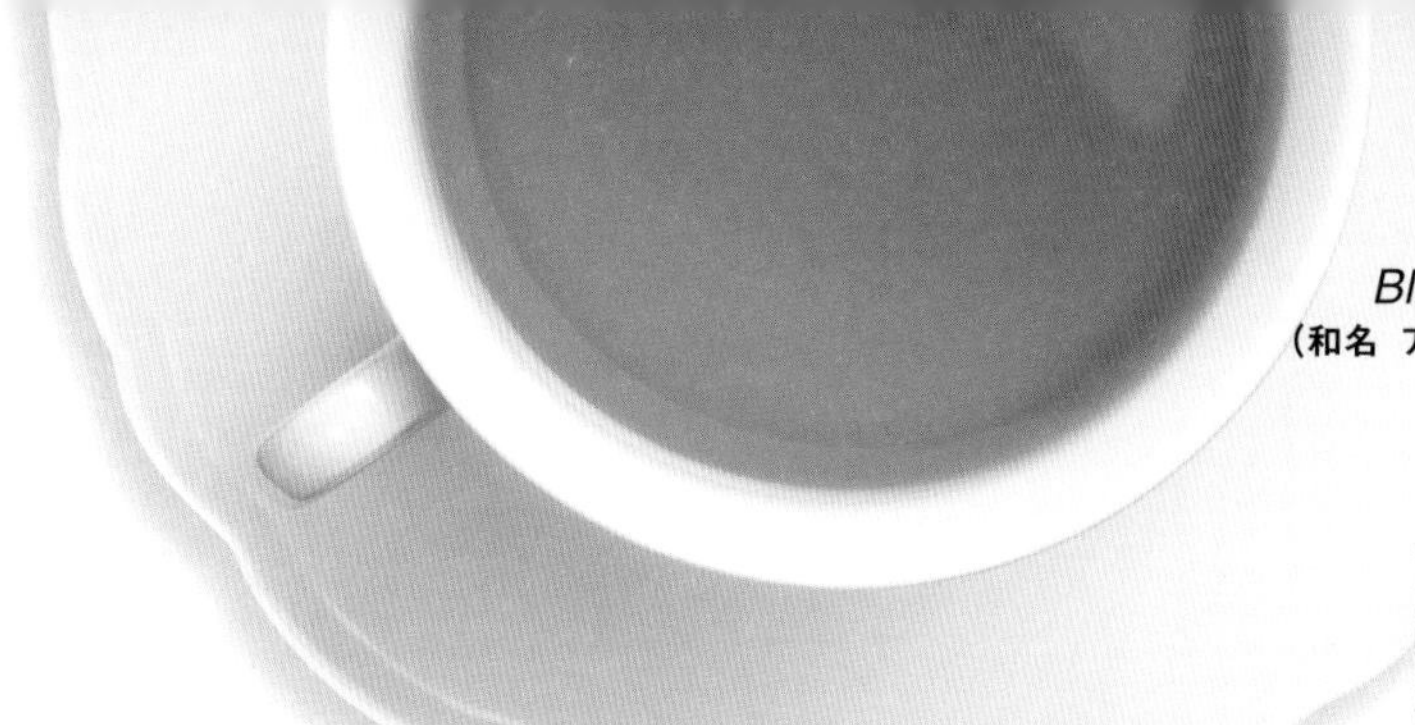

Black cohosh
（和名　アメリカショウマ）

ブラックコホシュ

すぐれたホルモン様作用が、更年期障害の諸症状を緩和

北アメリカの伝統的なハーブのひとつ。先住民はお産を軽くするために、またガラガラヘビに噛まれたときの解毒剤として利用してきました。

ブラックコホシュティーは、その鎮痙、鎮痛作用から、筋肉や神経の痛みをやわらげるのに有効。頭痛や耳鳴り、せき、ぜんそく、リウマチなどに効果的に働きます。最近の研究では、すぐれたホルモン様作用があることがわかり、更年期障害の諸症状の緩和や、月経前症候群による胸の不快感をしずめるのにも役立つといわれています。海外では肝機能障害を起こしたデータもあり、医薬品扱いとされている国もあります。飲用の際には十分注意が必要です。

健康

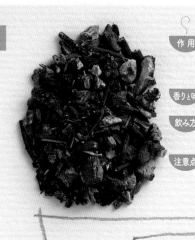

作用　収れん、鎮痙、抗炎症、抗リウマチ、血圧降下、鎮痛、鎮静、血管拡張、子宮強壮、通経、利尿、発汗、去痰、ホルモン様

香りと味　おだやかな土の香りで、やや苦みのある味。

飲み方　シングルまたはブレンドで、通常の飲み方、または煎剤にして。（レシピ／P197）

注意点　妊娠中、授乳中、婦人科系疾患のある人の使用は避ける。ホルモン剤との併用は避ける。肝障害の事例報告があるので注意。6か月以上の連続使用は避ける。

- 学名／*Cimicifuga racemosa*
- 科名／キンポウゲ科
- ティーに使う部分／根
- 主要成分／精油、トリテルペン配糖体、イソフラボン類、タンニン、樹脂

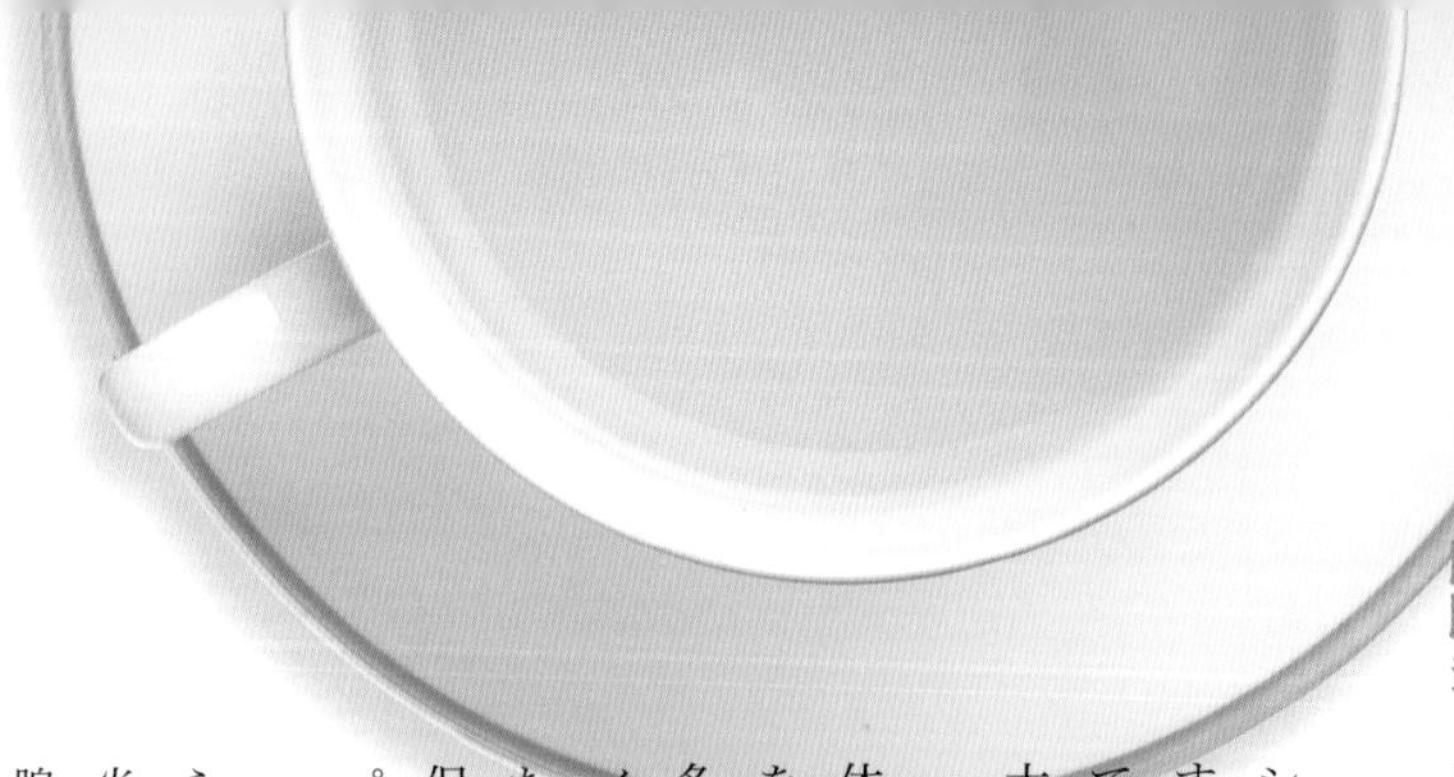

Horsetail
（和名　スギナ）

ホーステール

体内の出血を止める働きや、膀胱炎、おねしょの改善にも効果あり

春先に道端や野原に顔を出すツクシが生長したものがホーステールです。有史以前のはるか昔から存在していましたが、当時は草ではなく、大木だったといわれています。

ホーステールに含まれるシリカは、体内の傷や傷痕の組織が修復するのを助けます。手術後や、痔、月経過多などのときには、ホーステールティーを飲むとよいといわれてきました。カリウムがカルシウムの吸収を促すため、爪を丈夫にしたり、パサパサの髪にツヤを与えます。

また、利尿作用もあり、毒素をからだの外へ排出する働きから、膀胱炎などの泌尿器系の感染症や、前立腺肥大症を防ぐのにも有効です。

健康

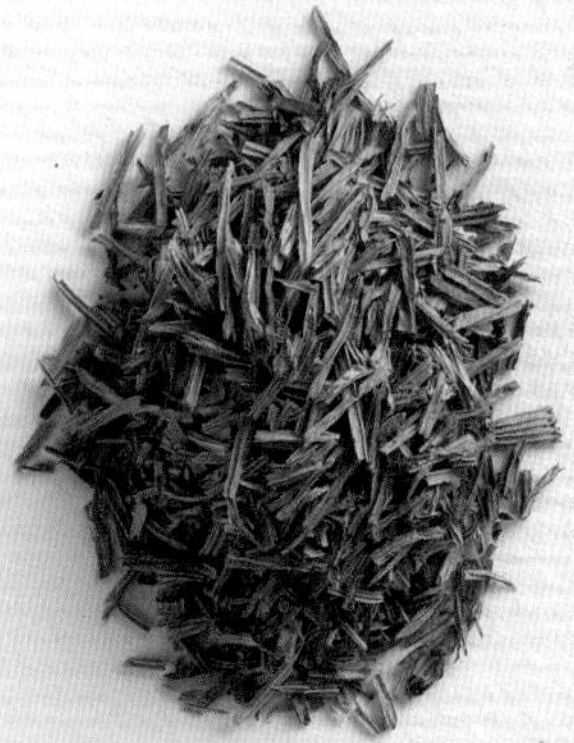

- 作用　創傷治癒、収れん、利尿、止血、強壮
- 香りと味　緑茶に似た草の香りで、くせのない味。
- 飲み方　シングルまたはブレンドで、通常の飲み方を。
- 注意点　長期使用、子どもへの使用は避ける。心臓または腎臓の疾患のある人は使用を避ける。
- 利用法　バスタブに入れて入浴する（血行促進に）。

- ●学名／*Equisetum arvense*
- ●科名／トクサ科
- ●ティーに使う部分／茎、葉
- ●主要成分／アルカロイド、サポニン、タンニン、フラボノイド、シリカ、カリウム

Hawthorn berry
（和名　西洋サンザシ）

ホーソンベリー

すぐれた強心作用をもつ
まさに心臓のためのハーブ

ヨーロッパや北米、西アジアに生息するバラ科の低木、ホーソンの実を乾燥させたホーソンベリー。古代ローマでは、ホーソンの冠は魔力があると考えられ、またギリシャでは、希望と喜びの象徴とみなされていました。

ホーソンベリーティーには、すぐれた強心作用があり、心臓の鼓動や血圧を整え、心臓の血液の流れを改善するのに役立ちます。

また、体液の停滞を防ぎ、むくみを解消する利尿作用や、神経系のストレスを軽減するリラックス効果もあります。そのため、心臓に関連する動悸や不整脈、高血圧、低血圧などの症状にも有効に働くといわれています。

健康

元気

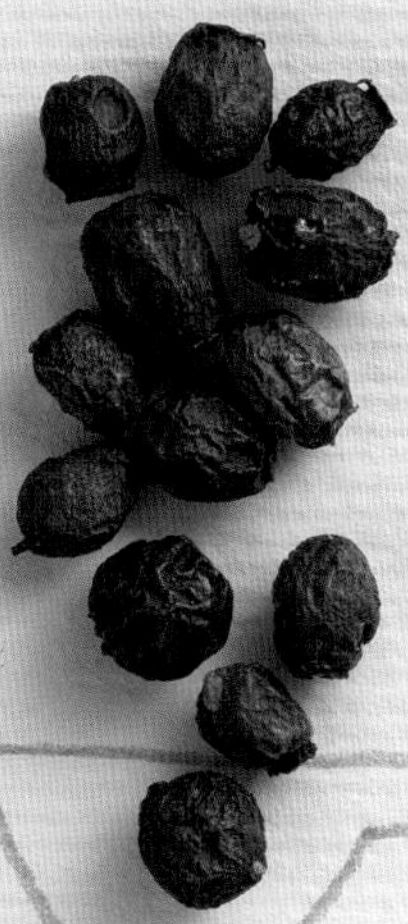

作用　強心、血圧降下、血管拡張、リラックス、収れん、抗痙攣、利尿、強壮

香りと味　甘く優雅な香りで、味はほとんどない。

飲み方　軽くつぶしてから、リンデンとのブレンドがおすすめ。（レシピ／P179）

注意点　子どもへの使用は避ける。

- 学名／*Crataegus monogyna*
- 科名／バラ科
- ティーに使う部分／果実
- 主要成分／サポニン、タンニン、プロシアニジン、トリメチルアミン、フラボノイド

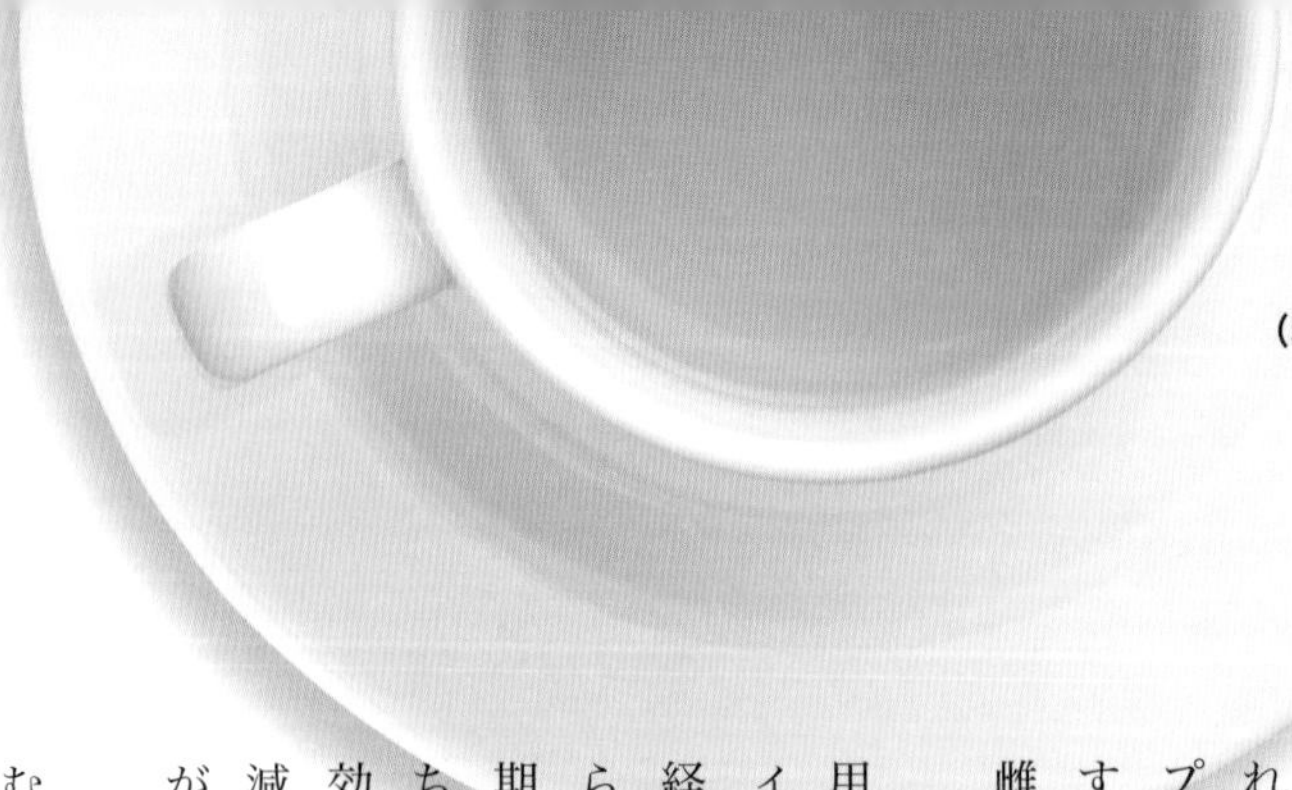

Hops
（和名　西洋カラハナソウ）

ホップ

ホルモン様、鎮静作用が心をしずめて健やかな眠りを誘う

ビールの苦み、香りづけに利用されることでよく知られているホップ。雌と雄、それぞれの株がありますが、受精すると香りが弱まるため、雌株だけを栽培して使います。

すぐれたホルモン様作用と鎮静作用があることから、女性のためのティーともいわれるホップティー。月経前症候群による過度の緊張をやわらげたり、不安や不眠といった更年期障害の諸症状を緩和するのに役立ちます。生理痛を軽減するのにも有効です。ただし、男性が飲むと性欲減退を招きますので、注意したほうがよいでしょう。

また、苦味成分が消化を促すほか、むくみを防ぐ利尿作用もあります。

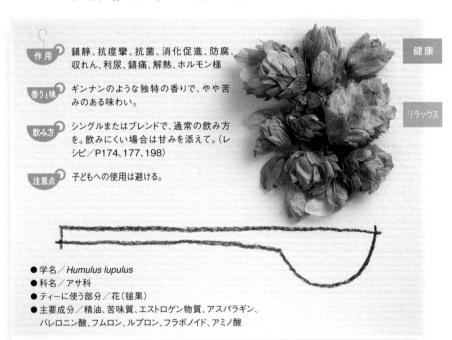

健康

リラックス

作用 鎮静、抗痙攣、抗菌、消化促進、防腐、収れん、利尿、鎮痛、解熱、ホルモン様

香りと味 ギンナンのような独特の香りで、やや苦みのある味わい。

飲み方 シングルまたはブレンドで、通常の飲み方を。飲みにくい場合は甘みを添えて。（レシピ／P174、177、198）

注意点 子どもへの使用は避ける。

- 学名／*Humulus lupulus*
- 科名／アサ科
- ティーに使う部分／花（毬果）
- 主要成分／精油、苦味質、エストロゲン物質、アスパラギン、バレロニン酸、フムロン、ルプロン、フラボノイド、アミノ酸

Borage
（和名 ルリジシャ）

ボリジ

熱を伴う風邪やせきのほか、うつな心を元気にするのにも有効

ボリジは、星の形をした青くてかわいらしい花を咲かせる一年草。古くから、熱を下げ、血液を浄化する薬草として利用されてきました。

ボリジティーは、その発汗、抗炎症作用から、熱を伴う風邪やせき、インフルエンザといった感染症の症状を緩和するのに役立ちます。またボリジに含まれる粘液が、のどや胸の痛みをしずめます。

「勇気をもたらすボリジ」という言い伝えがあるとおり、抗うつ作用が、悲嘆やさみしさを緩和します。

心臓の強壮作用もあり、動悸をしずめて、病後や長期的に疲労が重なったときの心機能を回復するのにも役立ちます。

健康

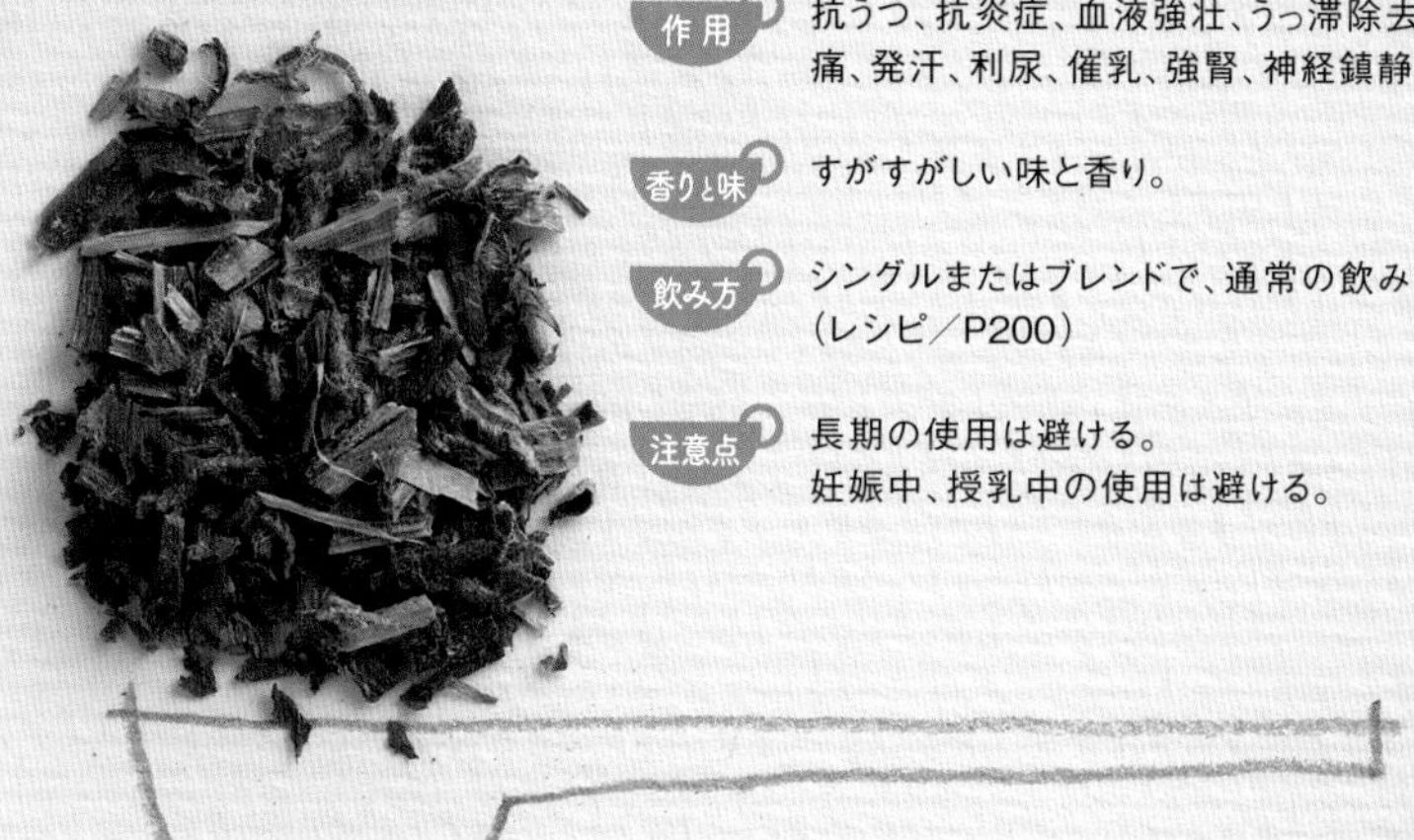

作用 抗うつ、抗炎症、血液強壮、うっ滞除去、鎮痛、発汗、利尿、催乳、強腎、神経鎮静

香りと味 すがすがしい味と香り。

飲み方 シングルまたはブレンドで、通常の飲み方を。（レシピ／P200）

注意点 長期の使用は避ける。
妊娠中、授乳中の使用は避ける。

- 学名／*Borago officinalis*
- 科名／ムラサキ科
- ティーに使う部分／葉
- 主要成分／カルシウム、カリウム、精油、粘液質、タンニン

マーシュマロウ

傷ついた粘膜を保護して修復する独特の粘り気が特徴

Marsh mallow
（和名　ウスベニタチアオイ）

マーシュマロウは、約千種もあるマロウの仲間のひとつ。その多くが鎮痛作用をもつ粘質物を含んでいるのが特徴です。なかでも、この品種がとくに強い効能をもつことで知られ、古くから薬草として用いられてきました。

マーシュマロウは花や葉も利用しますが、根のほうが効能のある粘質物を多く含みます。これをティーとして飲めば、傷ついた粘膜を保護して修復するので、胃かいようや胃炎、のどの炎症、口内炎などにおすすめ。さらに腸には、下痢で傷んだ粘膜を保護する一方、粘質物が便の通りをよくするので、便秘の解消にも役立ちます。

健康

美容

作用　鎮痛、抗炎症、健胃、緩下、便通促進、利尿、鎮咳、去痰

香りと味　香りがなく、ウッディな味わい。

飲み方　シングルまたはブレンドで、通常の飲み方、または煎剤にして。（レシピ／P184、192）

利用法　ティーを化粧水として使う（肌あれや乾燥を防ぐ）。ティーを使って冷湿布をする（おできやできものに）。

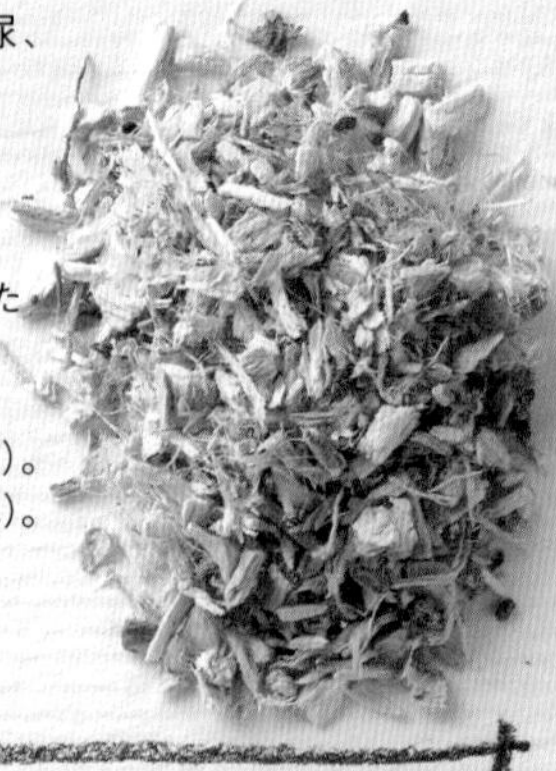

- 学名／*Althaea officinalis*
- 科名／アオイ科
- ティーに使う部分／根
- 主要成分／アスパラギン、粘液質、タンニン

Marjoram

マジョラム

食欲をそそり、消化を促すほか、安眠を誘うナイトティーにも有効

古代エジプトでは防腐剤として、またギリシャでは強壮剤や解毒剤として利用されてきたマジョラム。ワイルドマジョラムと呼ばれるオレガノと区別するため、スイートマジョラムと呼ぶこともあります。

マジョラムティーは、食前に飲むと食欲をそそり、食後に飲むと消化を促す働きをします。また、神経をしずめる効果もあるため、安眠を誘うナイトティーとしてもよいでしょう。不眠症がおさまり、ぐっすりと眠れます。

そのほか、からだの中の毒素を排出し、肝臓を強化する働きもあります。鎮静作用は、せきや気管支炎をしずめるのにも役立ちます。

健康

リラックス

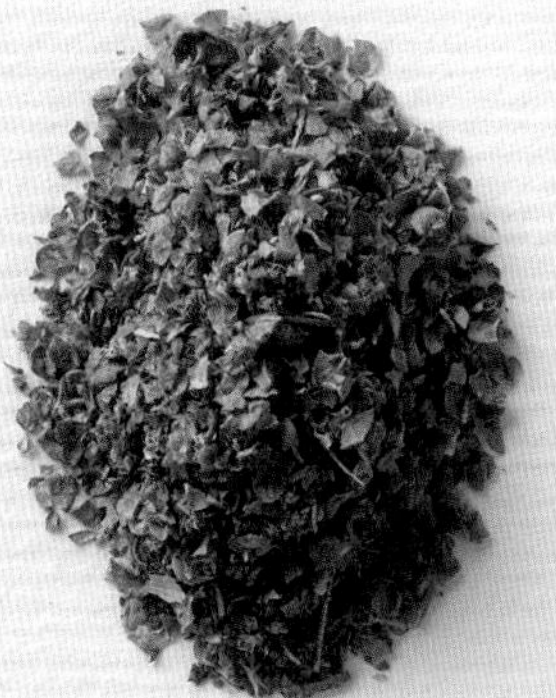

作用　強壮、利尿、鎮痙、鎮静、食欲増進、肝機能亢進、消化促進

香りと味　甘美で少しほろ苦いスパイシーな味と香り。

飲み方　シングルまたはブレンドで、通常の飲み方を。

利用法　枕の中に入れる（不眠症の改善に）。料理に使う。

- 学名／*Origanum majorana*
- 科名／シソ科
- ティーに使う部分／葉
- 主要成分／精油、タンニン、苦味質、樹脂

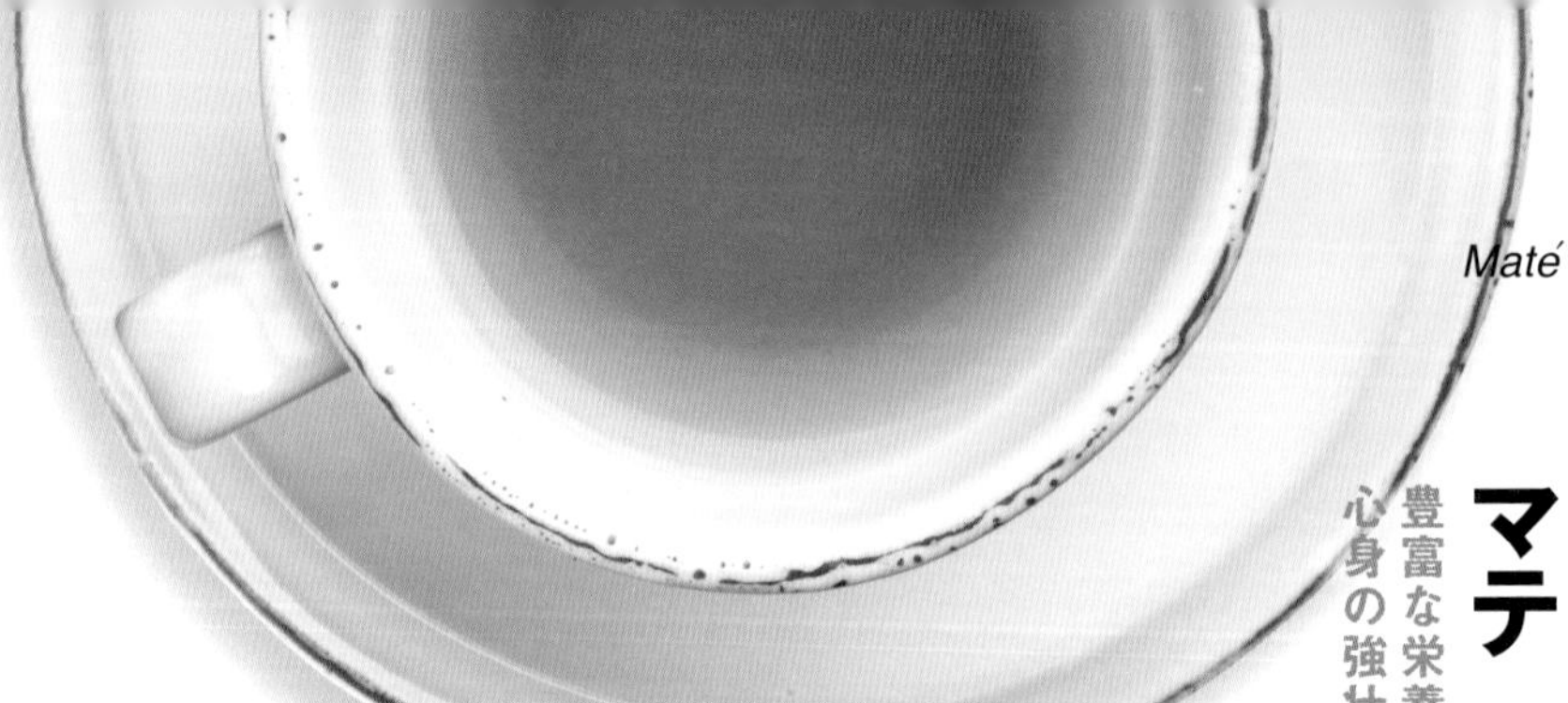

Maté

マテ

豊富な栄養素が、心身の強壮剤と栄養源として働く

ブラジル、パラグアイ、アルゼンチンの国民的な飲み物であるマテティー（マテ茶）。ミネラルなどを豊富に含み、飲むサラダといわれ、現在も日常的に飲まれています。

マテにはグリーンとローストの2種類があります。葉を乾燥させたものがグリーンで、茶葉を煎ったものがローストです。

その豊富な栄養価から、健全な神経のための強壮剤と栄養源となり、ストレスに対する抵抗力をつけます。また、肉体的な疲労を回復するのにも有効。代謝を活性化させ、炭水化物や脂肪などの体内消費を促すので、たまった疲れを軽減させてくれるでしょう。

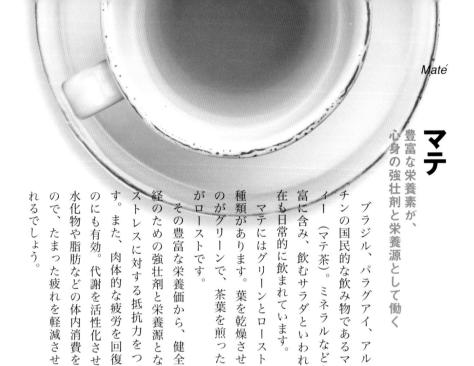

作用 興奮、利尿

香りと味 ローストは香ばしく、グリーンは緑茶のような味と香り。

飲み方 シングルまたはブレンドで、通常の飲み方を。（レシピ／P175、179、182、196）

注意点 妊娠中、授乳中、子どもへの使用は避ける。過量または長期の使用は避ける。タンニンを4〜16％含有。

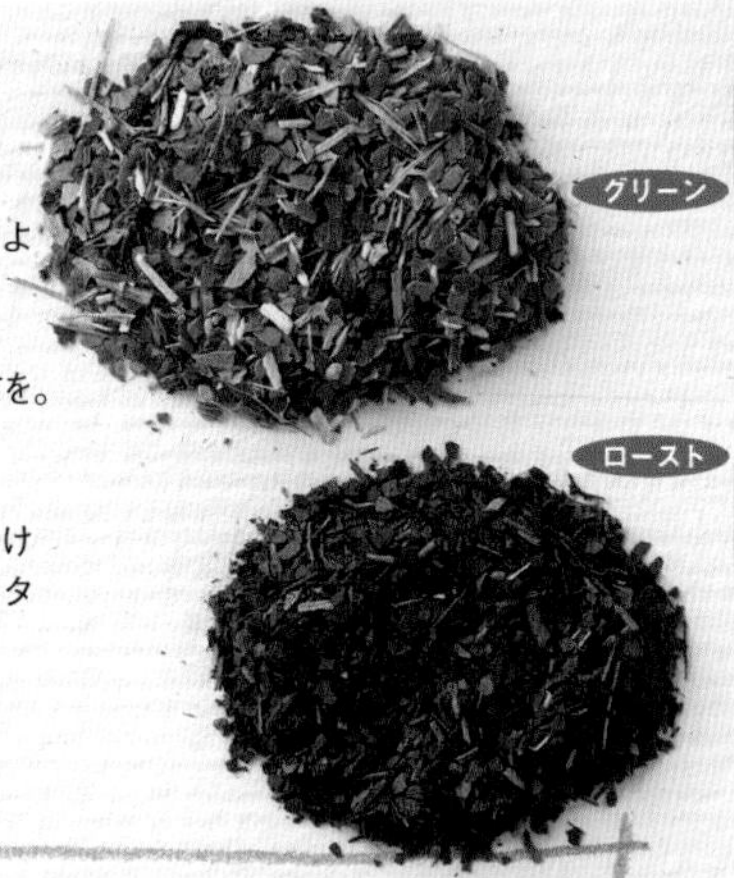

健康

元気

- 学名／*Ilex paraguariensis*
- 科名／モチノキ科
- ティーに使う部分／葉
- 主要成分／アルカロイド（カフェイン、テオブロミン、テオフィリン）、カフェ酸、クロロゲン酸、フラボノイド、ビタミン（B_2、B_6、C）、ミネラル（鉄、カルシウム、カリウムなど）

疲れているときはマテ茶で一服！

マテ茶は、茶、コーヒー、ココアに次ぐ世界の嗜好飲料です。南米の先住民族に伝統的に飲まれてきたお茶で、ガウチョと呼ばれる南米のカウボーイたちに愛飲されました。もともとは薬のような存在でしたが、肉食中心の食生活の貴重なビタミンC補給源であり、スタミナ源でもありました。原料となる「マテ」の産地は、ブラジル南部、アルゼンチン、パラグアイにまたがるエリアで、現在、愛飲されているのもこの地域です。

マテ茶には伝統的な茶器と作法があります。「クイア」と呼ばれる瓢箪を利用したカップに茶葉を入れ、お湯または水を注ぎ、専用の金属製のストロー（ボンバ）を使い、一組の茶器を複数の人で回し飲みします。人が火のまわりに集まるように、クイアの温もりを手の中に感じながら、お茶で暖をとり、会話を交わし、親交を深めます。

近年、ドイツの研究者により論文が発表され、全身の強壮剤、体内の浄化を促進する効果が知られています。さらに最近は、理想的なダイエットティーとしても話題です。特徴は、❶豊富な食物繊維。不溶性食物繊維と水溶性食物繊維をバランスよく含み、ダイエットや生活習慣病の予防に役立ちます。❷特徴成分「マテイン」というカフェインを含有し、利尿効果や血行促進効果にすぐれ、高血圧の予防や冷え性の改善に役立ちます。❸豊富なミネラル。とくに豊富なのはマグネシウムとカリウム、鉄、亜鉛です。レモンを加えれば、より鉄分の吸収度を高めることができます。

産地では今なお伝統的な飲み方を好む人も多いようですが、ティーポットで入れたり、手軽に飲めるティーバッグタイプ、市販のペットボトル入りも飲まれたりしています。マテ茶とほかのハーブとのブレンドの種類も豊富で、スーパーマーケットでは一コーナーを占めます。マテ茶の専門店やカフェのメニューにもあり、アレンジも盛んです。

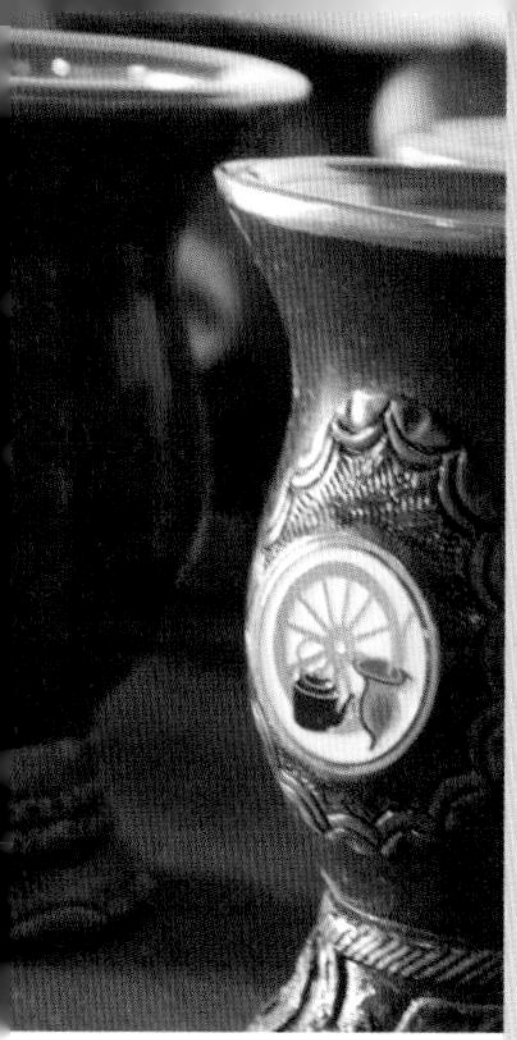

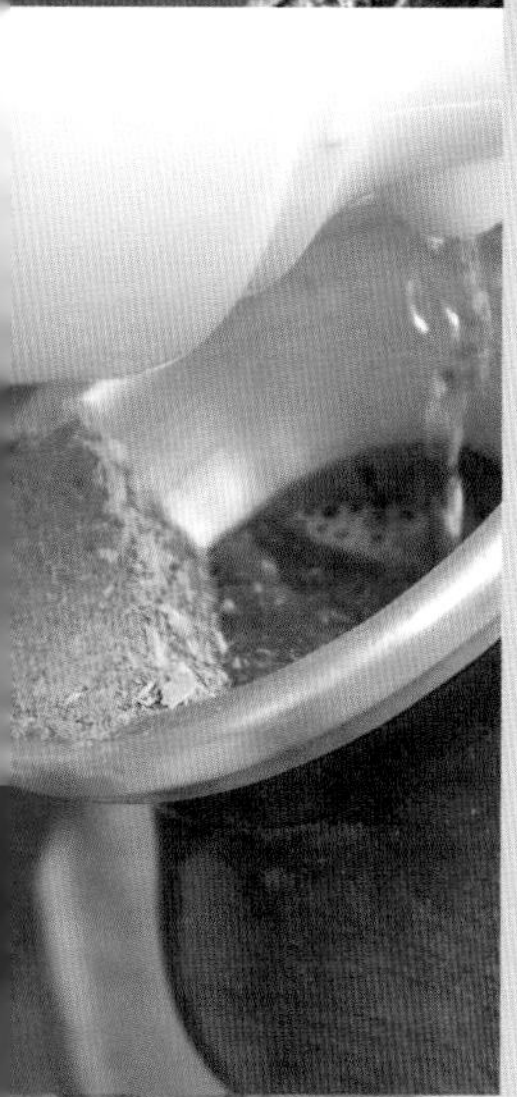

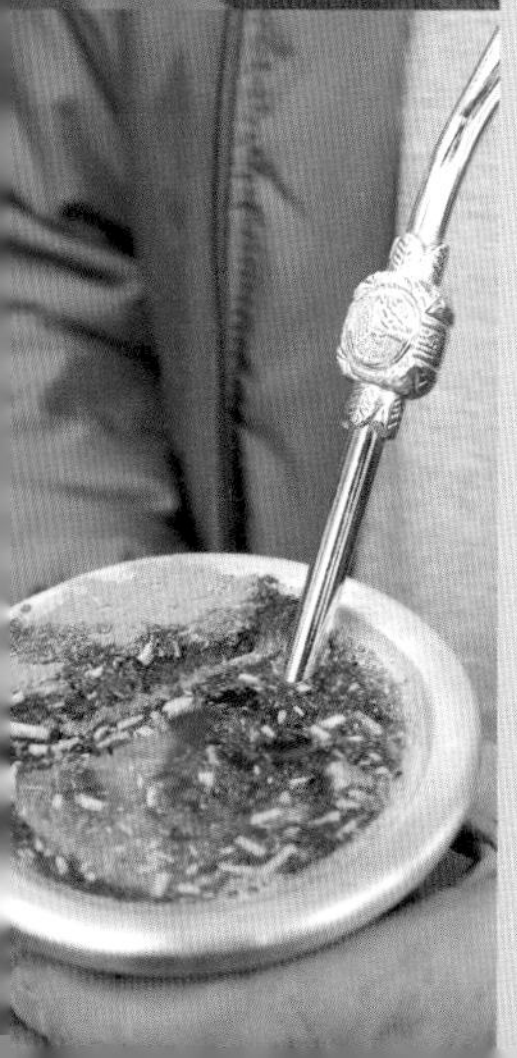

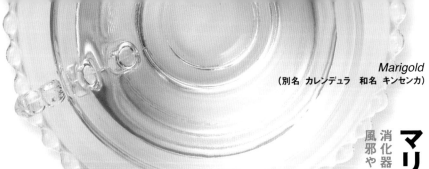

Marigold
（別名　カレンデュラ　和名　キンセンカ）

マリーゴールド

消化器系や婦人科系の不調を緩和。
風邪やインフルエンザの予防にも

若返りの薬、万能薬として古来より利用されてきたマリーゴールド。マリーゴールドと呼ばれる植物には、フレンチ、アフリカンなど多品種がありますが、ハーブティーに利用されるのはポットマリーゴールドというカレンデュラ属の植物です。

その花びらを使ったティーは、美しい黄金色が特徴。抗炎症作用があることから、胃の粘膜の炎症を抑え、胃炎や胃かいようなどの症状を緩和します。また、利尿、解毒、発汗作用ももち合わせており、血液循環を促してリンパ系統のうっ滞を除去。からだから毒素を排出するので、熱を伴う風邪やインフルエンザの季節には、予防を兼ねて飲んでおくとよいでしょう。

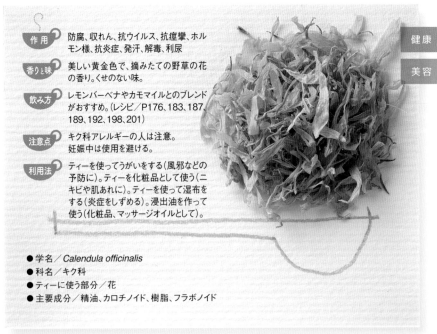

健康　美容

作用　防腐、収れん、抗ウイルス、抗痙攣、ホルモン様、抗炎症、発汗、解毒、利尿

香りと味　美しい黄金色で、摘みたての野草の花の香り。くせのない味。

飲み方　レモンバーベナやカモマイルとのブレンドがおすすめ。（レシピ／P176、183、187、189、192、198、201）

注意点　キク科アレルギーの人は注意。妊娠中は使用を避ける。

利用法　ティーを使ってうがいをする（風邪などの予防に）。ティーを化粧品として使う（ニキビや肌あれに）。ティーを使って湿布をする（炎症をしずめる）。浸出油を作って使う（化粧品、マッサージオイルとして）。

- 学名／*Calendula officinalis*
- 科名／キク科
- ティーに使う部分／花
- 主要成分／精油、カロチノイド、樹脂、フラボノイド

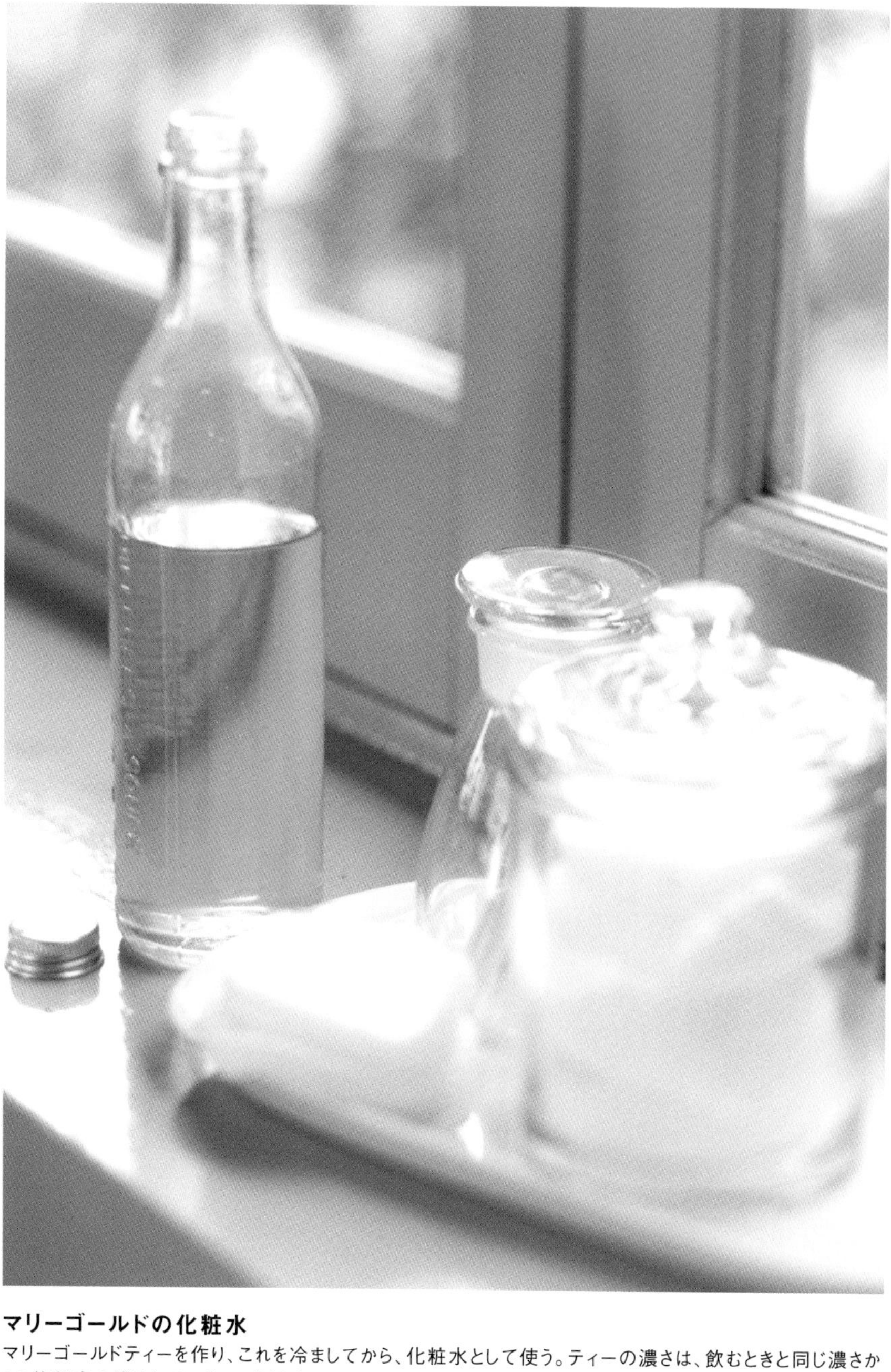

マリーゴールドの化粧水

マリーゴールドティーを作り、これを冷ましてから、化粧水として使う。ティーの濃さは、飲むときと同じ濃さから3倍程度の濃さまでにする。化粧水には、抗炎症作用があり、皮膚の伝染病や湿疹などに効果的。

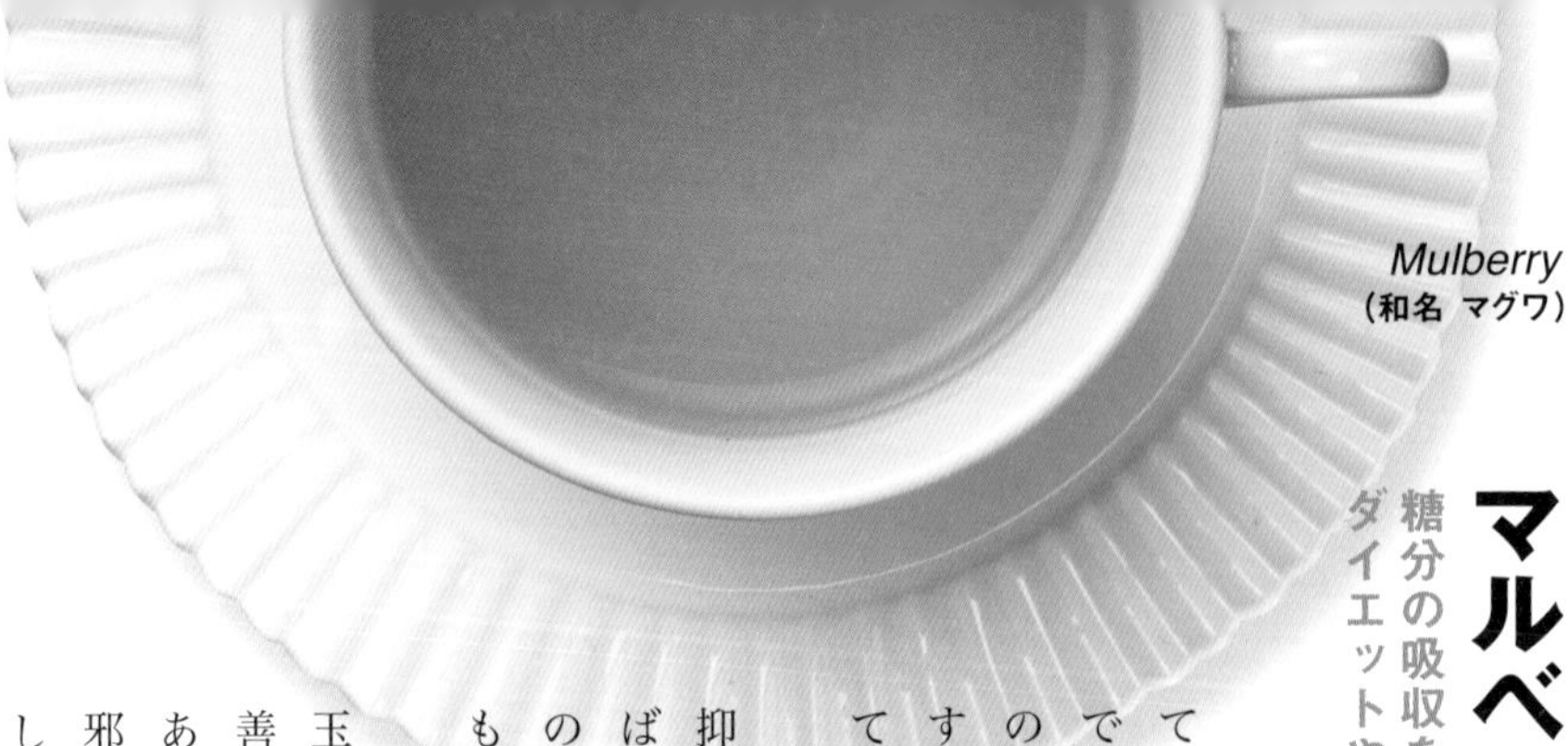

Mulberry
(和名 マグワ)

マルベリー

糖分の吸収を抑える働きが、ダイエットや糖尿病に役立つ

マルベリーは、蚕《かいこ》が食べる葉として知られている桑の葉のこと。なかでもマグワは、中国でもっとも用途の広い薬用木のひとつとされています。日本でも、古くから健康茶として利用されてきました。

葉に含まれる成分に糖分の吸収を抑える働きがあるため、食前に飲めばダイエットに役立ちます。血糖値の上昇も防ぐので、糖尿病の予防にも役立つでしょう。

また、腸内のビフィズス菌など善玉菌の働きを高めるので、便秘の改善にも有効。おだやかな解熱作用があることから、子どもが熱を伴う風邪をひいたときに飲ませてもよいでしょう。

健康
美容
リラックス

作用　α-グルコシダーゼ阻害による血糖調整

香りと味　やや苦みのある味わい。

飲み方　シングルまたはブレンドで、通常の飲み方を。

利用法　パウダー状にしたものを化粧品のパック剤として使う。

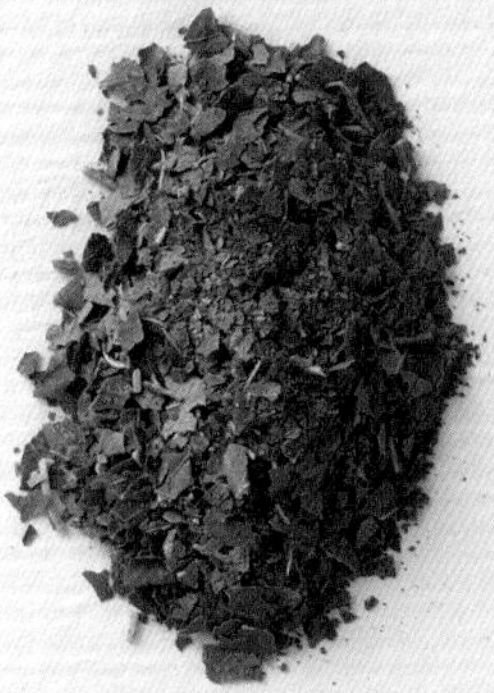

- 学名／*Morus alba*
- 科名／クワ科
- ティーに使う部分／葉
- 主要成分／デオキシノジリマイシン(DNJ)、γ-アミノ酪酸(GABA)、クロロフィル、フィトステロール(シトステロール)、ミネラル(鉄、カルシウム、亜鉛)

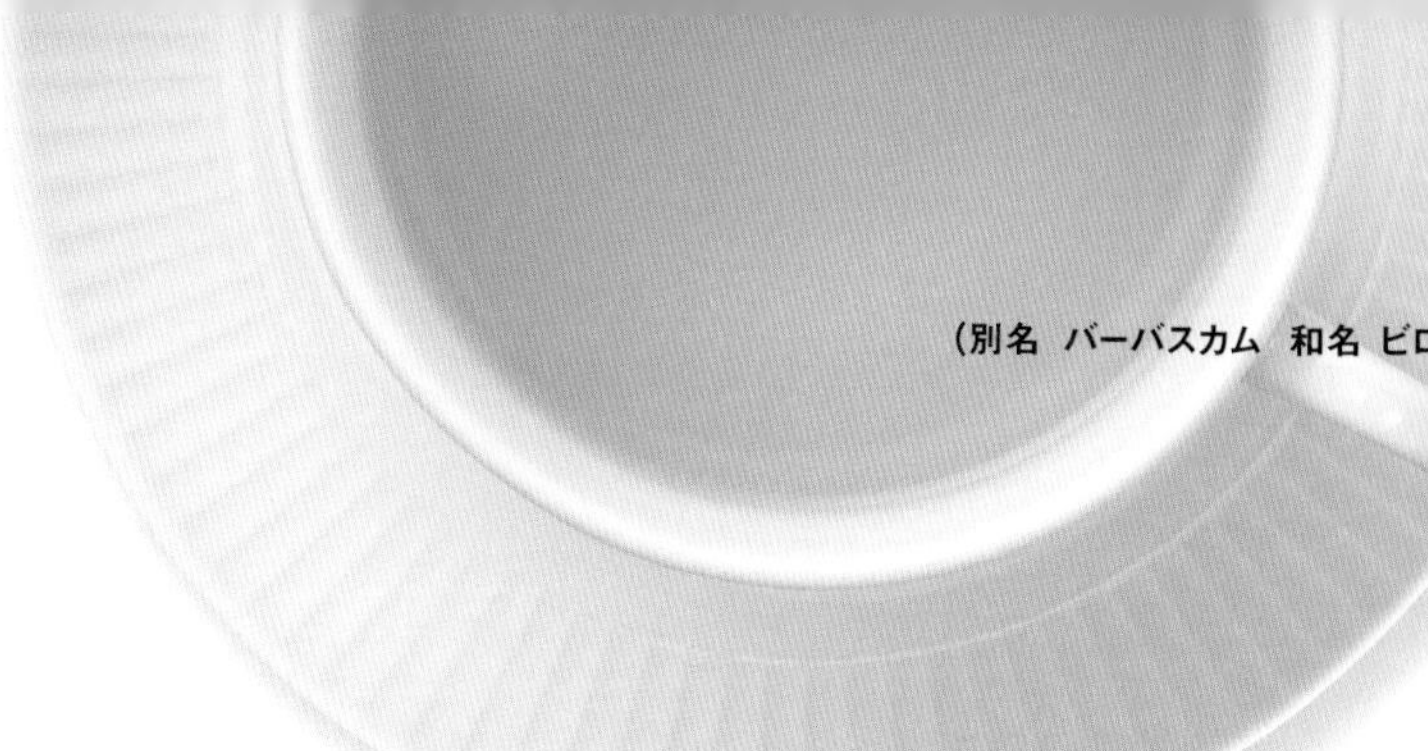

Mullein
（別名　バーバスカム　和名　ビロードモウズイカ）

マレイン

せきや痰など呼吸器系の症状を緩和するのに役立つ

マレインは、ベルベットのようなやわらかい毛におおわれた葉をもち、あざやかな黄色の花を咲かせる二年草。アメリカの先住民は、失神した人の意識を回復させるために、この葉を燃やして使用していたといわれています。

葉と花には、肺や呼吸器の粘膜を鎮静させ、痰を排出させる働きがあります。風邪やぜんそく、気管支炎、慢性のせき、呼吸困難など、呼吸器系の諸症状を緩和させたいときにマレインティーを飲むとよいでしょう。

また近年では、抗結核作用もあることがわかってきました。

そのほか、からだを浄化する効果や抗菌、抗炎症作用もあります。

健康

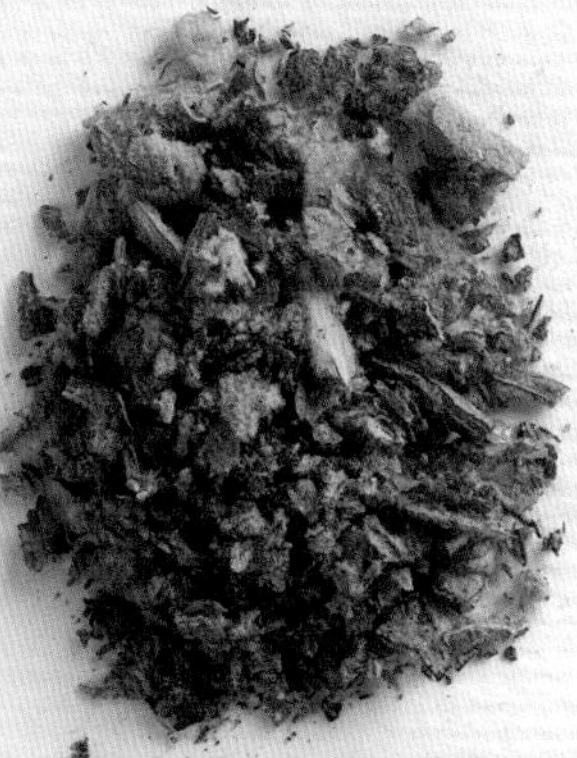

作用　去痰、鎮痛、鎮痙、抗菌、抗炎症

香りと味　やや甘く香ばしい、くせのない味わい。

飲み方　シングルまたはブレンドで、通常の飲み方を。（レシピ／P184）

利用法　ティーをリンスとして使う（ブロンドの髪をあざやかにするために）。

- 学名／*Verbascum thapsus*
- 科名／ゴマノハグサ科
- ティーに使う部分／葉、花
- 主要成分／粘液質、サポニン、精油、フラボノイド、配糖体

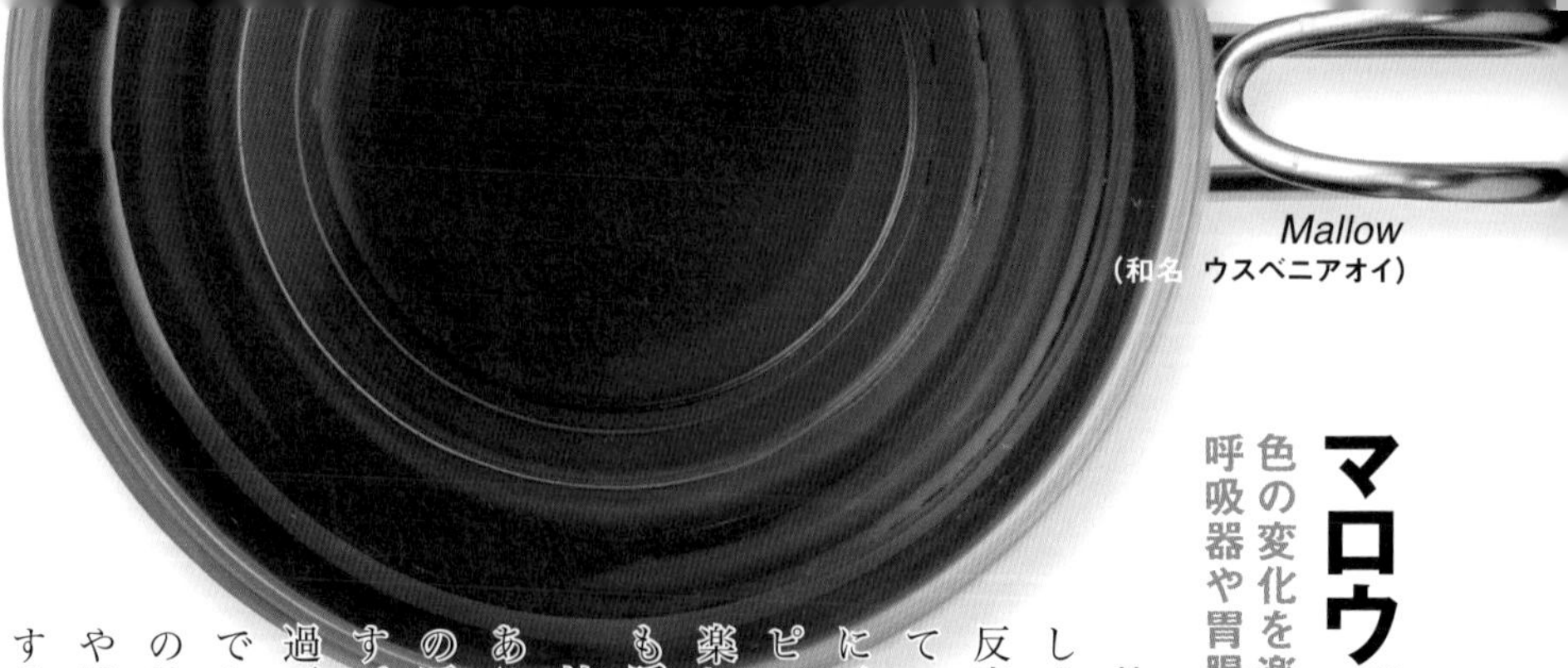

Mallow
（和名　ウスベニアオイ）

マロウブルー

色の変化を楽しみながら呼吸器や胃腸の炎症を軽減

熱湯を注ぐとあざやかな青色が美しく、時間とともに空気中の酸素に反応して、ゆっくりと紫色に変化していくマロウブルーティー。さらに、レモン汁を加えると、きれいなピンク色に変わります。色の変化が楽しめるため、サプライズティーとも呼ばれています。

神経をおだやかにしずめる働きがあることから、せきや気管支炎などの呼吸器系の症状に効果的に働きます。風邪だけでなく、タバコの吸い過ぎでせきが止まらないときに飲んでもよいでしょう。また、のどや胃の粘膜を保護する働きもあり、胃炎や腸炎などの消化器系の症状を緩和するのにも役立ちます。

健康　美容　リラックス

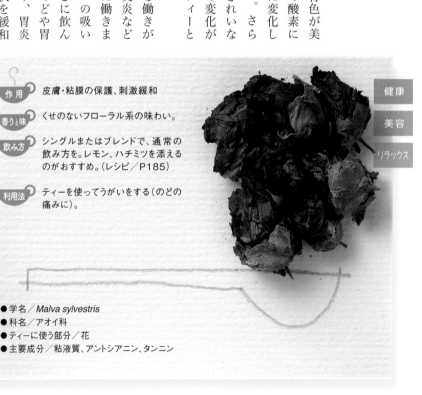

作用　皮膚・粘膜の保護、刺激緩和

香りと味　くせのないフローラル系の味わい。

飲み方　シングルまたはブレンドで、通常の飲み方を。レモン、ハチミツを添えるのがおすすめ。（レシピ／P185）

利用法　ティーを使ってうがいをする（のどの痛みに）。

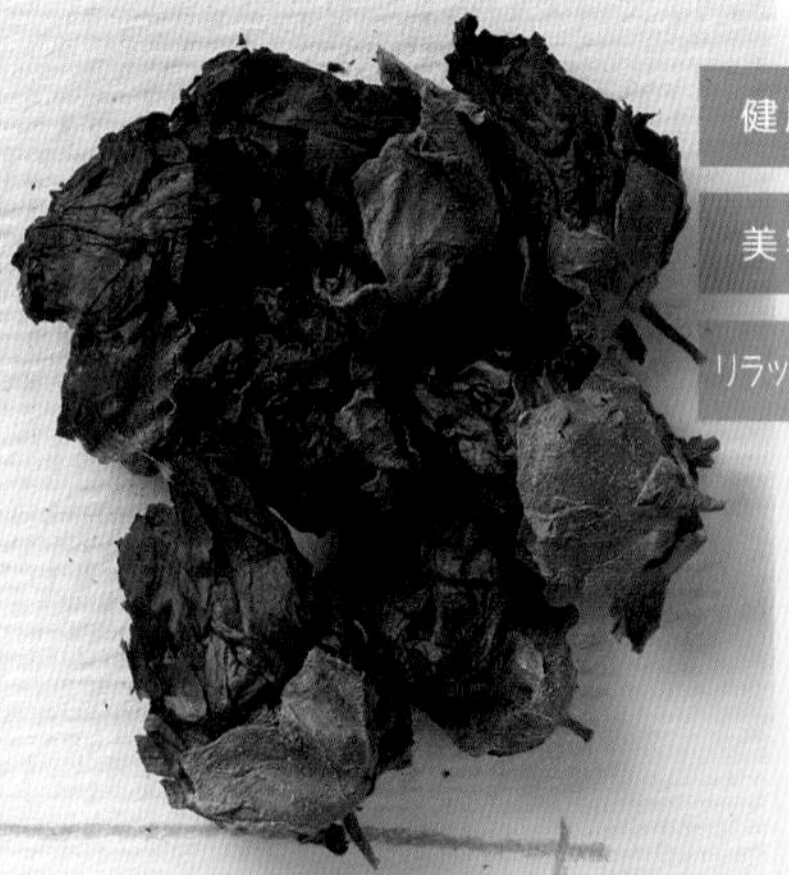

- 学名／*Malva sylvestris*
- 科名／アオイ科
- ティーに使う部分／花
- 主要成分／粘液質、アントシアニン、タンニン

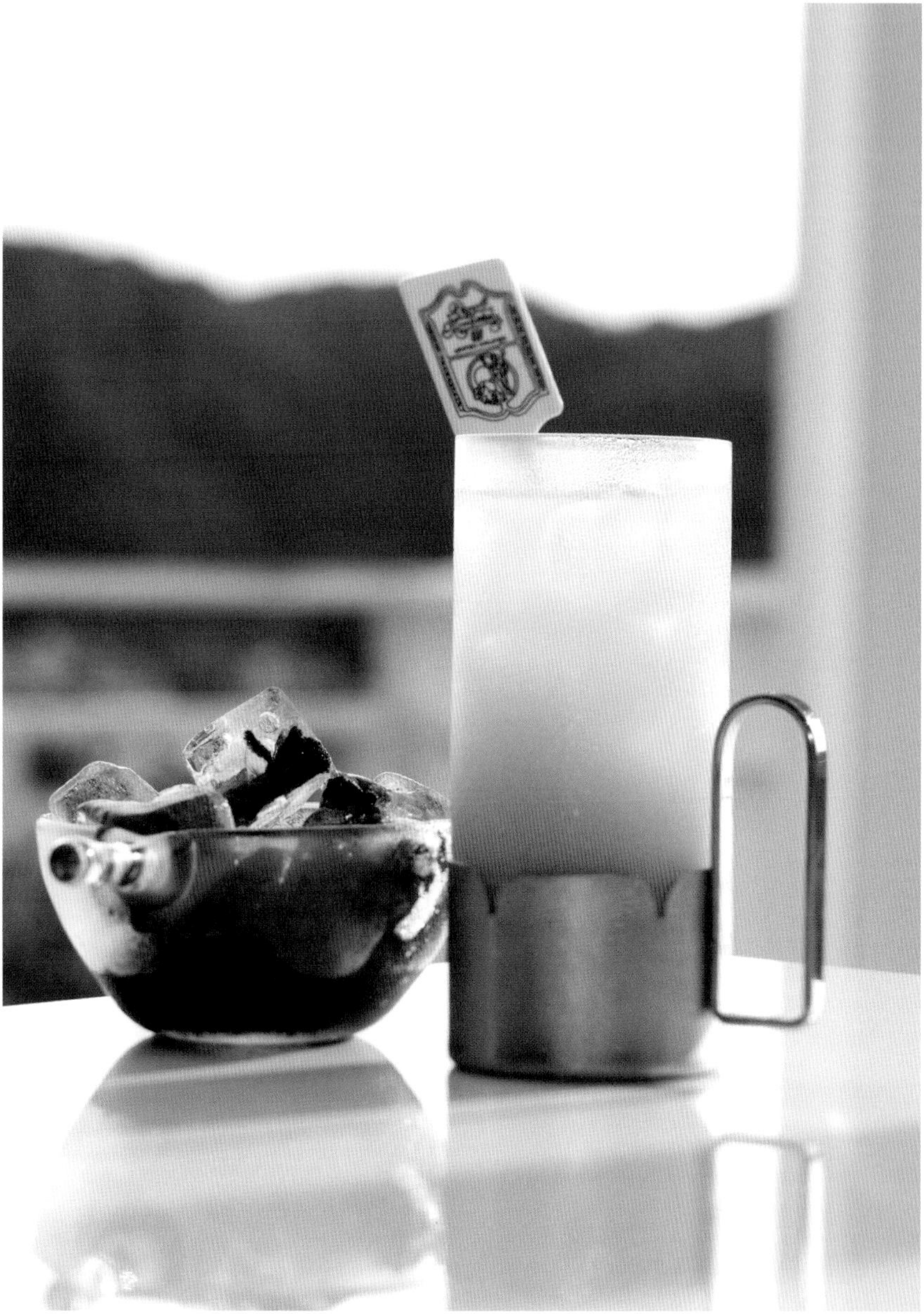

マロウカルピス

氷を入れたグラスにカルピス（30mℓ）を入れ、マロウブルーティー（150mℓ）を注ぐ。注いでいくと、マロウがカルピスの酸に反応してピンク色に変わっていくのが楽しめる。飲む前に、よくかきまぜて。胃腸の調子が悪いときや、色を楽しんで飲みたいときにおすすめ。

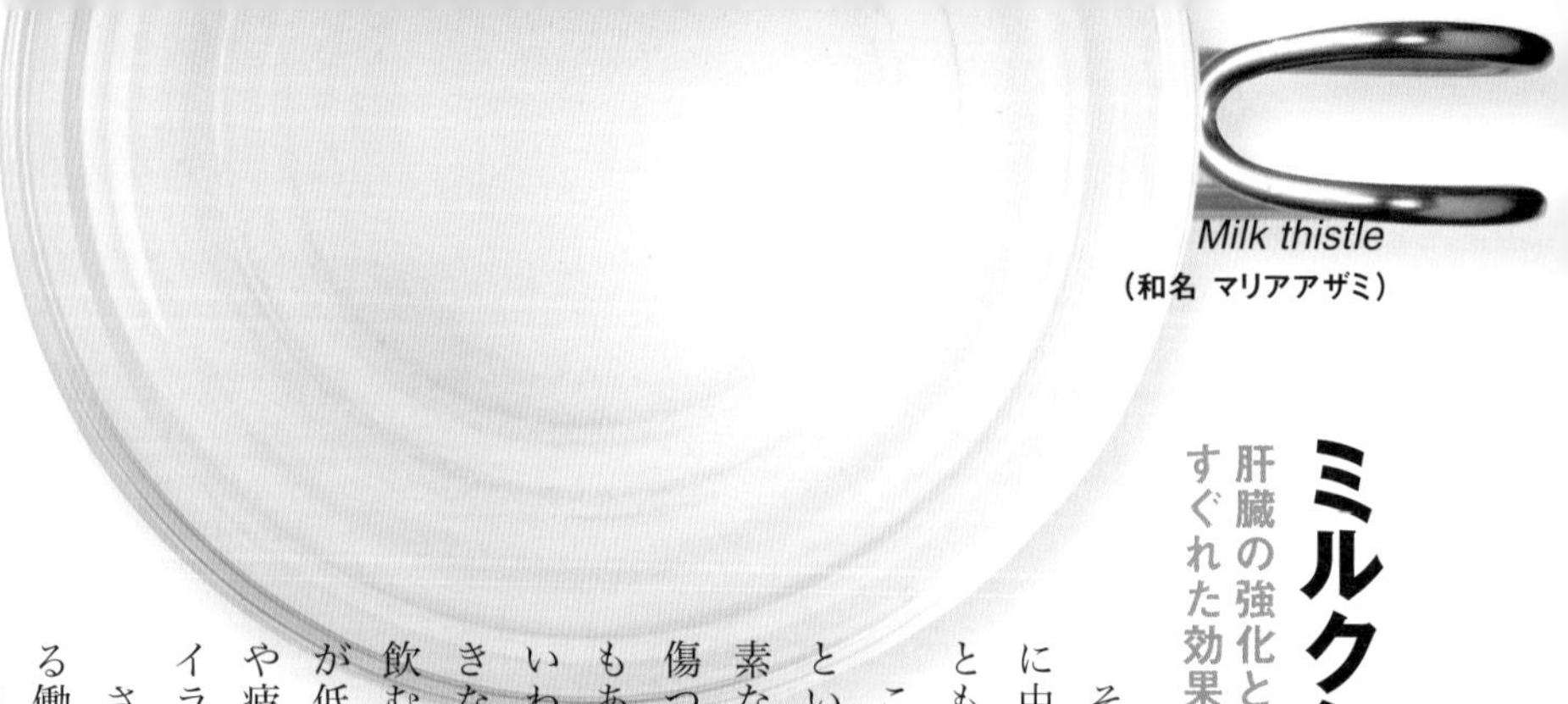

Milk thistle
（和名 マリアアザミ）

ミルクシスル

肝臓の強化と再生に すぐれた効果を発揮

その名は「聖母マリアのミルク」に由来することから、マリアアザミとも呼ばれているミルクシスル。

このハーブに含まれるシリマリンという成分は、アルコールや環境毒素などから肝臓を守るだけでなく、傷ついた肝臓の細胞を再生する働きもあるため、肝硬変や肝炎に有効といわれています。お酒を飲むのが好きな人は、日ごろからこのティーを飲むとよいでしょう。また、肝機能が低下することで起こる慢性の頭痛や疲労、肌のトラブル、消化不良、イライラやうつにも役立ちます。

さらにヒスタミンの分泌を抑制する働きもあるため、アレルギー症状を緩和するのにも有効です。

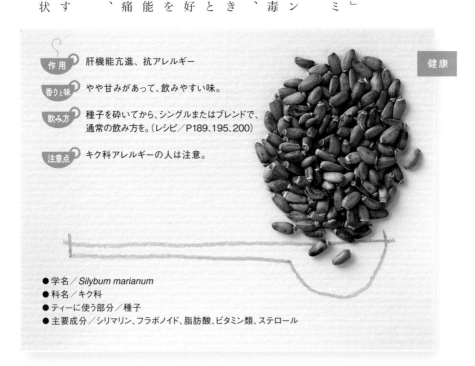

健康

作用　肝機能亢進、抗アレルギー

香りと味　やや甘みがあって、飲みやすい味。

飲み方　種子を砕いてから、シングルまたはブレンドで、通常の飲み方を。（レシピ／P189、195、200）

注意点　キク科アレルギーの人は注意。

- 学名／*Silybum marianum*
- 科名／キク科
- ティーに使う部分／種子
- 主要成分／シリマリン、フラボノイド、脂肪酸、ビタミン類、ステロール

Mint

ミント

気持ちのリフレッシュや、胃痛、乗り物酔いにも有効

清涼感のあるさわやかな香りをもつミントは、自然に交配してしまうため、多くの品種があります。そのなかでも、ティーによく使われるのはペパーミント、スペアミント、ハッカです。

強い清涼感と香りをもつペパーミントティーと、香りがおだやかで甘みのあるスペアミントティーは、鎮静作用にすぐれ、イライラしているときや不安なときに飲むと、心をしずめてリフレッシュさせます。また、食べ過ぎたり飲み過ぎたとき、油っこいものを食べたあとなどに、このティーを飲むのもおすすめ。胸焼けを防ぎ、消化を助けます。胃の痛みや鼻づまり、乗り物酔いを緩和する効果も期待できます。ハッカはほかのミント類に比べ、メントールが強いのが特徴です。

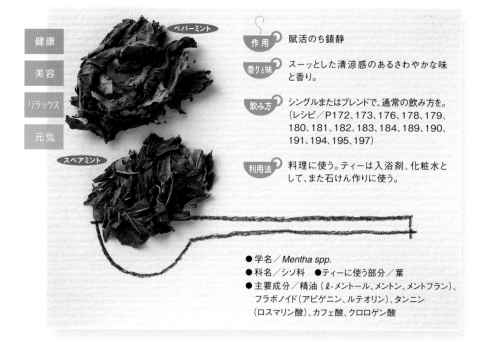

健康

美容

リラックス

元気

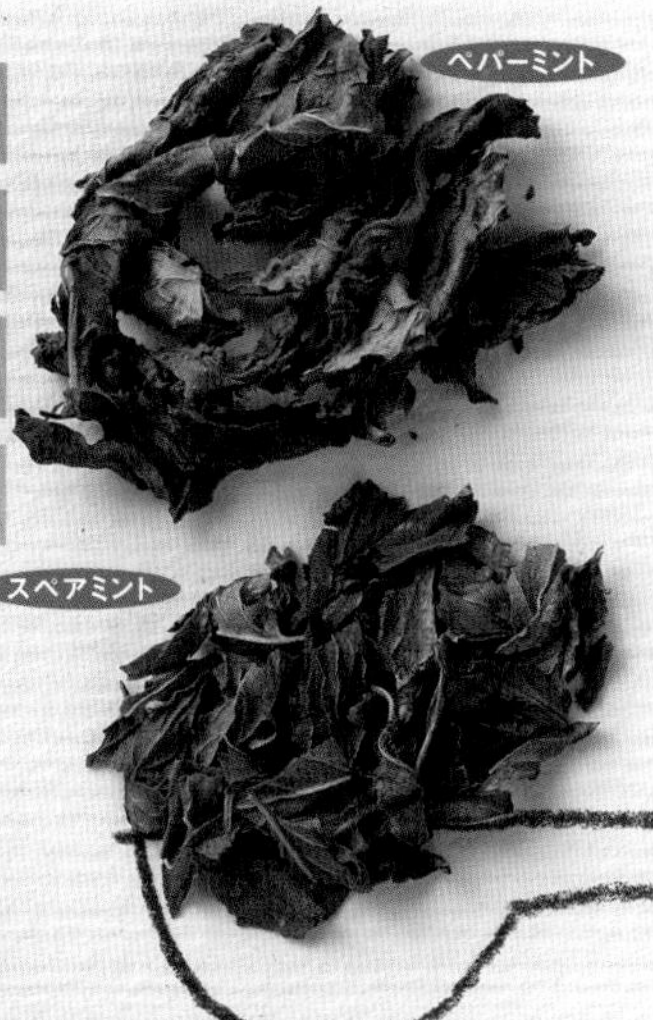

作用 賦活のち鎮静

香りと味 スーッとした清涼感のあるさわやかな味と香り。

飲み方 シングルまたはブレンドで、通常の飲み方を。(レシピ／P172、173、176、178、179、180、181、182、183、184、189、190、191、194、195、197)

利用法 料理に使う。ティーは入浴剤、化粧水として、また石けん作りに使う。

- 学名／*Mentha spp.*
- 科名／シソ科　●ティーに使う部分／葉
- 主要成分／精油（ℓ-メントール、メントン、メントフラン）、フラボノイド（アピゲニン、ルテオリン）、タンニン（ロスマリン酸）、カフェ酸、クロロゲン酸

Meadowsweet
（和名　西洋ナツユキソウ）

メドウスィート

胃酸過多を抑え、胃炎を軽減。熱を伴う風邪や膀胱炎にも効果あり

　ドルイド教の祭司に捧げられ、エリザベス一世の時代には、床にまく香りのハーブとして用いられていたメドゥスィート。花のつぼみには、抗炎症作用のあるサリチル酸が含まれており、鎮痛・解熱剤アスピリンの原料として使います。

　メドゥスィートティーは、制酸作用があることから、胃酸過多をやわらげて、胸やけや胃炎、消化器のかいようなどの症状を緩和します。また、発汗、解熱作用もあるため、熱を伴う風邪のときには、温かくして飲むとよいでしょう。

　そのほか、殺菌作用のある利尿剤として、膀胱炎や尿道炎、むくみ、リウマチの緩和にも役立ちます。

健康

リラックス

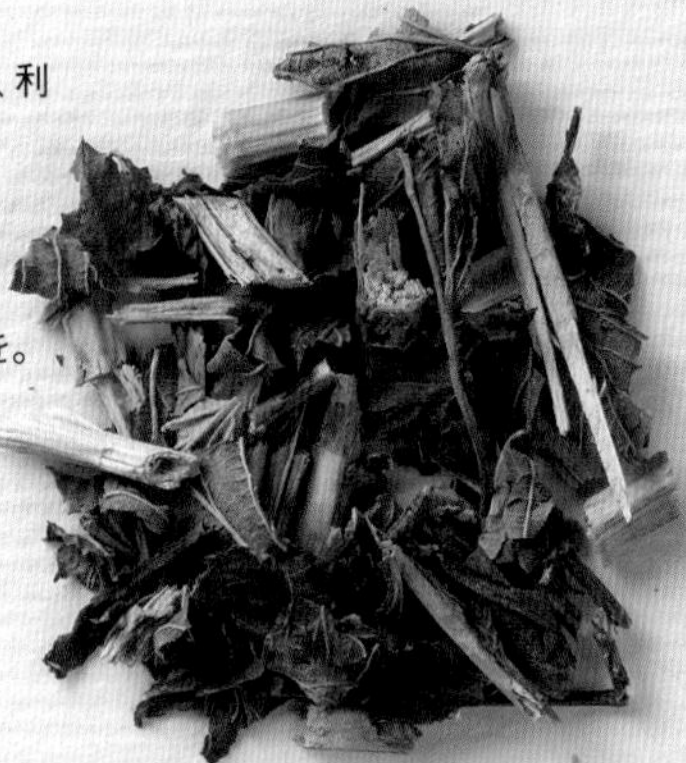

作用　消化促進、収れん、抗炎症、抗リウマチ、利尿、解熱、殺菌、制酸、発汗

香りと味　よもぎに似た、親しみやすい味。

飲み方　シングルまたはブレンドで、通常の飲み方を。（レシピ／P186、191、194）

注意点　アスピリンほかサルチル酸を含有する薬に感受性のある人は使用を避ける。子どもへの使用は避ける。

- 学名／*Filipendula ulmaria*
- 科名／バラ科
- ティーに使う部分／葉、花
- 主要成分／サリチル酸塩、精油、フラボノイド、粘液質、タンニン、ビタミン類、糖類

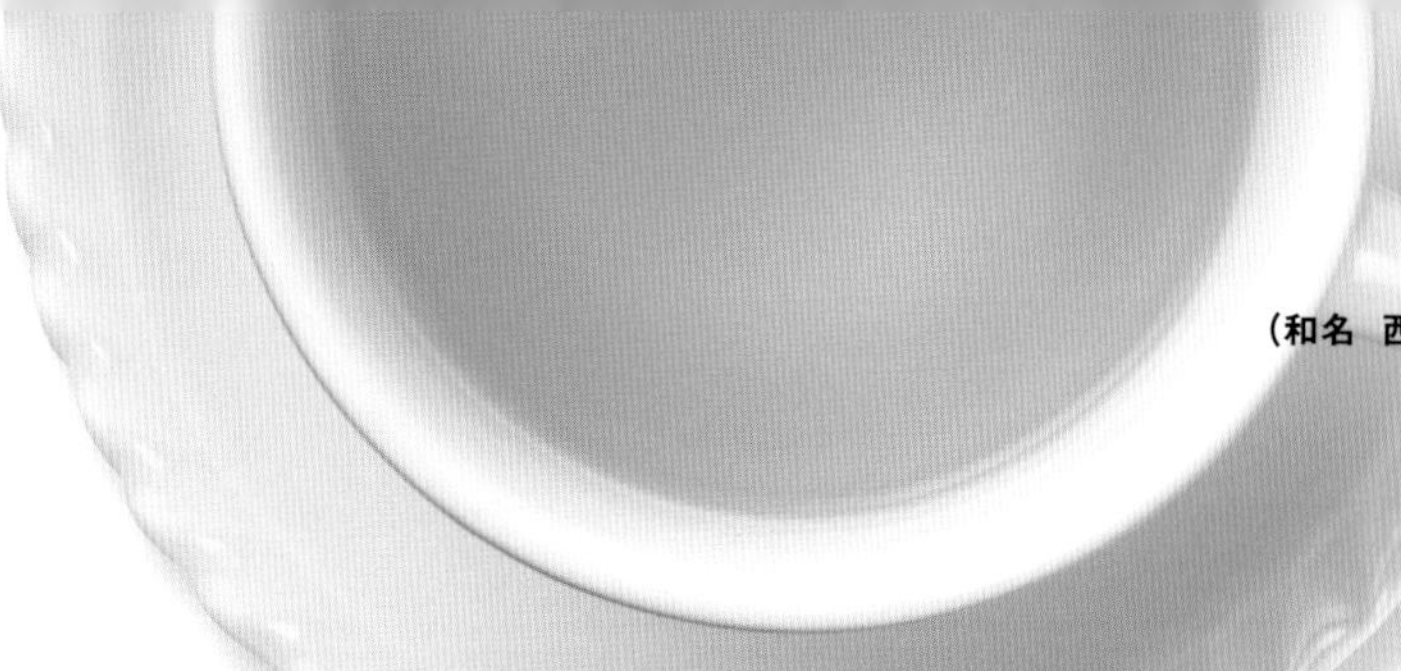

Yarrow
（和名　西洋ノコギリソウ）

ヤロウ

体外に毒素を排出させて、風邪や膀胱炎などの症状を緩和

古くからすぐれた止血作用をもつことで知られ、利用されてきました。ギリシャ神話に登場する英雄アキレスも、負傷した兵士の傷の手当てにこれを使用。学名の*Achillea*（アキレア）は、その英雄の名前に由来したといわれています。

　ヤロウティーを熱くして飲むと、発汗を促して毒素を体外に排出させるので、熱を伴う風邪やせき、咽頭炎といった感染症を緩和するのに役立ちます。利尿作用もあるため、膀胱炎など泌尿器系の感染症にも有効に働きます。

　また、ホルモン様作用をもつ成分ステロールが、月経サイクルを正常化するのにも役立ちます。

健康
美容
元気

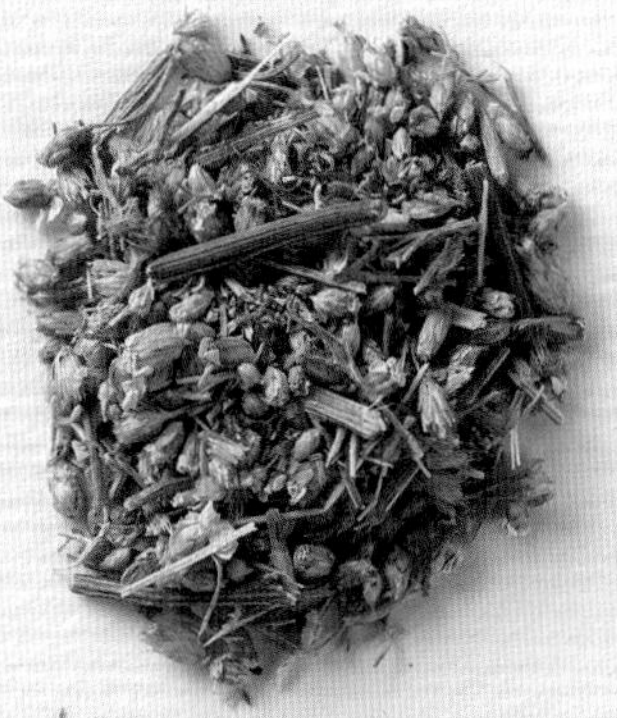

作用　収れん、抗炎症、抗痙攣、発汗、利尿、殺菌、血管拡張、ホルモン様

香りと味　キリッとした香りと辛み。

飲み方　シングルまたはブレンドで、通常の飲み方を。ハチミツを加えると飲みやすくなる。（レシピ／P184、199）

注意点　多量に使用すると頭痛やめまいを起こすことがある。妊娠中は使用を避ける。キク科アレルギーのある人は注意。

利用法　チンキ剤を作って使う（化粧品に使われる）。

- 学名／*Achillea millefolium*
- 科名／キク科
- ティーに使う部分／葉、花
- 主要成分／精油、クマリン、ラクトン、アミノ酸、ステロール、フラボノイド、タンニン、サポニン、サリチル酸、糖類、シアニジン

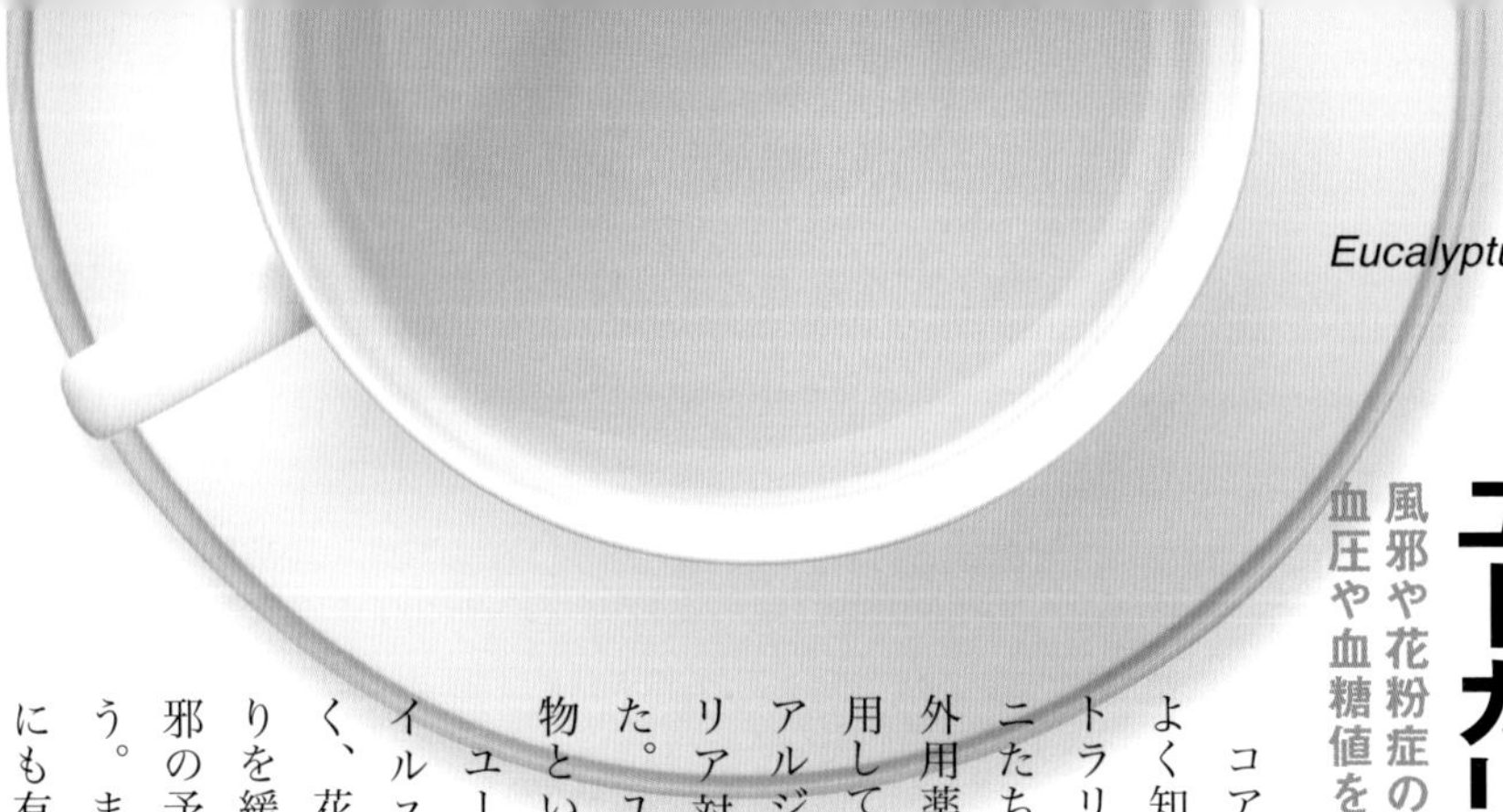

Eucalyptus

ユーカリ

風邪や花粉症の鼻づまりを緩和し、血圧や血糖値を下げるのにも有効

コアラが好んで食べる植物としてよく知られているユーカリ。オーストラリアの先住民族であるアボリジニたちは、このハーブを傷や炎症の外用薬や解熱剤として、古くから利用していたといわれています。また、アルジェリアやシチリアでは、マラリア対策にこの木が植えられました。ユーカリは空気を清浄にする植物といえるでしょう。

ユーカリティーは、すぐれた抗ウイルス作用があり、風邪やぜんそく、花粉症などによるつらい鼻づまりを緩和させるのに役立ちます。風邪の予防として飲むのもよいでしょう。また、血圧や血糖値を下げるのにも有効だといわれています。

健康

美容

元気

作用 浄化、抗ウイルス、抗菌、抗炎症、殺菌、血圧降下

香りと味 スーッと爽快感のあるすっきりとした味。

飲み方 シングルまたはブレンドで、通常の飲み方を。

注意点 炎症を伴う胆汁管、消化管、肝疾患には禁忌。また、多量に摂取すると刺激が強いので、毎日続けて、長期間の飲用は避ける。

利用法 濃いめに入れたティーを使ってうがいをする（風邪、花粉症に）。

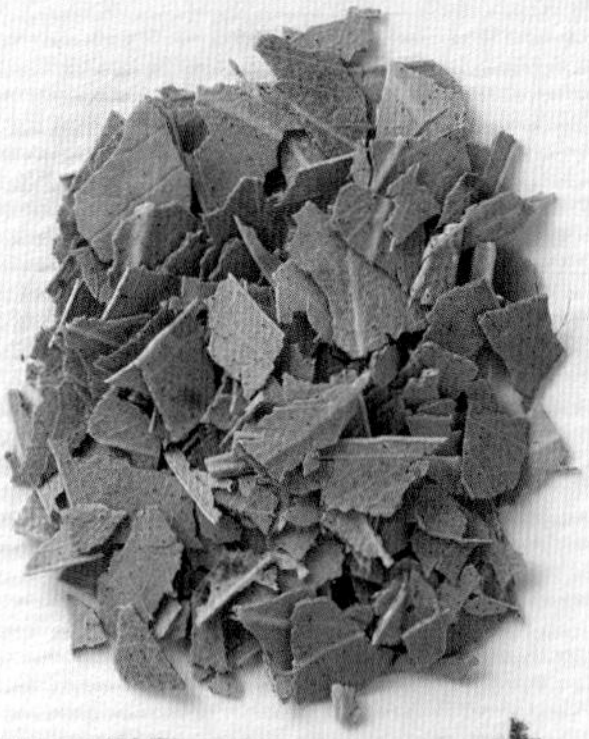

- 学名／*Eucalyptus globulus*
- 科名／フトモモ科
- ティーに使う部分／葉
- 主要成分／精油

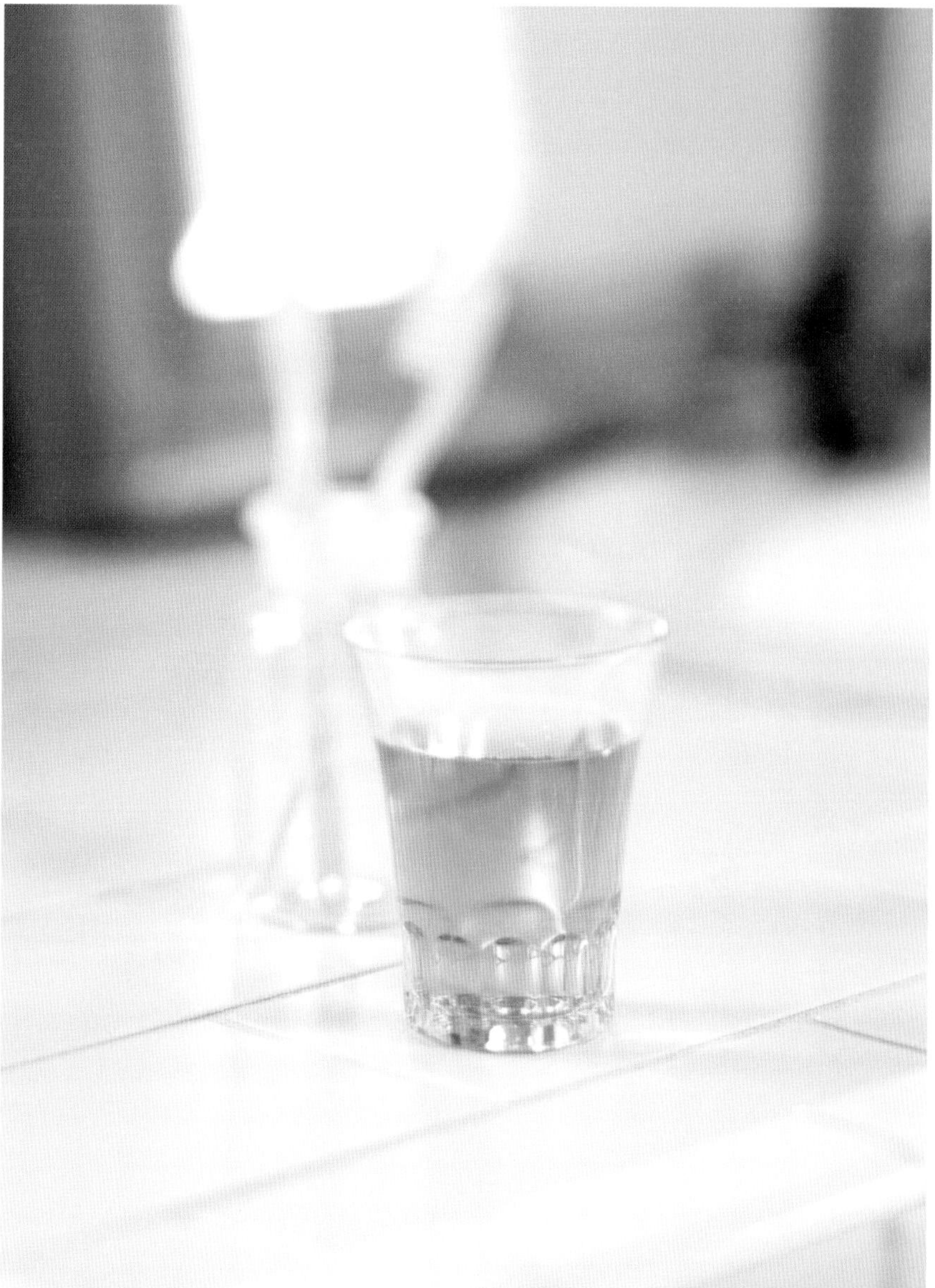

ユーカリティーでうがい

ユーカリ（小さじ2）と熱湯（180mℓ）でティーを作り、これを冷ましてから、うがいに使う。風邪の予防として、またのどの痛みやせきの緩和に。

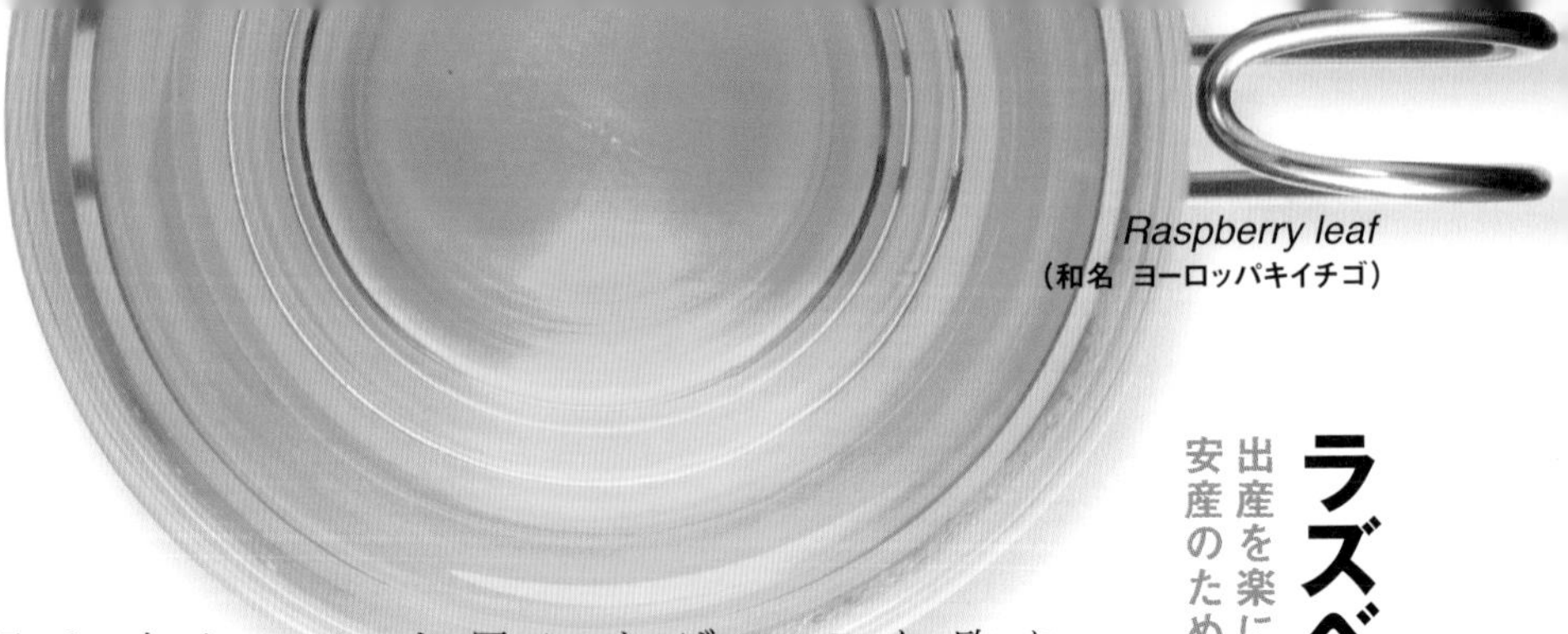

Raspberry leaf
(和名 ヨーロッパキイチゴ)

ラズベリーリーフ

出産を楽にして母乳の出をよくする安産のためのハーブティー

子宮に対する働きが古くから知られているラズベリーリーフティー。欧米では「安産のハーブティー」ともいわれ、妊娠後期や出産直後にこのティーを飲む習慣がありました。

出産時は、陣痛の苦痛をやわらげ、子宮収縮の効率を高めて、出産を助けるといわれます。また、産後に飲むと、母乳分泌を促し、母体の回復を高める効果もあるとされています。生理痛や月経前症候群の予防にも有効です。

粘膜の炎症をしずめる働きや、収れん作用もあるので、軽い下痢や歯肉炎、のどの痛みがあるときに飲むと、気になる症状が緩和されます。子どもの下痢止めにもよいでしょう。

健康

作用 鎮静、鎮痙、収れん

香りと味 やや甘い香りで、くっきりとした味。

飲み方 シングルまたはブレンドで、通常の飲み方を。(レシピ／P192、200)

注意点 妊娠中は使用を避ける。

利用法 ティーを使ってうがいをする(のどの痛みに)。

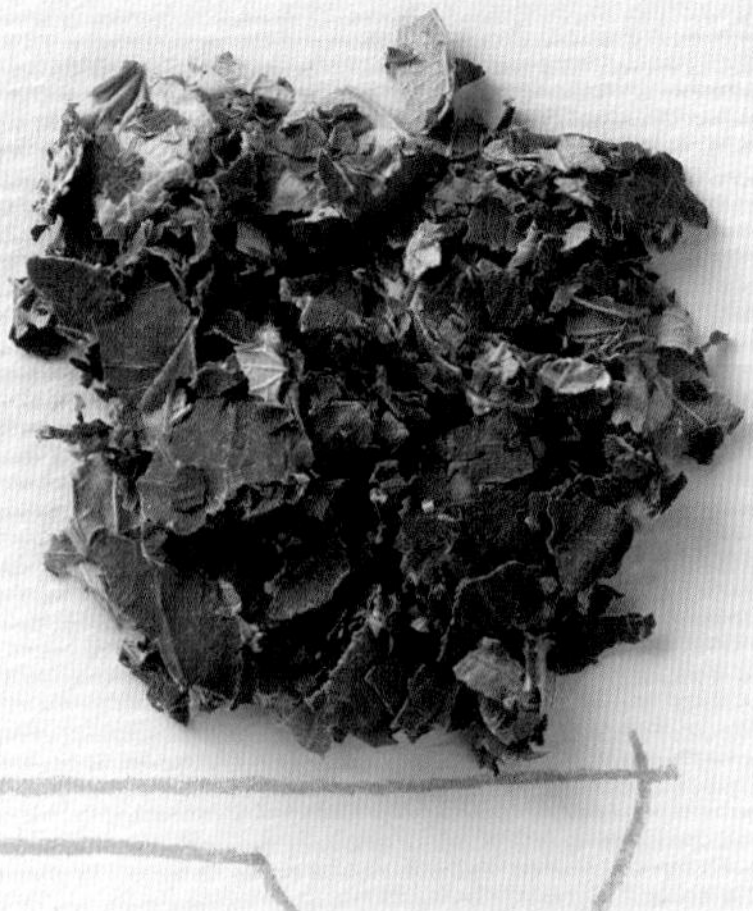

- 学名／*Rubus idaeus*
- 科名／バラ科
- ティーに使う部分／葉
- 主要成分／フラボノイド配糖体(フラガリン)、タンニン(没食子酸、エラグ酸)、ビタミンC

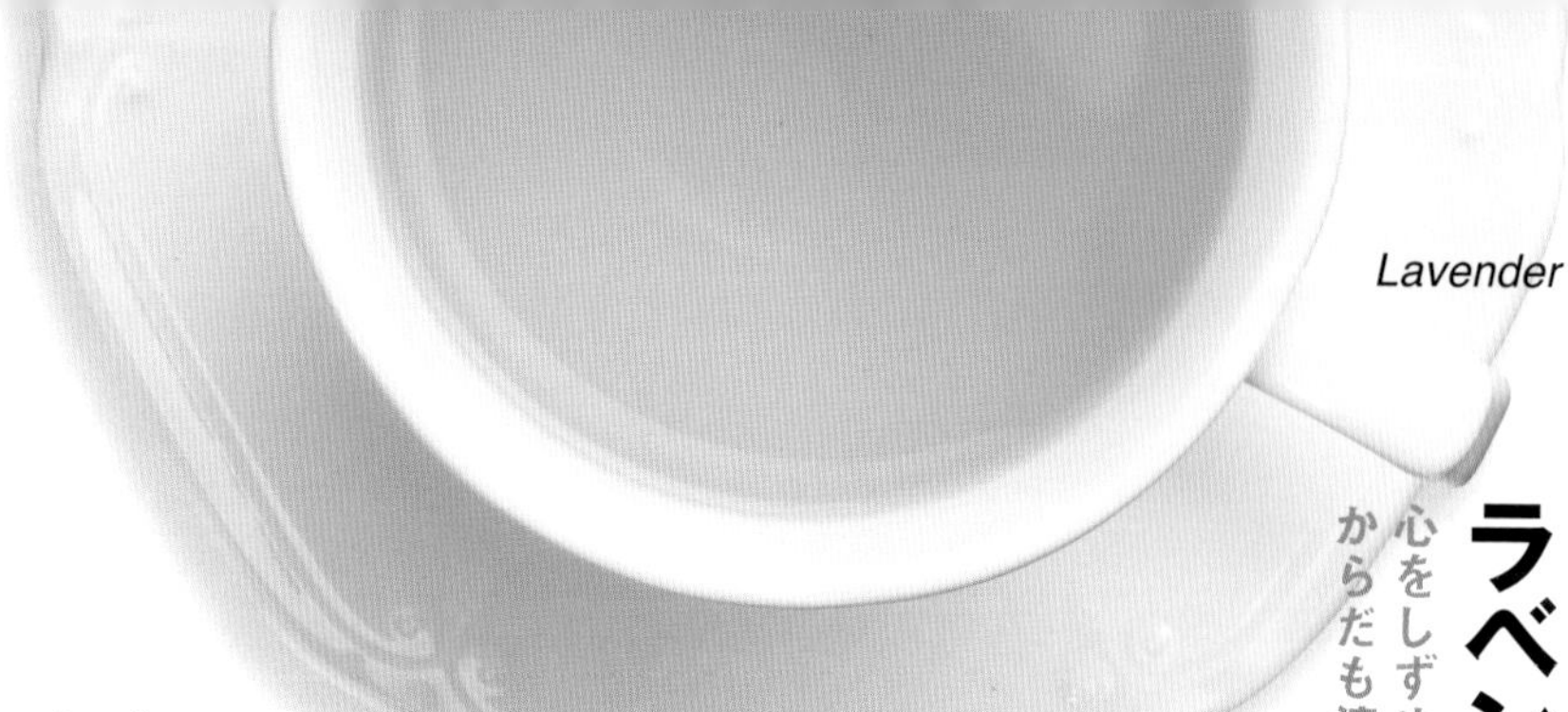

Lavender

ラベンダー

心をしずめてリラックス。からだも清浄に保つハーブの女王

そのすがすがしい香りと可憐な花が古くから愛され、「ハーブの女王」とも呼ばれるラベンダー。栽培品種は100種類を超えるといわれています。

不安やゆううつな気分で眠れない夜に、ラベンダーティーを飲んでみましょう。精神的なストレスをやわらげて、次第にリラックスし、心地よい眠りに誘われます。イライラしたときは、その心を落ち着かせてくれます。神経性の頭痛やめまいなどにも有効です。また、熱を伴う風邪やインフルエンザなどには、このティーを熱いうちに飲みましょう。発汗を促し、熱を下げるとともに、体外に毒素を排出するのにも役立ちます。

健康

美容

リラックス

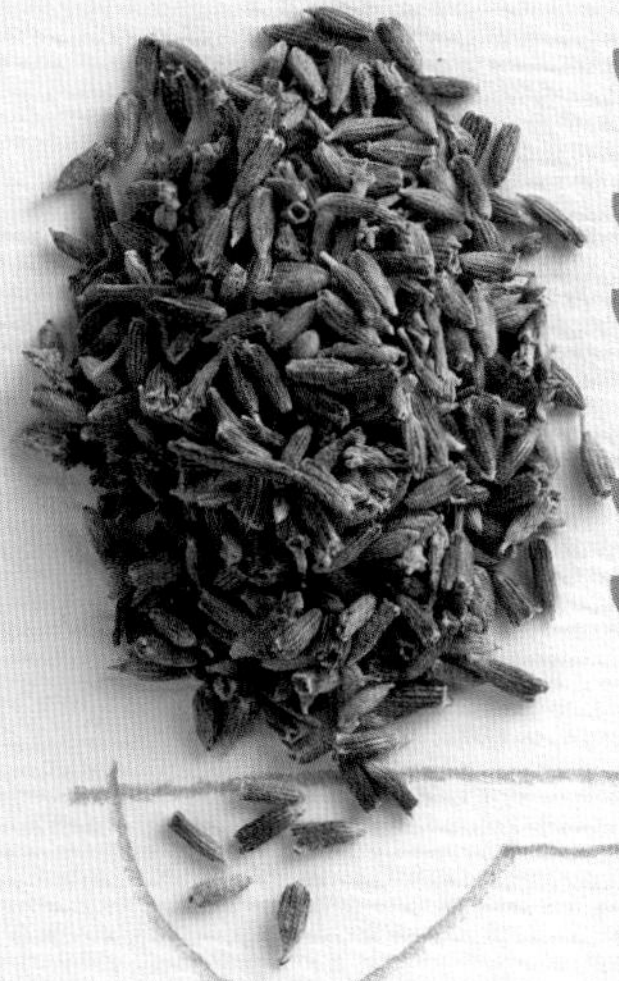

作用 鎮痛、抗菌、抗痙攣、駆風、鎮静、抗うつ、神経強壮

香りと味 シャープですがすがしい花の香りと味わい。

飲み方 シングルまたはブレンドで、通常の飲み方を。安眠には就寝1時間前に飲む。（レシピ／P172、173、174、175、181、182、192、198）

注意点 香りが強いので、ブレンドするときは少量を使用。

利用法 ティーを使ってフェイシャルスチームをする（ニキビ、肌あれに）。ヘアリンス、ポプリ、入浴剤、菓子類やジャム、ビネガーなどの香りづけに使う。蚊などの虫よけに使う。

- 学名／*Lavandula officinalis, Lavandula angustifolia*
- 科名／シソ科
- ティーに使う部分／花
- 主要成分／タンニン、クマリン、フラボノイド

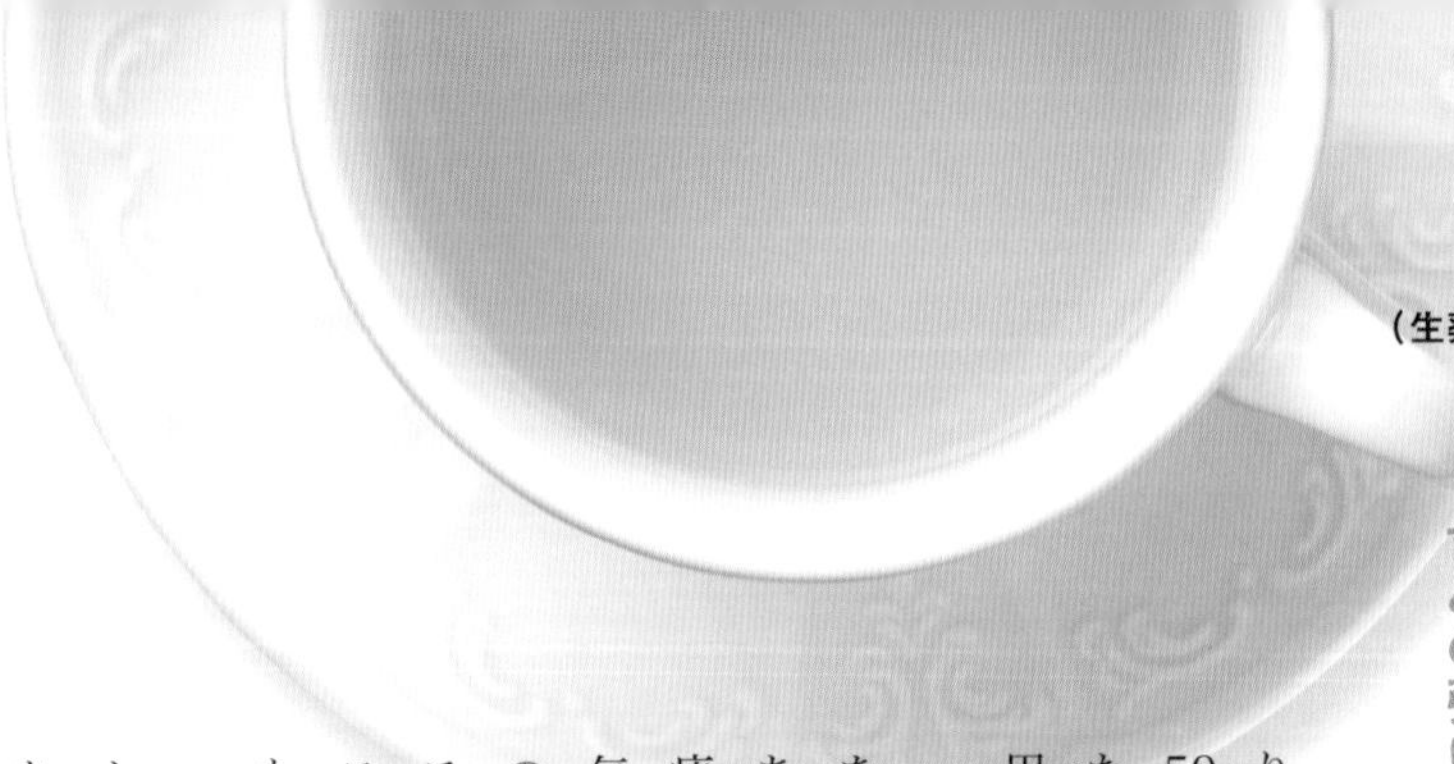

Liquorice
(生薬名 カンゾウ)

リコリス

胃炎やアレルギー症状を緩和する 甘みの強い低カロリーのハーブ

タバコや飲料、砂糖菓子などの香りづけに使われるリコリス。砂糖の50倍の甘さをもちながら低カロリーなので、ダイエット甘味料としても用いられています。

リコリスティーには、胃酸の分泌を抑え、胃の粘膜を保護する働きがあります。さらに抗アレルギー、去痰作用があることから、ぜんそくや気管支炎などの呼吸器を鎮静させるのにも有効。さらに、副腎皮質ホルモンと似た作用があるため、ストレスからくるうつやイライラ、消化不良などを緩和するのにも役立ちます。

シングルで入れると甘みが強いティーに。そのため、ほかのハーブの苦みをやわらげるためによく使われます。

健康

作用 抗炎症、解熱、去痰、利尿、抗アレルギー

香りと味 ほのかな森の香りと強い甘み。

飲み方 シングルだと甘みが強いので、ブレンドで通常の飲み方、または煎剤にして。
(レシピ／P181、183、184、185、195)

注意点 長期使用、多量の服用は避ける(1日の使用量1～5g、6週間の使用が上限)。適量を守り、妊娠中、授乳中、高血圧の場合は使用を避ける。

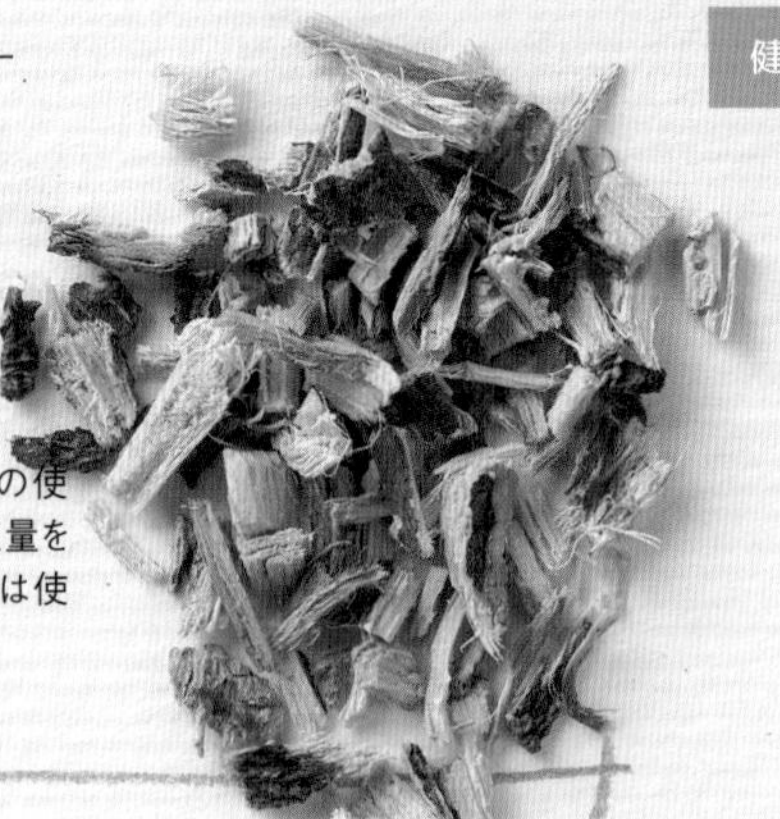

- 学名／*Glycyrrhiza glabra*
- 科名／マメ科
- ティーに使う部分／根
- 主要成分／配糖体(グリチルリチン、グリチルリチン酸など)、サポニン、フラボノイド、苦味質、精油、クマリン、アスパラギン、エストロゲン物質

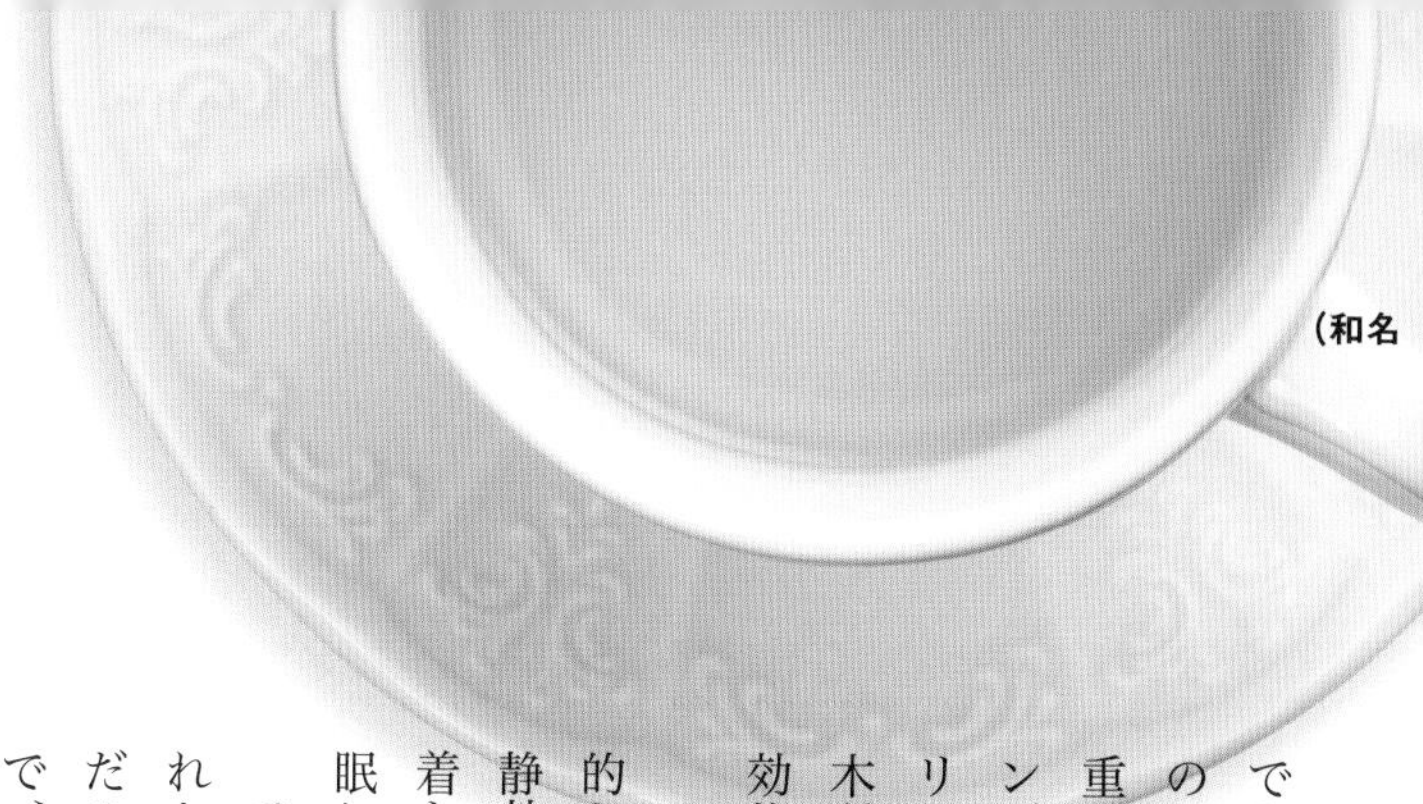

Linden
（和名　西洋ボダイジュ）

リンデン

心を落ち着かせるフラワー、むくみを解消するウッド

リンデンは、あらゆる部位が利用できるハーブ。ヨーロッパでは「千の用途をもつ木」として、昔から珍重されてきました。ティーには、リンデンフラワーと呼ばれる花と苞《ほう》、リンデンウッドと呼ばれる木部の白木質を用いますが、このふたつでは効能が違います。

リンデンフラワーティーは、精神的なストレスを緩和するすぐれた鎮静効果があります。イライラして落ち着かないときや、緊張や不安に満ちて眠れない夜に飲むとよいでしょう。

リンデンウッドティーには、すぐれた利尿作用があるのが特徴。からだの中の水分や老廃物を排出するので、むくみの改善に役立ちます。

健康
美容
リラックス

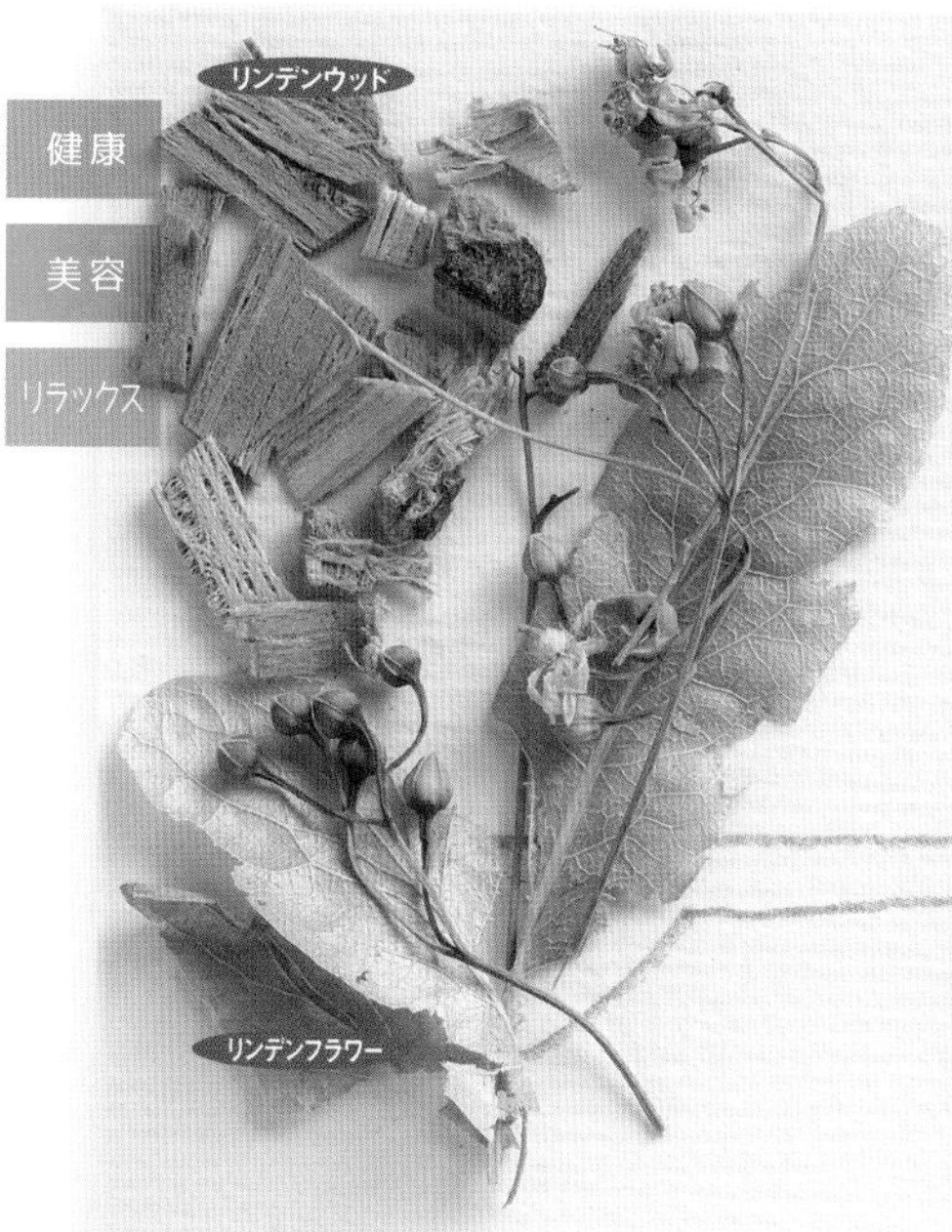

作用　**[リンデンフラワー]**発汗、利尿、鎮静
[リンデンウッド]利尿、浄化

香りと味　リンデンフラワーは甘く上品な香り、リンデンウッドは木の香りと味わい。

飲み方　シングルまたはブレンドで、通常の飲み方を。リンデンウッドの場合は、抽出時間を少し長めに、5～10分くらい。（レシピ／P173、174、176、177、184、194、198、199）

注意点　リンデンフラワーティーでの花粉アレルギー反応が報告されている。

- 学名／*Tilia europaea*
- 科名／アオイ科（シナノキ科）
- ティーに使う部分／花、苞、木部（白木質）
- 主要成分／フラボノイド配糖体（ルチン、ヒペロシド、ティリロシド）、アラビノガラクタン（粘液質）、タンニン、カフェ酸、クロロゲン酸、精油（ファルネソール）

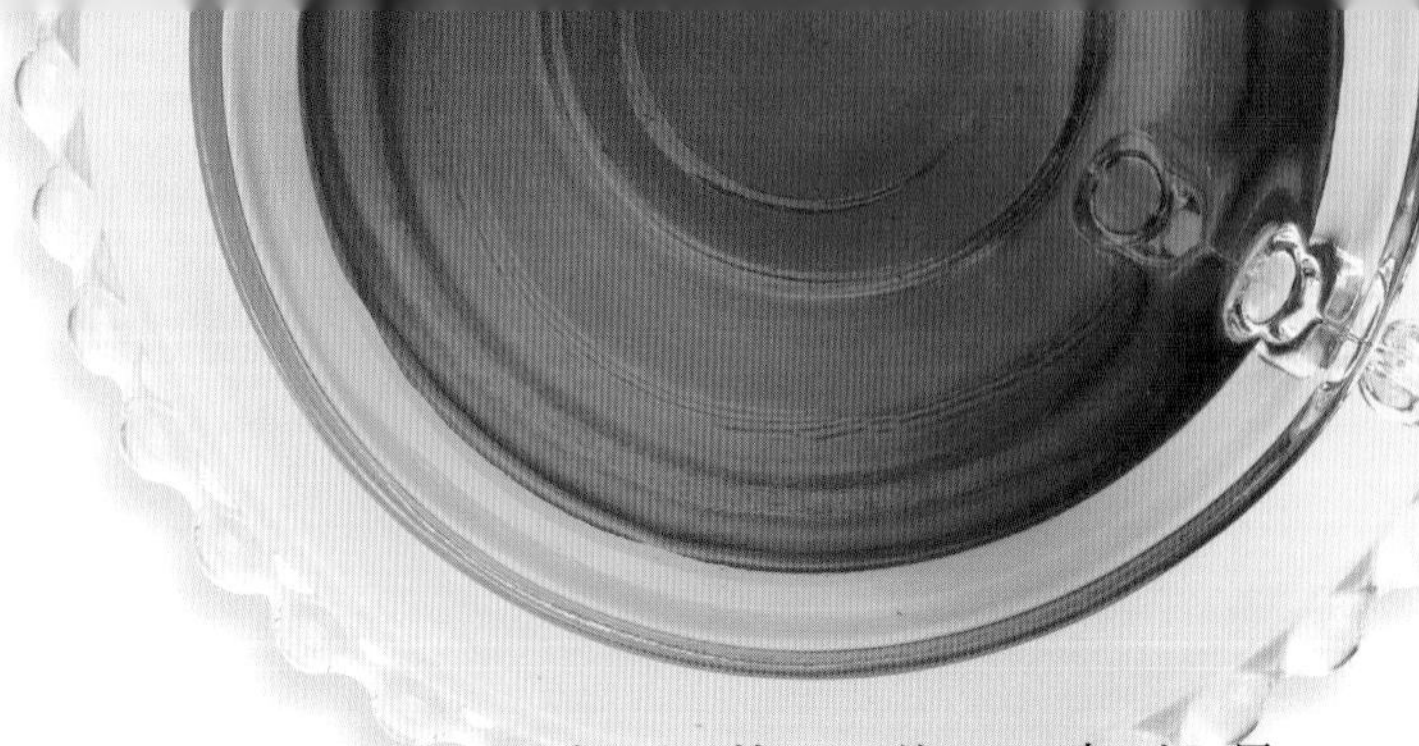

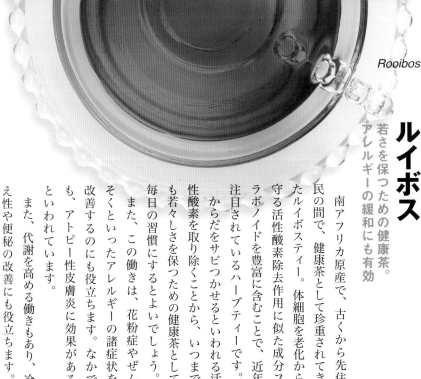

Rooibos

ルイボス

若さを保つための健康茶。アレルギーの緩和にも有効

南アフリカ原産で、古くから先住民の間で、健康茶として珍重されてきたルイボスティー。体細胞を老化から守る活性酸素除去作用に似た成分フラボノイドを豊富に含むことで、近年注目されているハーブティーです。

からだをサビつかせるといわれる活性酸素を取り除くことから、いつまでも若々しさを保つための健康茶として毎日の習慣にするとよいでしょう。

また、この働きは、花粉症やぜんそくといったアレルギーの諸症状を改善するのにも役立ちます。なかでも、アトピー性皮膚炎に効果があるといわれています。

また、代謝を高める働きもあり、冷え性や便秘の改善にも役立ちます。

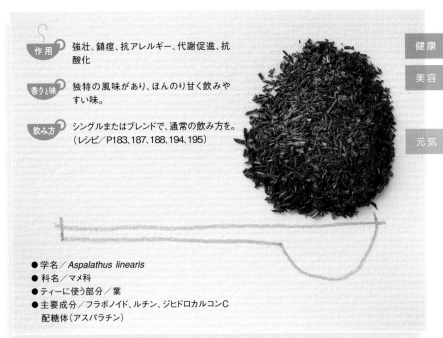

健康
美容
元気

作用　強壮、鎮痙、抗アレルギー、代謝促進、抗酸化

香りと味　独特の風味があり、ほんのり甘く飲みやすい味。

飲み方　シングルまたはブレンドで、通常の飲み方を。（レシピ／P183、187、188、194、195）

- 学名／*Aspalathus linearis*
- 科名／マメ科
- ティーに使う部分／葉
- 主要成分／フラボノイド、ルチン、ジヒドロカルコンC配糖体（アスパラチン）

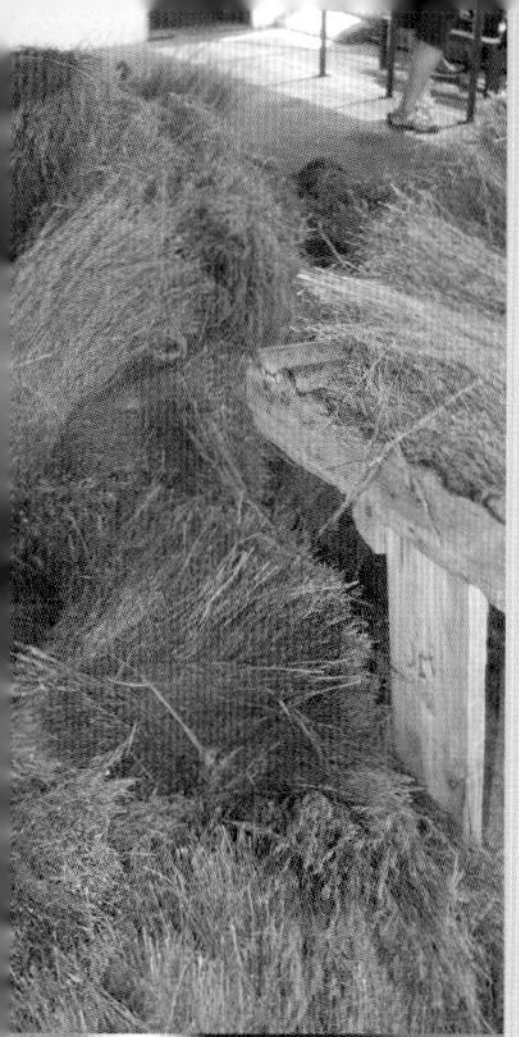

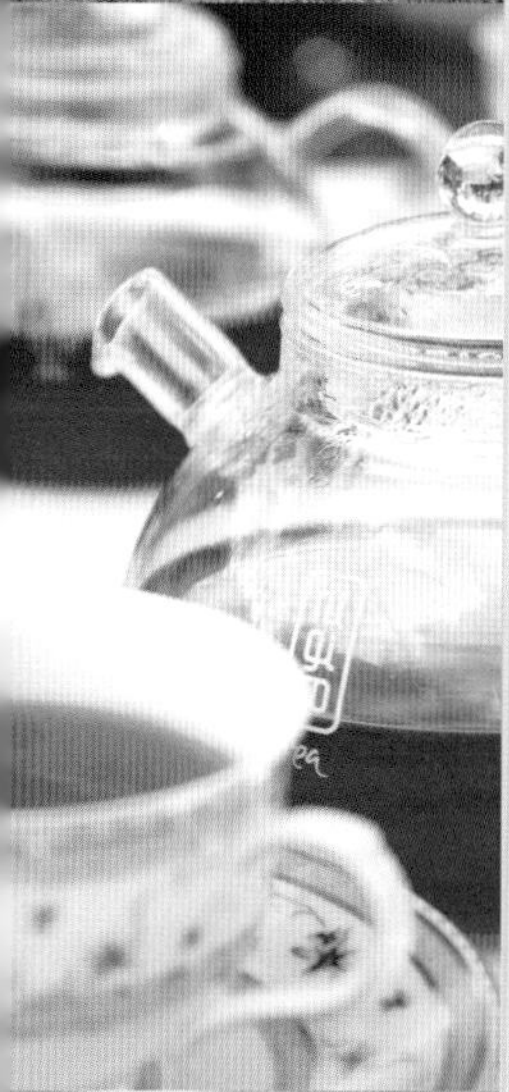

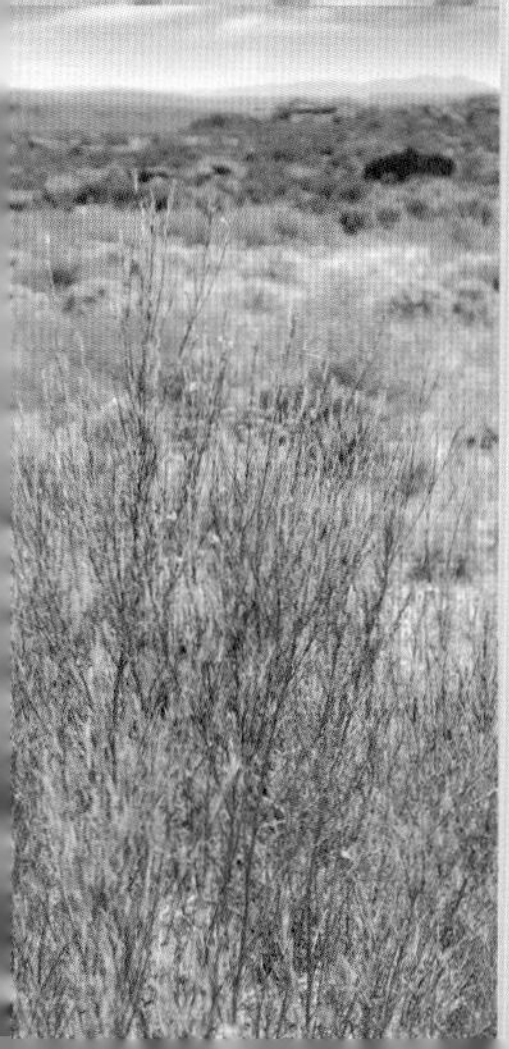

子どもにも安心！　からだ思いのルイボスティー

　ルイボスティーは、南アフリカの先住民族コイサン族の不老長寿のお茶で、薬草の使い方、動物の扱い方など、すべてに長けた人たちの栄養補給源でした。アフリカの過酷な環境下では、ルイボスティーで飢えをしのぐこともあったそうです。「ルイボス」とはRed bush＝赤い灌木《かんぼく》という意味です。

　ルイボスは南アフリカ共和国・セダルバーグ山麓だけに自生する固有の植物です。その辺りは古代の海底が隆起したといわれる土地で、地下深く、鉱脈が走ります。ルイボスは身の丈の３倍以上もの深さに根を張り、地中の水と鉄、亜鉛、セレンなどのミネラルを吸収して育ちます。ルイボスティーに含まれる成分は、古代の海水に似ているともいわれるのはそのためです。やせた土地、微少な降雨量、昼夜の激しい気温差、過酷な環境下で生き抜くルイボスの生命力、その力がルイボスの高い抗酸化作用の源です。

　ルイボスティー作りはワイン作りにも似ており、どちらも自然の力から得た科学であり芸術です。細い緑の葉を細かくカットし、水をかけ、アフリカの灼熱の太陽の下、マホガニーレッドに発酵させます。その後、湿った茶葉をゆっくりと大地の上で乾かします。

　南アフリカ共和国では子どものころから、もっといえばお母さんのお腹にいるときから、日常のお茶として愛飲されていますが、最近はノン・カフェインティーとしても市民権を得、世界中で飲まれています。ビタミンC、豊富なミネラル、特徴成分アスパラチンをはじめとする豊富なフラボノイドを含み、高い抗酸化作用があります。

　お茶で飲んだ後の茶葉を入浴剤にすることもできます。含有されるケルセチンに抗炎症作用があり、アレルギーを抑制するといわれます。南アフリカ共和国では医学的な研究も進められ、今後の発表が期待されます。

Red clover
（和名　ムラサキツメクサ）

レッドクローバー

女性のホルモンバランスを調節。呼吸器の感染症にも有効

中世イギリスでは、レッドクローバーの3枚の葉を、神、キリスト、精霊の三位一体と関連づけて考えられてもいました。1930年代には、この花は胸部、卵巣、リンパ腺のガン治療に使用されていましたが、最近では、ホルモン様作用のほうに関心が集まっているようです。

レッドクローバーティーは、イソフラボンを含み、女性のホルモンバランスを調節する働きから、更年期障害の諸症状を緩和するのに役立ちます。また、抗炎症、鎮静作用もあるため、呼吸器の感染症にも効果があるといわれています。せきを伴う風邪や気管支炎のときに飲むとよいでしょう。

健康

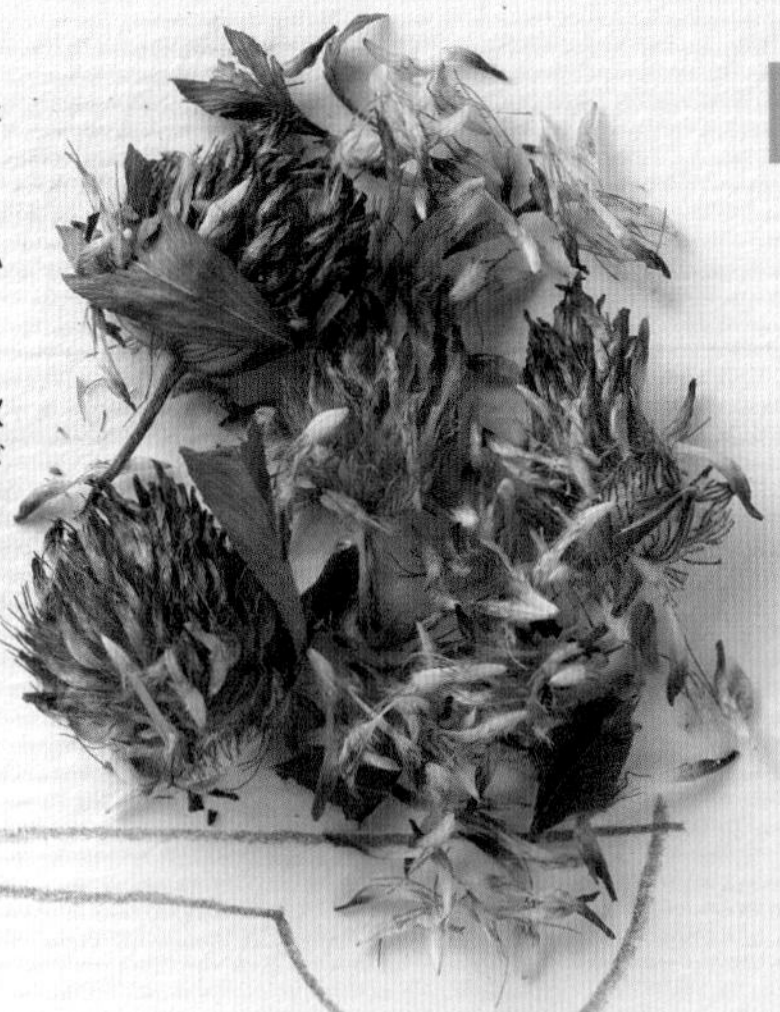

作用　抗菌、抗炎症、緩下、催乳、鎮静、ホルモン様

香りと味　すがすがしい草の香りで、くせのない味わい。

飲み方　シングルまたはブレンドで、通常の飲み方を。ハイビスカスなどとのブレンドがおすすめ。（レシピ／P183、185、187、189、198）

注意点　妊娠中や、子どもへの使用は避ける。

- 学名／*Trifolium pratense*
- 科名／マメ科
- ティーに使う部分／花穂
- 主要成分／フェノール配糖体、フラボノイド、クマリン、シアン配糖体、サリチル酸塩、フラボン類、イソフラボン類

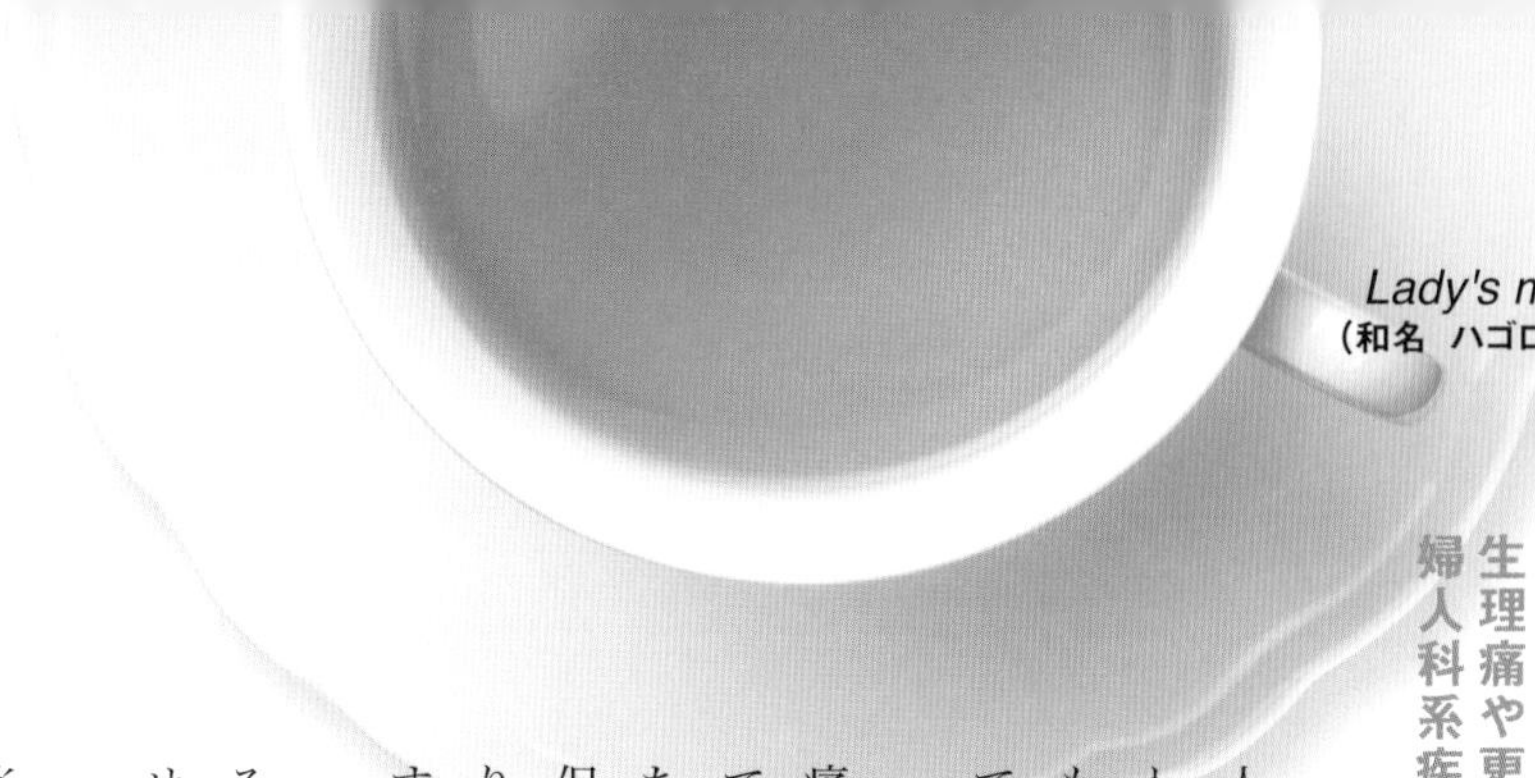

レディスマントル

生理痛や更年期障害など、婦人科系疾患に効く

Lady's mantle
（和名　ハゴロモグサ）

古くから魔力があると信じられ、婦人科系疾患に効果のある薬草として使われてきたレディスマントル。その名も、葉の形が聖母マリアのマントに似ていることに由来するといわれます。

レディスマントルティーは、生理痛をやわらげ、生理不順を改善して、正常な周期を取り戻すのに役立ちます。また、出産のときは陣痛を促し、産後の回復を助ける働きがあります。更年期障害の諸症状を緩和するのにも有効です。

さらに、すぐれた収れん作用があることから、下痢や胃腸炎を軽減させる効果があります。

抗炎症作用が、のどの痛みや口内炎もやわらげます。

健康

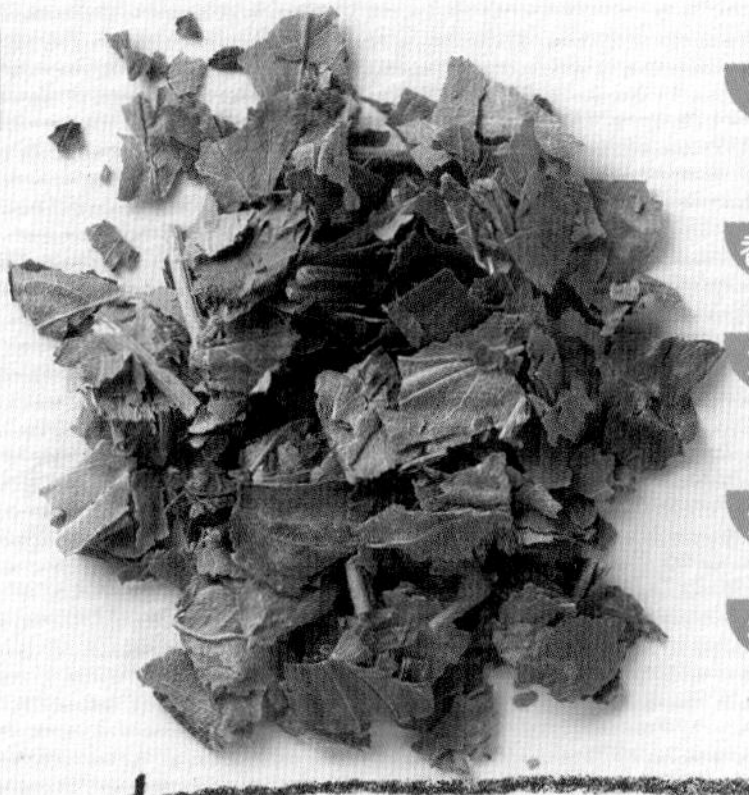

作用　収れん、月経調整、子宮刺激、消化促進、抗炎症、利尿

香りと味　干草のような香りで、味はほとんどない。

飲み方　シングルまたはブレンドで、通常の飲み方を。

注意点　妊娠中の使用は避ける。

利用法　ティーを化粧水として使う（湿疹、虫刺されなどに）。ティーを使ってうがいをする（のどの痛み、口内炎、歯肉の出血に）。

- 学名／*Alchemilla vulgaris*
- 科名／バラ科
- ティーに使う部分／葉、花
- 主要成分／タンニン、苦味質、精油、サリチル酸

Lemongrass

レモングラス

殺菌効果が腹痛や発熱を緩和。消化を促すので食後のティーにも

タイ料理のトムヤムクンなどに使われる、東南アジアのエスニック料理には欠かせない食用レモングラス。インドでは数千年前から、感染症や熱病に効く薬草として利用されてきました。

この葉には殺菌作用があるため、レモングラスティーは、腹痛や下痢、頭痛、発熱、インフルエンザの症状を緩和するのに役立ちます。

また、胃の働きを刺激して消化を促す効果もあるので、食後のティーにもおすすめです。食べ過ぎたときの胃もたれにも効果があるでしょう。

ティーは、ドライハーブとフレッシュハーブ、どちらも利用できますが、フレッシュはみずみずしさが楽しめます。

健康

リラックス

作用 殺菌、健胃、消化促進

香りと味 レモンに似たさわやかな香りとかすかな酸味。

飲み方 フレッシュハーブはカップ1杯に対して15cmくらいを刻んで使って。ドライハーブは通常の飲み方で。シングルまたはブレンドで。(レシピ／P172、176、177、178、179、180、188、191、194、201)

注意点 妊娠中の使用は避ける。

利用法 バスタブに入れて入浴する(リフレッシュしたいときに)。袋に詰めてタンスやクローゼットに入れておく(虫除け、消臭に)。

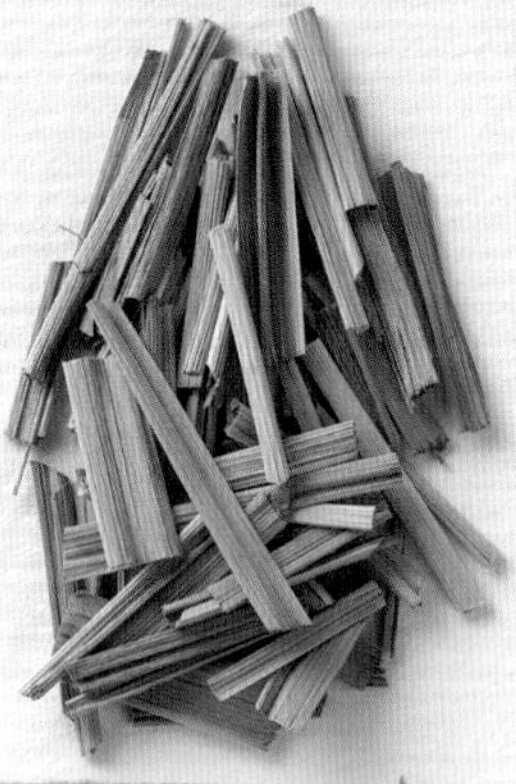

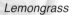

- 学名／*Cymbopogon citratus*
- 科名／イネ科
- ティーに使う部分／地上部
- 主要成分／精油

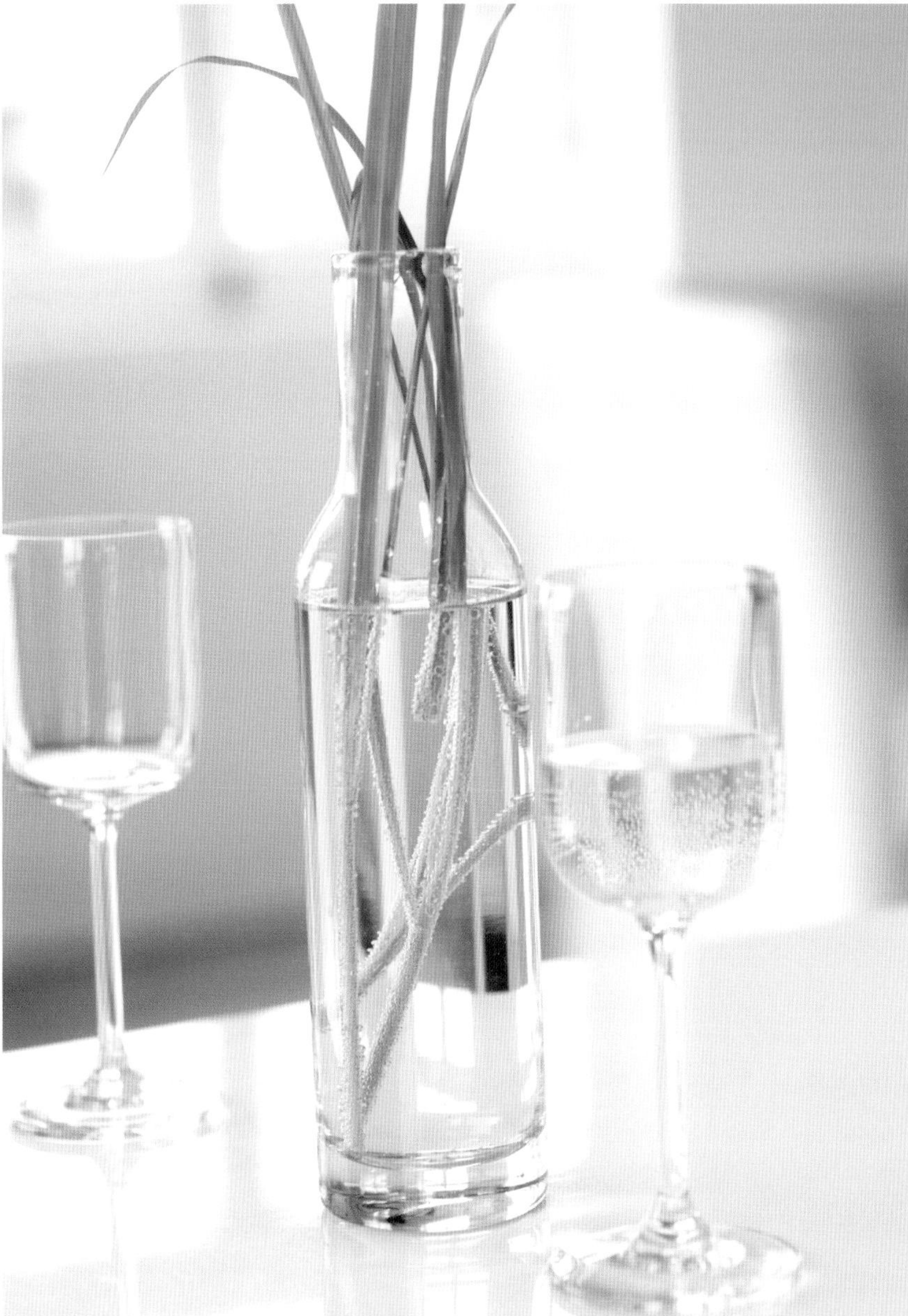

レモングラス入りワインの作り方
白ワイン（750mℓ）のボトルにレモングラス（15cm程度を15〜20枚）を入れて、1日置いておくだけ。ワインがよりフルーティーに。使用するのは安価なワインで十分。

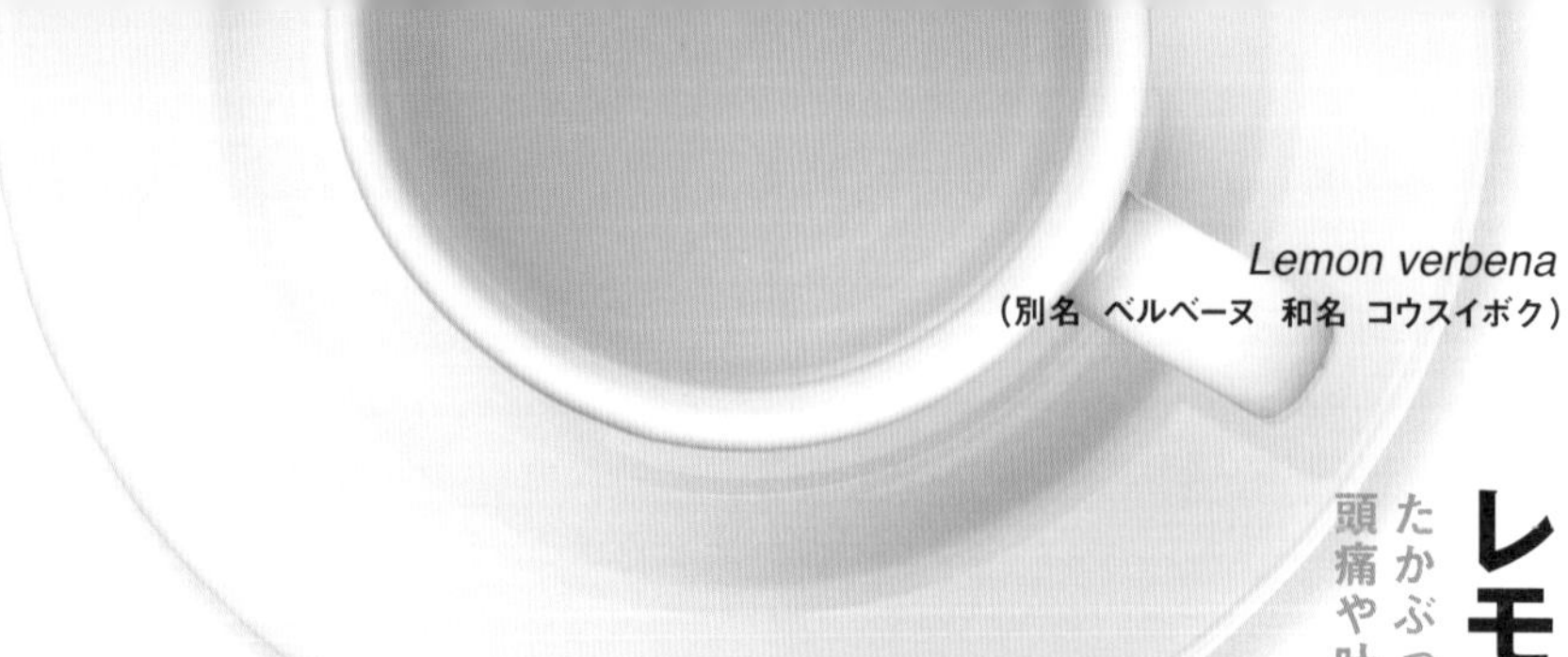

Lemon verbena
（別名　ベルベーヌ　和名　コウスイボク）

レモンバーベナ

たかぶった神経をしずめてリラックス。頭痛や吐き気を緩和するのにも役立つ

アンデス地方原産のレモンバーベナ。現地では、鎮静と消化促進作用のある薬草として、ティーやスパイスに利用されてきました。フランスでは、レモンバーベナティーはポピュラーな飲み物で、「ベルベーヌ」という名でカフェのメニューにもなっています。

ドライハーブとフレッシュハーブ、どちらでも使え、ドライのものは安定した味と香りが楽しめます。さわやかなレモンの香りが、神経のたかぶりをしずめて元気を与えてくれるでしょう。さらに、鎮静作用が頭痛や吐き気をやわらげるのにも役立ちます。

また食後に飲むと、消化を促して胃腸の働きを助けます。

健康

リラックス

作用　鎮静、消化促進、強壮、リラックス

香りと味　さわやかなレモンの香りと酸味。

飲み方　ドライは軽く手で揉んでから抽出する。シングルまたはブレンドで、通常の飲み方を。フレッシュハーブも使える。（レシピ／P172、178、180、194）

利用法　バスタブに入れて入浴する（リラックスしたいときに）。サシェ、ハーブピローの中に入れて使う（リラックスしたいときに）。肉や魚、サラダなどの料理に使う。ゼリーやケーキなどのお菓子に使う。

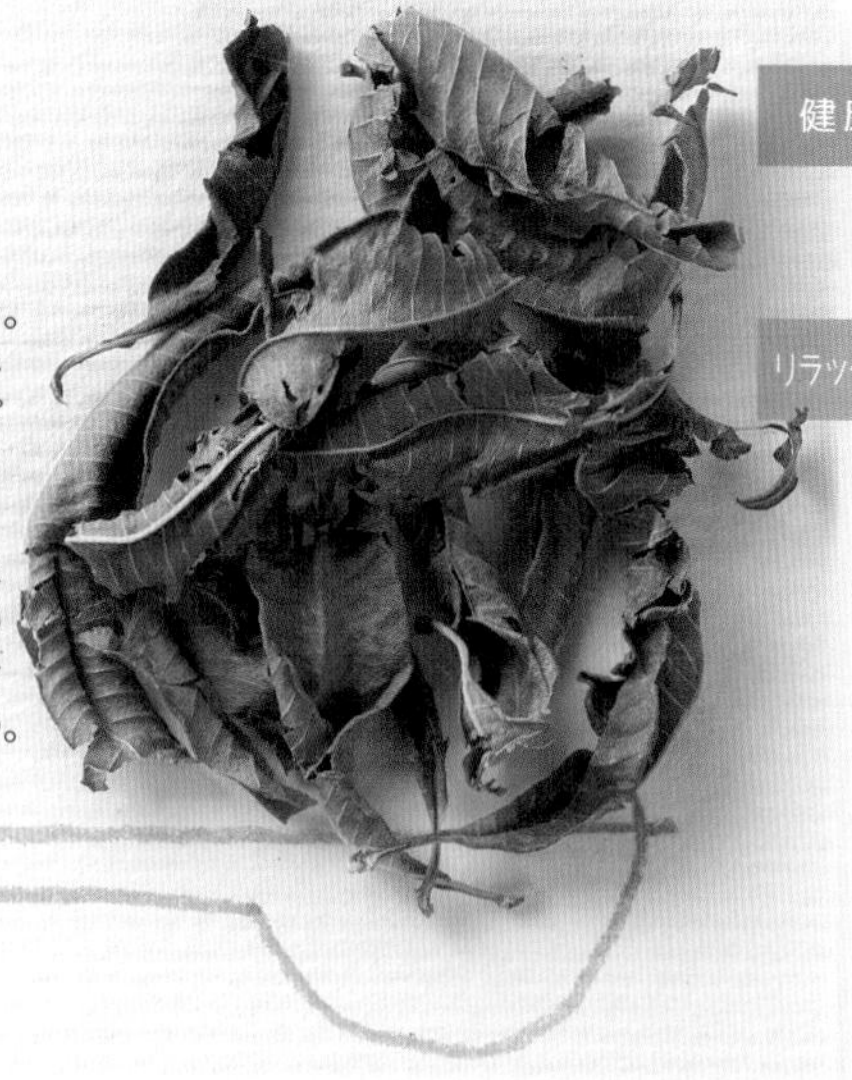

- 学名／*Aloysia triphylla*
- 科名／クマツヅラ科
- ティーに使う部分／葉
- 主要成分／精油

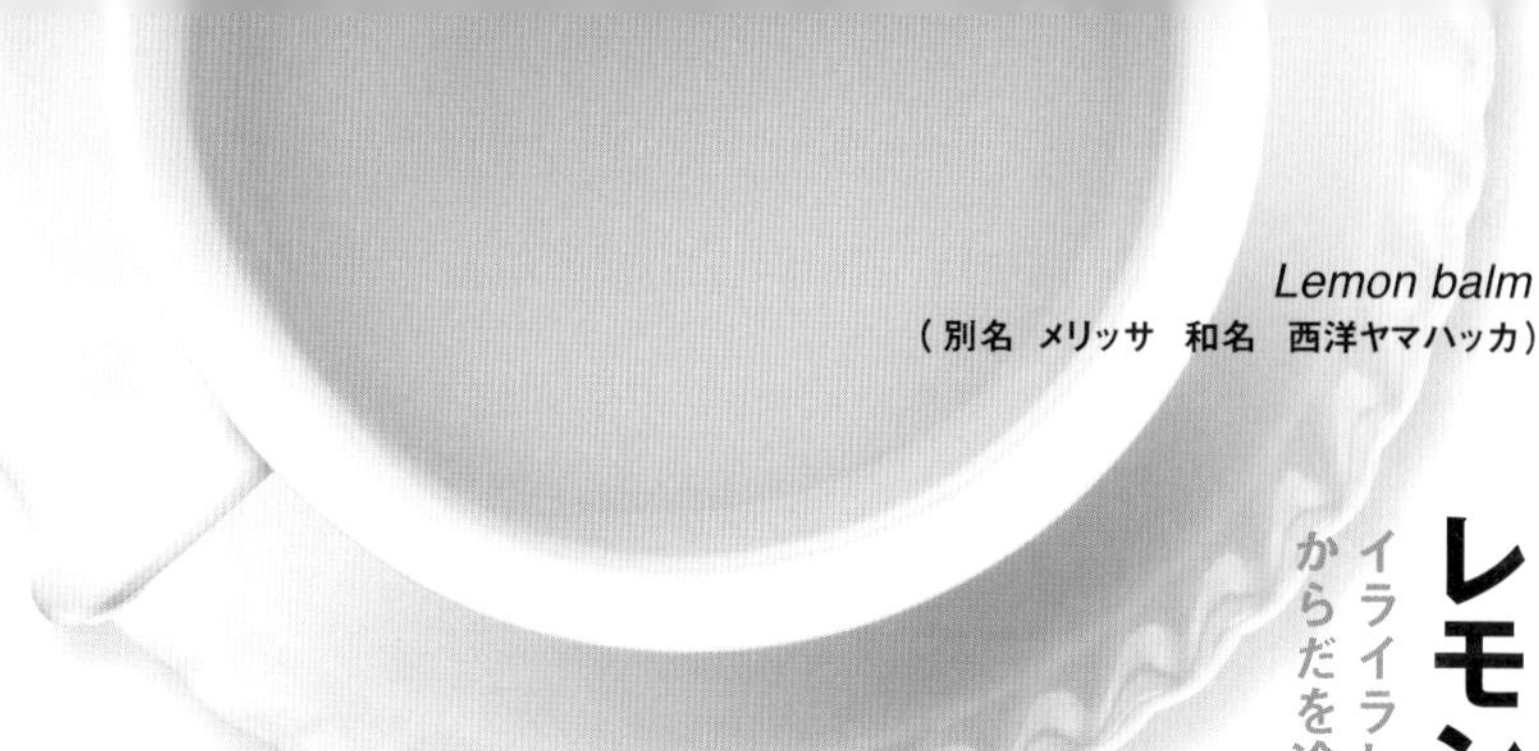

Lemon balm

（別名　メリッサ　和名　西洋ヤマハッカ）

レモンバーム

イライラした気分をしずめ、からだを冷やすのに有効

古くから、レモンバームティーを飲めば長生きをし、記憶力が高まるといわれ、レモンバームは長寿のシンボルとされてきました。

抗うつと強壮作用があるため、イライラするときや不安、緊張感が続くときは、冷たいティーを飲むと気持ちが落ち着きます。また、熱を伴う風邪のときは、ホットティーを熱いうちに飲みましょう。発汗を促して症状を緩和します。

消化を促す効果もあり、食後のティーにもおすすめです。

ティーは、ドライとフレッシュのどちらのハーブでも作れますが、香りをより楽しみたいときは、フレッシュハーブを使いましょう。

健康

リラックス

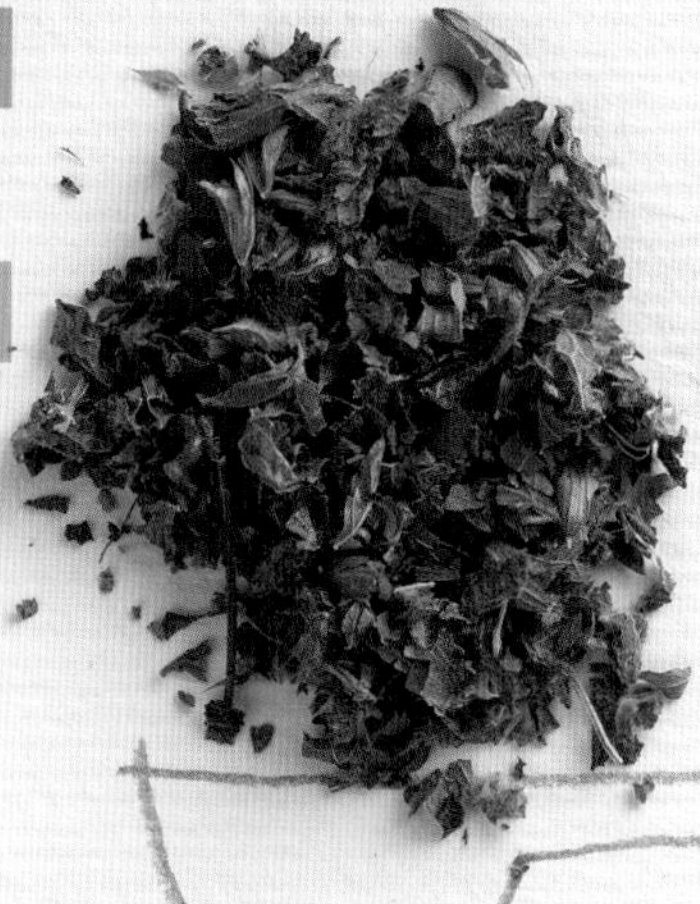

作用　鎮静、抗うつ、抗菌、鎮痙、神経強壮、発汗、消化促進、血圧降下、駆風

香りと味　レモンのようにさわやかで、酸味はなく、すっきりとした味わい。

飲み方　シングルまたはブレンドで、通常の飲み方を。不安症や消化のトラブルには食前に、安眠には就寝1時間前に。フレッシュハーブの利用はとくにおすすめ。（レシピ／P172、173、174、176、177、178、181、182、184、190、191、192、193、194、198、199）

利用法　バスタブに入れて入浴する（イライラや緊張、不眠に）。ティーを使ってフェイシャルスチームをする（発汗を促す）。

- 学名／*Melissa officinalis*
- 科名／シソ科
- ティーに使う部分／地上部
- 主要成分／精油、ポリフェノール、タンニン、苦味質、フラボノイド、ロスマリン酸、トリテルペノイド、樹脂

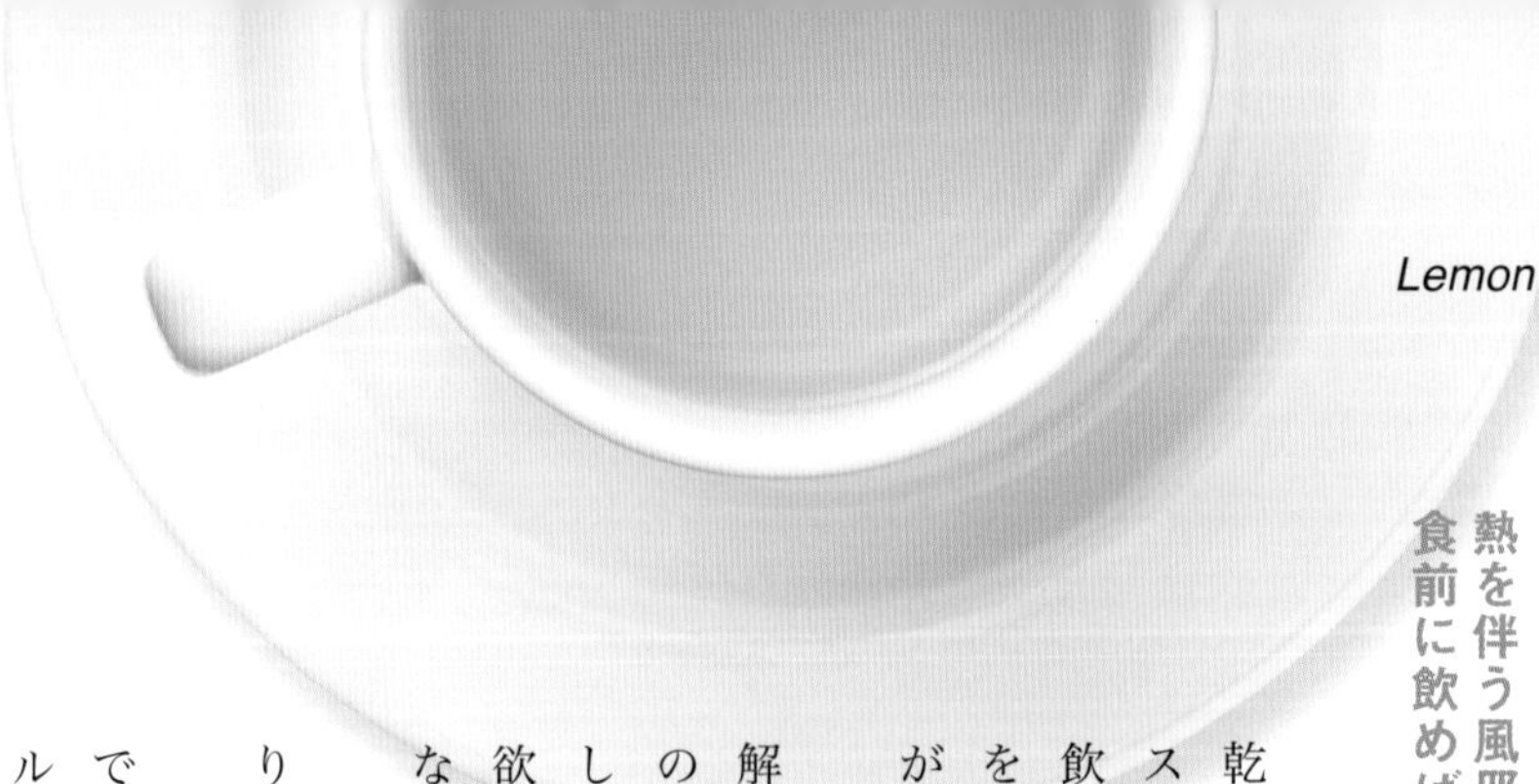

Lemon peel

レモンピール

熱を伴う風邪の症状を緩和。食前に飲めば食欲を促す

レモンピールは、レモンの果皮を乾燥させたもの。フランスやイギリスでは昔から、風邪をひいたときの飲み物として、お湯にレモンと砂糖を加えたホットドリンクを飲む習慣があります。

レモンピールティーには、抗菌、解熱作用があるので、熱を伴う風邪のときは、熱いうちに飲むとよいでしょう。また、さわやかな酸味が食欲を促すので、食べ物がのどを通らないときに役立ちます。

ブレンドに加えると酸味が加わり、飲みやすく、コクが出ます。

無農薬のレモンの皮を削り、自分で乾かすと、香りのよいレモンピールが手作りできます。

健康

作用 抗菌、抗酸化、解熱、利尿、食欲増進、刺激

香りと味 レモンのさわやかな香りと、軽い苦み。

飲み方 シングルまたはブレンドで、抽出時間は長めに、5分くらい。

利用法 バスタブに入れて入浴する（疲労回復に）。

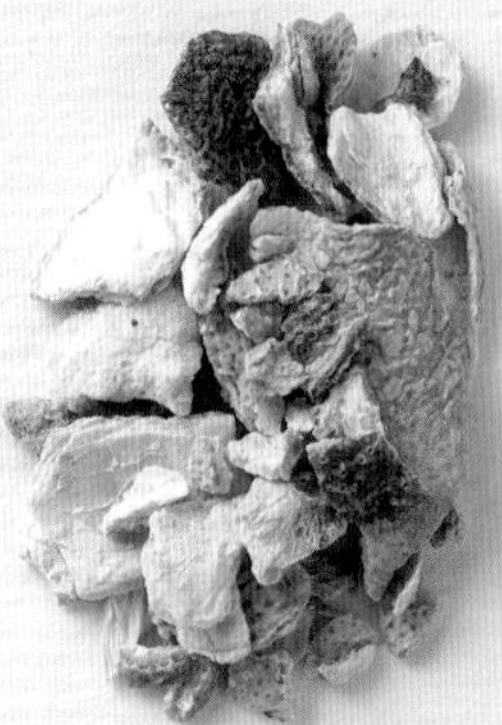

- 学名／*Citrus limon*
- 科名／ミカン科
- ティーに使う部分／果皮
- 主要成分／ビタミン類、フラボノイド、粘液質

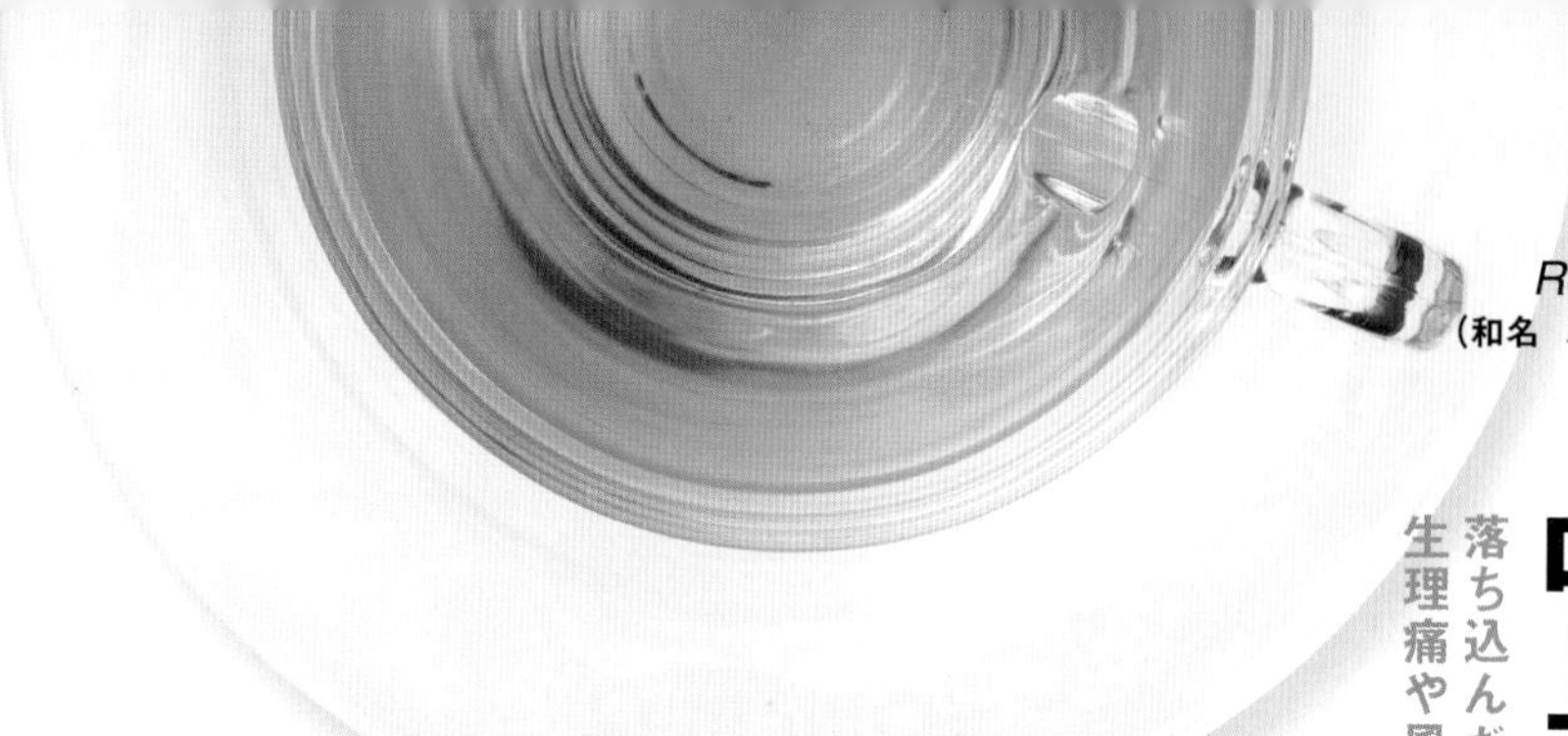

Rose
（和名　バラ）

ローズ

落ち込んだ気持ちを盛り上げる。生理痛や風邪、便秘にも役立つ

「花の女王」とたたえられるにふさわしい、甘く上品な香りのローズ。肌を若々しく保つ効果があることから「若返りの薬」として珍重され、かのクレオパトラも美しさを磨くため、お風呂をローズの花で満たしていたといわれています。

ローズティーは、疲れているときや気分が落ち込んでいるときにおすすめのティー。過敏な神経をやさしくしずめて、明るく前向きな気持ちにさせます。また、女性の生殖器の充血を軽減する働きがあり、生理痛や生理不順、不妊にも有効。そのほか、肝臓や胃腸の疲れ、熱を伴う風邪、便秘、下痢、むくみなど、多岐にわたり効果が期待できます。

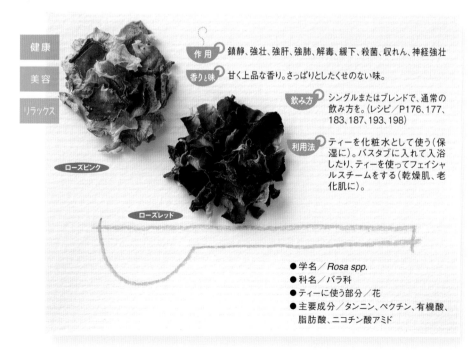

健康
美容
リラックス

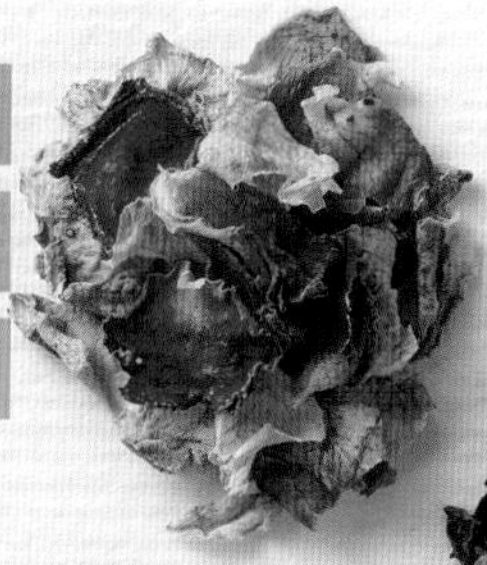

ローズピンク

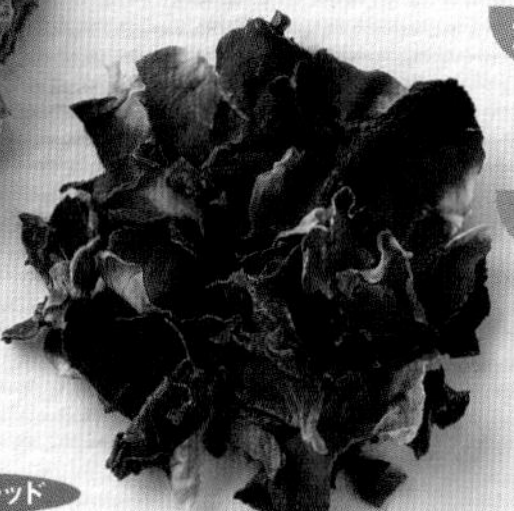

ローズレッド

作用 鎮静、強壮、強肝、強肺、解毒、緩下、殺菌、収れん、神経強壮

香りと味 甘く上品な香り。さっぱりとしたくせのない味。

飲み方 シングルまたはブレンドで、通常の飲み方を。（レシピ／P176、177、183、187、193、198）

利用法 ティーを化粧水として使う（保湿に）。バスタブに入れて入浴したり、ティーを使ってフェイシャルスチームをする（乾燥肌、老化肌に）。

- 学名／*Rosa spp.*
- 科名／バラ科
- ティーに使う部分／花
- 主要成分／タンニン、ペクチン、有機酸、脂肪酸、ニコチン酸アミド

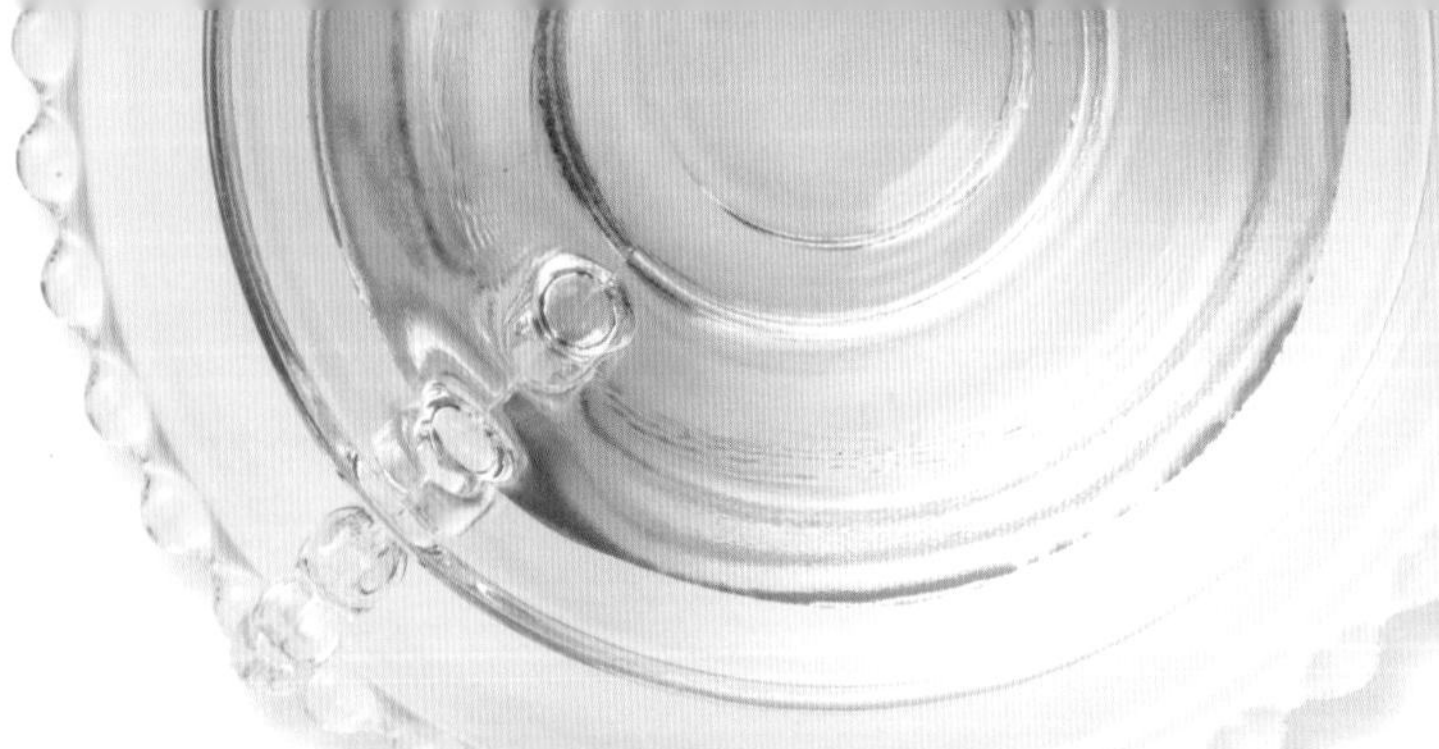

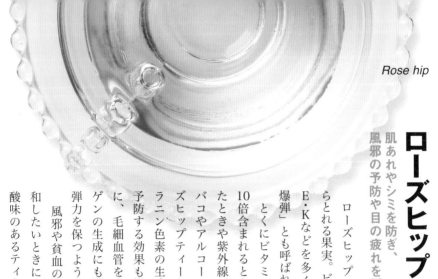

Rose hip

ローズヒップ

肌あれやシミを防ぎ、風邪の予防や目の疲れを緩和

ローズヒップは、ドッグローズからとれる果実。ビタミンA・B・C・D・E・Kなどを多く含む「ビタミンの爆弾」とも呼ばれています。

とくにビタミンCは、レモンの約10倍含まれるともいわれます。疲れたときや紫外線が気になるとき、タバコやアルコールを好む人は、ローズヒップティーを飲みましょう。メラニン色素の生成を防いで、シミを予防する効果も期待できます。さらに、毛細血管を丈夫にして、コラーゲンの生成にも関係するので、肌の弾力を保つように働きます。

風邪や貧血の予防、目の疲れを緩和したいときにも役立つさわやかな酸味のあるティーです。

健康　美容　元気

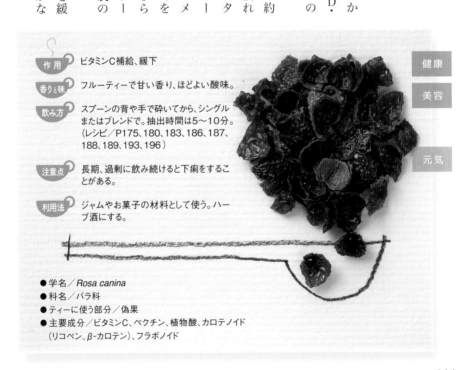

作用 ビタミンC補給、緩下

香りと味 フルーティーで甘い香り、ほどよい酸味。

飲み方 スプーンの背や手で砕いてから、シングルまたはブレンドで。抽出時間は5〜10分。（レシピ／P175、180、183、186、187、188、189、193、196）

注意点 長期、過剰に飲み続けると下痢をすることがある。

利用法 ジャムやお菓子の材料として使う。ハーブ酒にする。

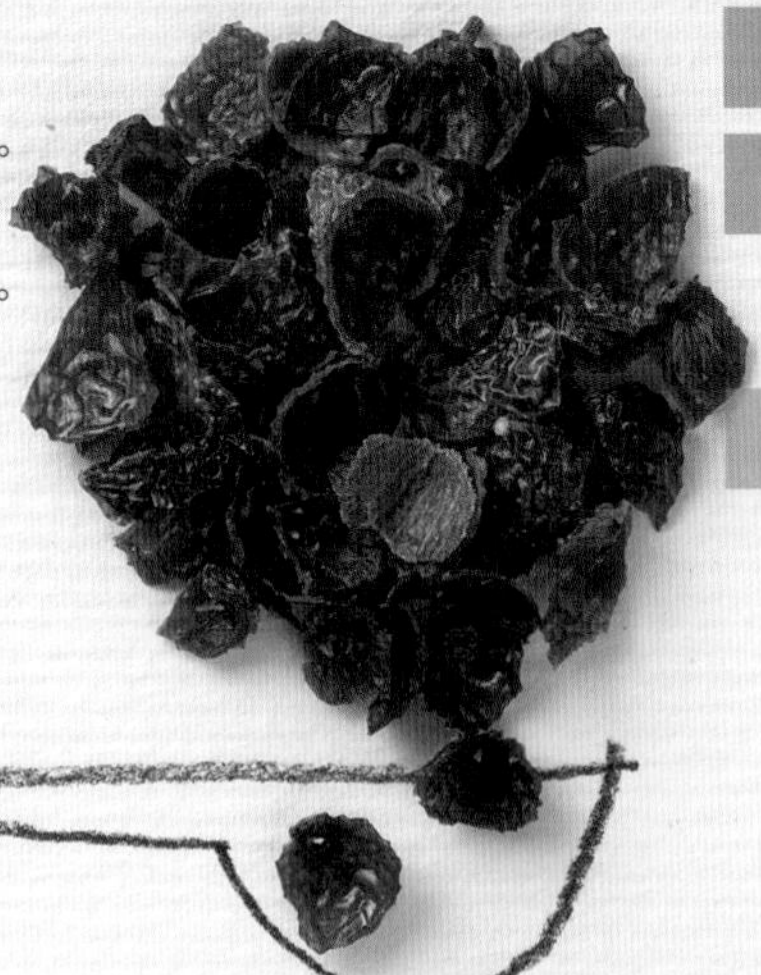

- 学名／*Rosa canina*
- 科名／バラ科
- ティーに使う部分／偽果
- 主要成分／ビタミンC、ペクチン、植物酸、カロテノイド（リコペン、β-カロテン）、フラボノイド

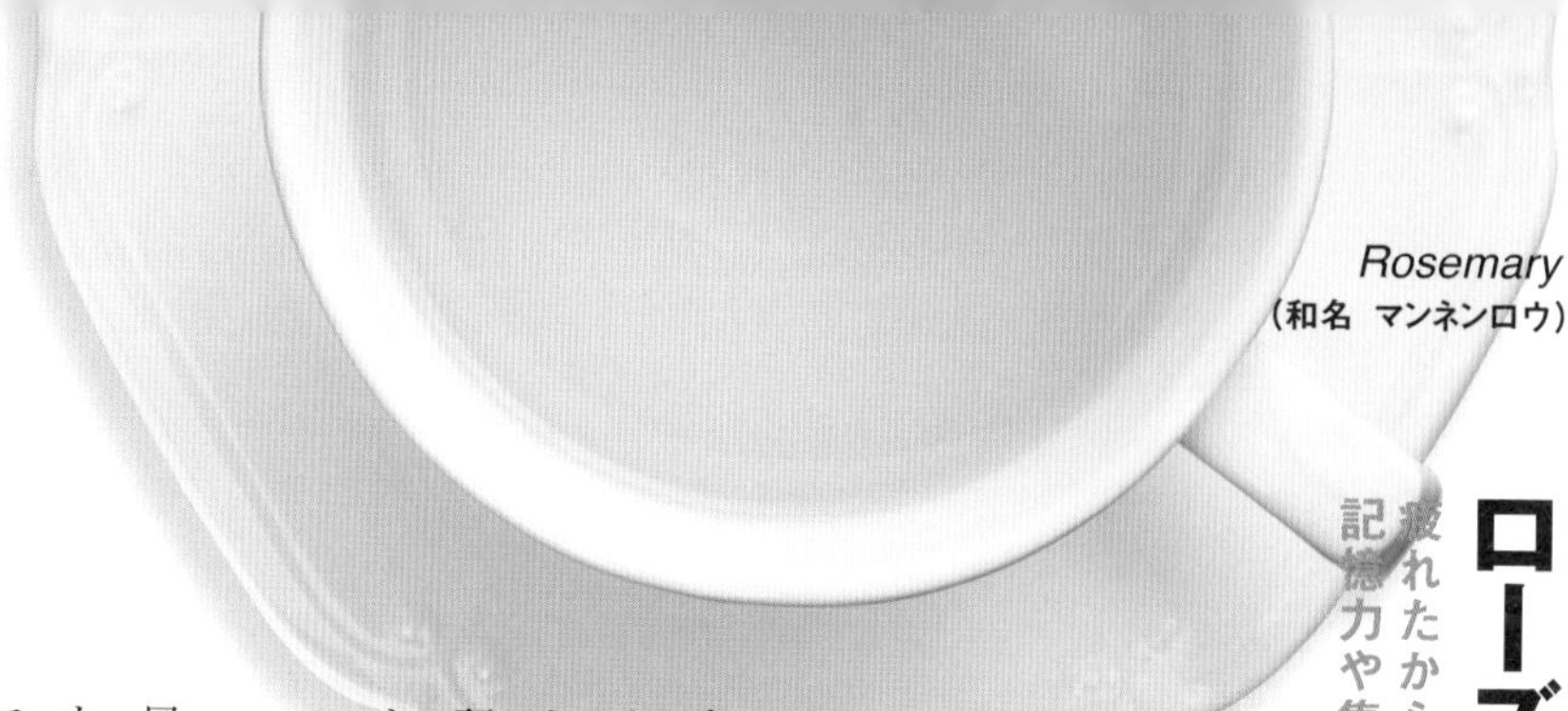

Rosemary
（和名　マンネンロウ）

ローズマリー

疲れたからだの回復を助け、記憶力や集中力を高める

古代ギリシャ、ローマ時代から若さを保つ薬草として利用されてきたローズマリー。この名がラテン語の「海のしずく」という言葉に由来するように、波しぶきのような色と形の花を咲かせます。

ローズマリーティーは、血行を促して代謝を活発にし、心身の活力を高めるのに効果的。過労気味のときや病後に飲めば、からだの回復を早めます。また、脳の働きを活性化して、記憶力や集中力を高める作用もあるといわれています。試験勉強や会議の前に飲むとよいでしょう。

さらに、殺菌、消化作用にもすぐれ、風邪や頭痛、消化不良の緩和にも役立ちます。ドライでもフレッシュハーブでも楽しめます。

健康
美容
元気

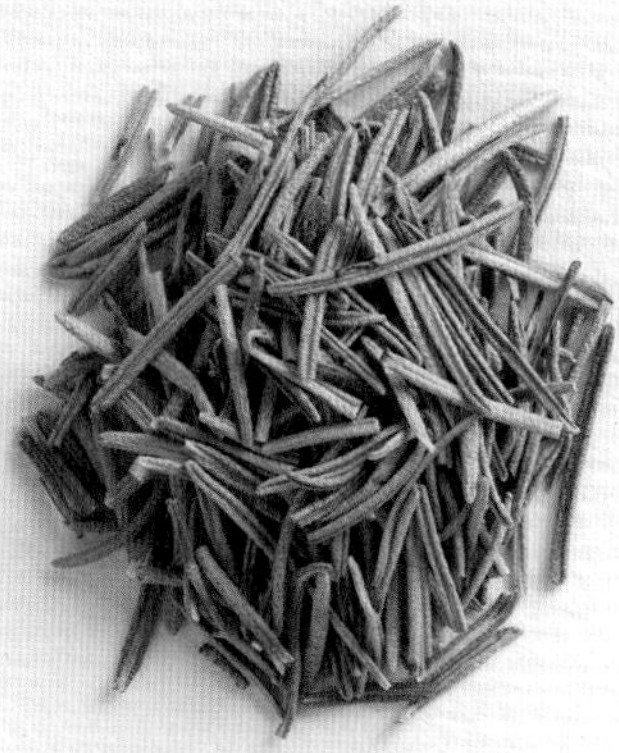

作用　抗酸化、去痰、うっ滞除去、血行促進、消化促進、収れん、駆風、抗痙攣、抗うつ、利尿、殺菌

香りと味　目が覚めるような刺激的な味と香り。

飲み方　シングルまたはブレンドで、通常の飲み方を。フレッシュハーブも使える。（レシピ／P174、176、178、179、198、199）

注意点　妊娠中や高血圧の人は使用を避ける。

利用法　ティーを化粧水として使う（老化肌に）。ティーでうがいをする（風邪の予防に）。ティーをリンス＆ヘアトニックとして使う（育毛に）。バスタブに入れて入浴する（血行促進に）。洗面器に入れて足浴をする（足の疲れをとる）。葉の粉末をお菓子やパンの風味づけや、魚や肉料理の臭み消しに使う。

- 学名／*Rosmarinus officinalis*
- 科名／シソ科
- ティーに使う部分／葉
- 主要成分／精油、フラボノイド、フェノール酸、カルノシン酸（ロスマリネシン）、ロスマリン酸、トリテルペン酸、タンニン、苦味質、樹脂

Wild strawberry

ワイルドストロベリー

胃腸や消化器の不調を改善し、からだの熱を下げるのにも役立つ

ひところ、幸せを呼ぶ植物として人気が高まったワイルドストロベリー。この葉で入れたティーは、フルーティーというより、番茶に似た味わいで、くせがなく飲みやすいのが特徴です。

ワイルドストロベリーティーは健康全般によいとされ、胃腸の炎症や感染症、下痢などの消化器の不調、リウマチ性の痛風などを緩和するのに役立ちます。また、腎臓の働きを活発にし、体内の浄化を促すことから、膀胱炎や水太りによる肥満を解消するのに役立ちます。肝臓の機能を正常に保つのにも有効。

さらに、からだを冷やす働きもあることから、熱を伴う風邪のときに飲んでもよいでしょう。

健康

美容

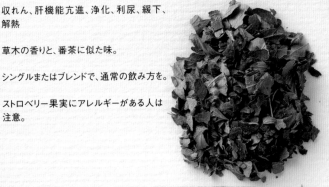

作用 収れん、肝機能亢進、浄化、利尿、緩下、解熱

香りと味 草木の香りと、番茶に似た味。

飲み方 シングルまたはブレンドで、通常の飲み方を。

注意点 ストロベリー果実にアレルギーがある人は注意。

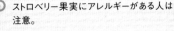

- 学名／*Fragaria vesca*
- 科名／バラ科
- ティーに使う部分／葉
- 主要成分／クエン酸、粘液質、精油、ペクチン、糖質、ビタミン類、サリチル酸塩、ミネラル

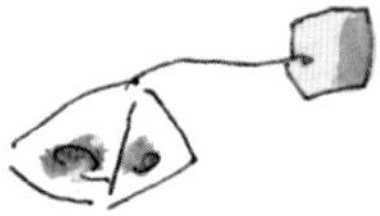
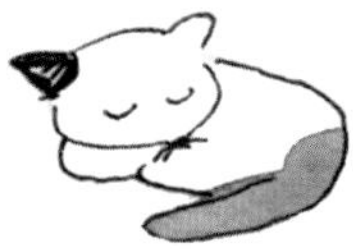
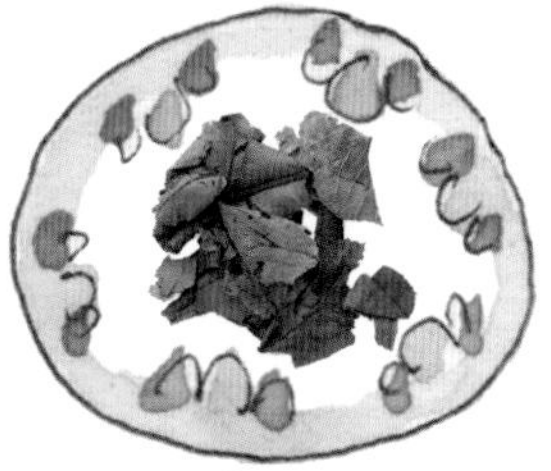

グァバ葉

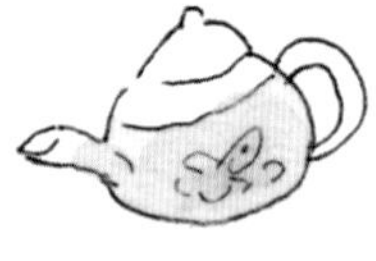

そのほかのハーブティー

グァバ葉

Guava（和名 バンジロウ）

グァバは、熱帯や亜熱帯地域を原産地とする、3～4mほどの樹高の常緑中高木植物です。日本では沖縄がもっとも有名な生産地で、沖縄の人たちはその果実をバンシルーと呼んでいます。葉には、グァバ葉特有の高分子ポリフェノール「グァバ葉ポリフェノール」が含まれ、糖の吸収をおだやかにする働きがあります。

- ●学名／*Psidium guajava*
- ●科名／フトモモ科
- ●ティーに使う部分／葉
- ●主要成分／ポリフェノール

ブラックカラント

Black currant（和名 クロフサスグリ）

カシスとも呼ばれるブラックカラントは、ヨーロッパの中部および東部に広く自生しています。実はジャムやワインづくりなどに使われ、親しまれていますが、ハーブティーに使うのは葉の部分。ポリフェノールの一種であるフラボノイド類を含みます。そのため、抗酸化作用、ストレス緩和などが期待できます。

- ●学名／*Ribes nigrum*
- ●科名／ユキノシタ科あるいはスグリ科
- ●ティーに使う部分／葉
- ●主要成分／フラボノイド（ケンフェロール、クエルセチンなど）、精油、プロアントシアニジン、オリゴ糖、ビタミンC

レッドグレープリーフ

Red grape leaf（和名 アカブドウハ）

ワインを搾るためのブドウは葉も活用され、緑の葉は食材に使われます。秋に赤く紅葉した葉であるレッドグレープリーフにはアントシアニンが含まれ、抗酸化作用、血液をサラサラにする効果が期待できます。利尿、解毒作用もあり、デトックス作用も期待できます。

- ●学名／*Vitis vinifera*
- ●科名／ブドウ科
- ●ティーに使う部分／葉
- ●主要成分／アントシアニン

アーユルヴェーダ（AYURVEDA）のハーブティー

世界各国には、土地に伝わる伝統療法があります。なかでもインド、スリランカに伝わるアーユルヴェーダは、もっとも古い伝統医療です。５０００年の歴史をもちながら体系化されたシステムで、現代医学と並行し、今なお、治療に取り入れられています。アーユルヴェーダとはサンスクリット語の「生命科学」という意味で、アーユルヴェーダの目的は、治療だけでなく、病気の予防、最高の健康を促進することです。心身ともに健康で長生きすること、病気にならないからだをつくることをアーユルヴェーダは目指しています。

日々をどんなふうに過ごすか、アーユルヴェーダでは食事や運動、睡眠などの生活習慣を、治療と同じくらい重視します。私たちはひとりひとり、性格も体質も違います。また、年齢、季節や天候、時間や場所の変化などの影響を受けながら、その時々にふさわしい食事や行動があるとアーユルヴェーダは教えます。個人の「体質」はプラクリティと呼ばれ、「自然」という意味があります。自分の体質＝自分の自然を知るということは、自分が何を求めるか、何が合うか、自分の声に耳を傾けることです。自然のリズムに沿った自分らしい生活を送ることこそが健康の秘訣とアーユルヴェーダは説きます。

心身の不調の原因は、からだの中に未消化物（アーマ）が蓄積するためとされ、アーマを排出するためのさまざまな浄化法があります。その主力は発汗法です。毒素を汗と一緒に排出するために、オイルマッサージや入浴、ハーブティーをすすめます。日頃、料理に使うスパイスも、アーユルヴェーダの重要な薬草です。タイ料理でおなじみのパクチーの種子、コリアンダーは、呼吸器を浄化するスパイスとして、蒸気吸入のためにも各家庭で常備されています。

Ashwagandha

アーユルヴェーダ

アシュワガンダ

アーユルヴェーダには欠かせない若返りのハーブ

漢方医学におけるチョウセンニンジンと同じくらい、アーユルヴェーダでは重要視されているアシュワガンダ。若返りのハーブとしてよく知られ、慢性疾患による身体的衰弱や、ストレス、不眠症など精神的疲労からくる悩みにも効果があります。また、鎮静作用があるため、気持ちを落ち着かせ、不安を取り除くのにも役立ちます。

さらに男女を問わず、生殖器系に働きかけ、性的機能の不全を改善するのにも役立ちます。

なお、アーユルヴェーダでは、健康増進や老化防止など再生を目的にするときは、牛乳で煮出したり、ハチミツを加えると効果が上がるといわれています。

※現在日本では医薬品の範囲となり、医師の処方が必要です。個人輸入などには注意を。

健康

元気

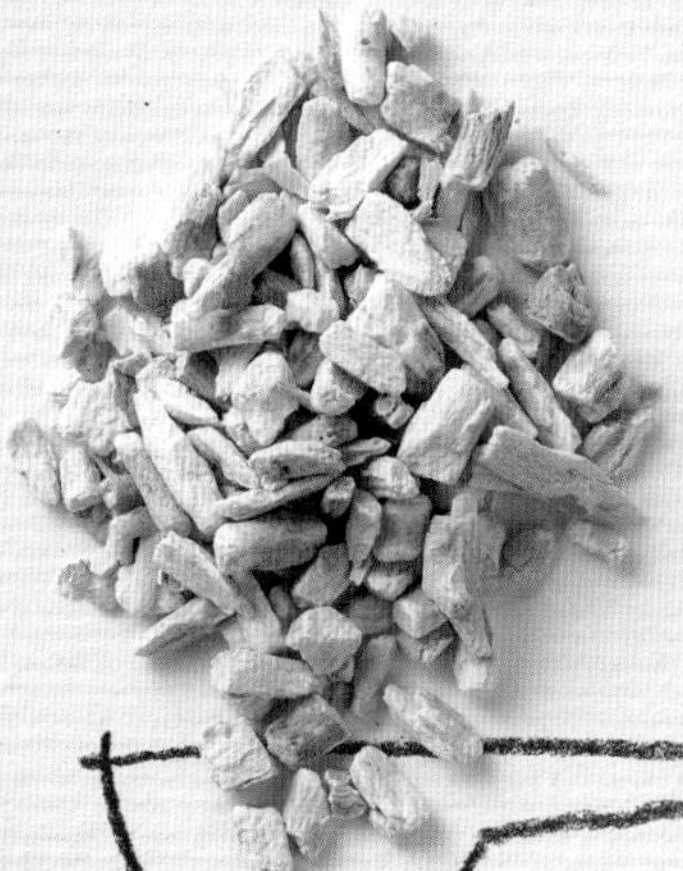

作用 利尿、抗炎症、免疫賦活、鎮静、収れん、強壮

香りと味 土の香りがして、やや苦みのある味わい。

飲み方 シングルまたはブレンドで、通常の飲み方、または煎剤にして。牛乳で煮出したり、ハチミツを加えると飲みやすくなり、効能によりすぐれたティーに。(レシピ／P175)

注意点 妊娠中、ピルの服用中の使用は避ける。子どもへの使用は避ける。

- 学名／*Withania somnifera*
- 科名／ナス科
- ティーに使う部分／根
- 主要成分／苦味アルカロイドソムニフェリン

Turmeric

アーユルヴェーダ

ターメリック

貧血の予防をはじめ、胃、胆のうを健康に保つのにも有効

ジンジャーの近縁種であるターメリック。ごつごつとした根茎の皮をむくと、あざやかなオレンジ色をしています。ドライハーブは、根を乾燥させて粉末にしたもの。

黄色の色素成分であるクルクミンには、肝臓の働きを強化する力があります。お酒をよく飲んだり、肝臓の調子が気になる人は、これで入れるティーを日ごろから飲んでみましょう。

また、消化を促し、腸内細菌を改善する働きもあり、胃や胆のうを健康に保ちます。

さらに、多くの女性が悩んでいる貧血や冷え性、のぼせ、不定愁訴を改善する助けにもなります。

健康

美容

作用 健胃、利胆、鎮痛、止血、抗炎症、胆汁分泌促進

香りと味 コショウに似たスパイシーな味と香り。

飲み方 香りがきつく飲みにくい場合は、香りのよいハーブやスパイス類とブレンドを。(レシピ／P195)

注意点 妊娠中の使用は避ける。胃かいよう、胃酸過多の人は使用を避ける。ターメリック製品の局所適用後に、過敏な人で接触皮膚炎が報告されている。

利用法 食品の着色料、布の染料(ウコン染め)として使う。化粧品のパック剤やクリームなどに混ぜて使う。

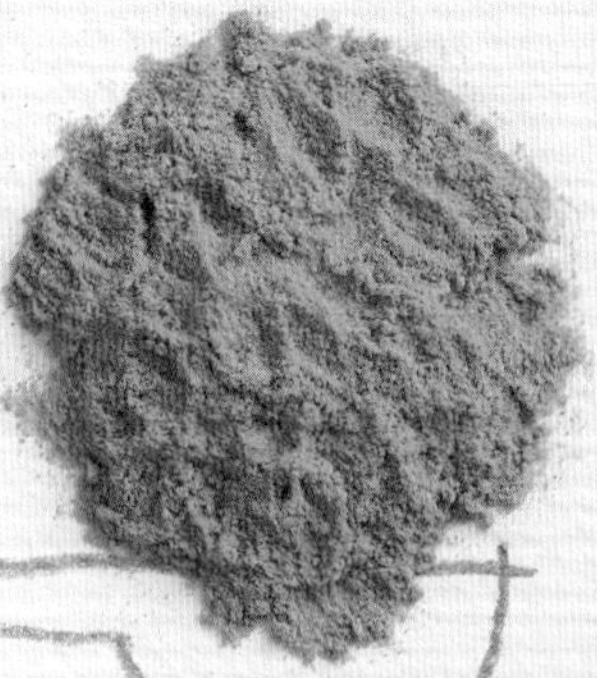

- 学名／*Curcuma longa*
- 科名／ショウガ科
- ティーに使う部分／根
- 主要成分／精油、クルクミン、デンプン、アルブミン、色素、カリウム、ビタミン類

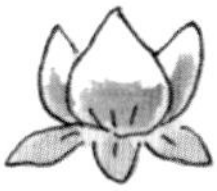

シャタバリ

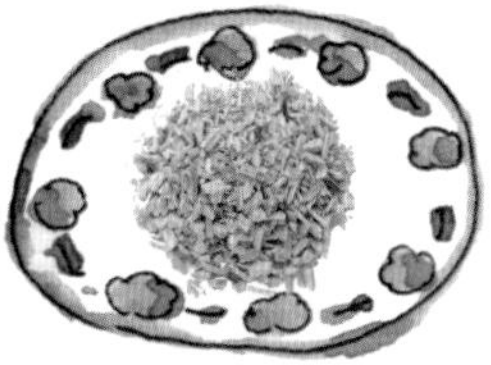

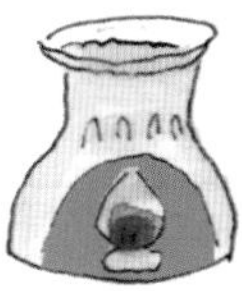

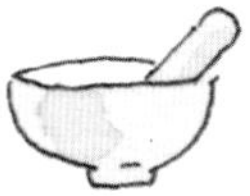

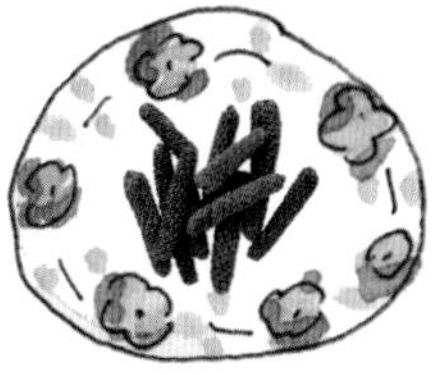

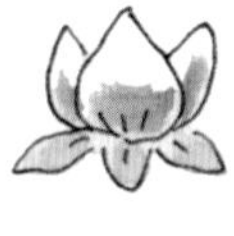

ヒハツ

アーユルヴェーダのハーブティー

サラシア
Salacia

サラシア属は世界に120種以上見つかっていますが、なかでもスリランカのみに自生し、アーユルヴェーダに用いられるサラシア・レティキュラータはコタラヒムブツと呼ばれます。コタラヒムブツは幹のみを利用し、リウマチ、皮膚病、初期の糖尿病によいとされ、「神の薬」の意があります。高地のみに自生し、政府による輸出制限もあるため、一般にはサラシア・オブロンガという別品種が利用されます。この種は栽培が可能で大量生産でき、インド、ブラジルでも生産されています。

- 学名／*Salacia oblonga, S.reticulata, S.chinensis*
- 科名／ニシキギ科
- ティーに使う部分／根
- 主要成分／サラシノール、ポリフェノール

シャタバリ
Shatavari

滋養強壮、若返りのハーブ。ストレスをしずめ、消化器系の炎症をしずめます。女性ホルモンのバランスを整え、PMS、更年期障害を緩和します。インドでは女性の処方薬に頻繁に使われる女性の若返りのハーブとして有名です。

- 学名／*Asparagus racemosus Wild.*
- 科名／キジカクシ科
- ティーに使う部分／根
- 主要成分／サポニン、ラセモフラン、アスパラガミンA、ラセモソール

ヒハツ
Piper longum

ヒハツのサンスクリット名pippaliが胡椒pepperの語源になったともいわれています。血管を強化し、血行を促進します。沖縄原産のピパーチはヒハツモドキの別名があり、近縁の別品種です。アーユルヴェーダでは食欲増進薬、胃腸薬として重要な存在です。

- 学名／*Piper retrofractum*
- 科名／コショウ科
- ティーに使う部分／果実
- 主要成分／ピペリン、チャビシン、ピペルロングミン

スパイスのハーブティー

人間の生活ともっとも古い歴史をもつハーブは、スパイスかもしれません。紀元前5世紀に活躍した古代ギリシアの歴史家ヘロドトスは、シナモンについてこう語っています。

「シナモンの枝は大きな鳥によってアラビアまで運ばれる。鳥は山の断崖にある彼らの巣にそれを運ぶ。商人は巣のまわりに大きな動物の肉を切り分けて仕掛ける。鳥はその肉を巣まで運び、その重みに耐えられず巣が壊れ、シナモンが転がり落ちる。商人たちはそれを拾い集め、商売をする」

なんとも奇想天外な話ですが、そうして売値が釣り上げられたのでしょう。それほどまでに貴重で高価、なかなか手に入らないものでした。この伝説は19世紀まで続いたといいます。ヨーロッパ人にとって、シナモン、クローブ、コショウ、トウガラシなど、インド、東南アジアで産出されるスパイスは憧れの存在、産地は楽園のイメージをもたれていました。

スパイスの役割は、料理、薬のほか、お香としても焚かれたようです。熱したときの強く刺激的な香りには、消臭、殺菌、鎮静、強壮、催淫作用があるとされ、儀式に利用されたり、ギフトにも使われたりしました。そんな背景をもつスパイスを自由に入手できる時代の今、思いを馳せてみるのは楽しいものですし、実際その香りは、どれも奥深く複雑で、使い方次第で多様な利用ができるでしょう。

スパイスの使い方のポイントは、量に注意すること、とくにお茶に利用する場合は少量で十分です。また、単品で使うよりミックスしたほうが香りはまろやかになります。どれもが、ほかのハーブにはない個性的な味と香りをもつので、ブレンドのアクセントになるでしょう。もっとも使いやすいのは、シナモンでしょう。なじみのある風味で、口あたりのよいお茶になります。スパイスを使いこなせたら、ハーブティーの達人といえるでしょう。

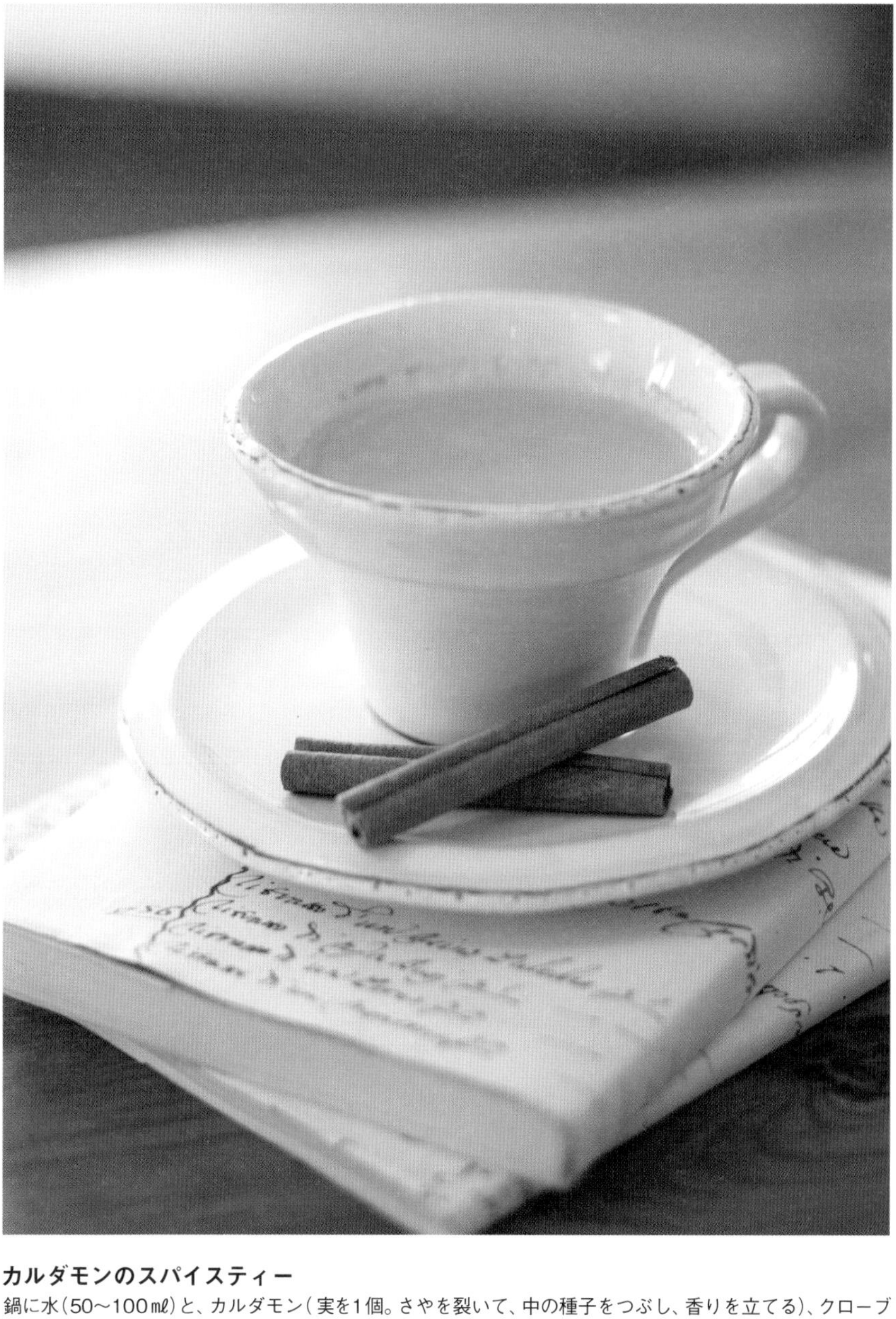

カルダモンのスパイスティー

鍋に水(50〜100㎖)と、カルダモン(実を1個。さやを裂いて、中の種子をつぶし、香りを立てる)、クローブ(1個)、シナモン(スティックを1/2本)、紅茶の葉(小さじ1)を入れて、火にかける。煮だち、茶葉が開いたら、牛乳(50〜100㎖)を加える。沸騰する直前で火を止め、ふたをして少し蒸らす。茶こしでこせば、できあがり。からだを温める効果があるティーに。

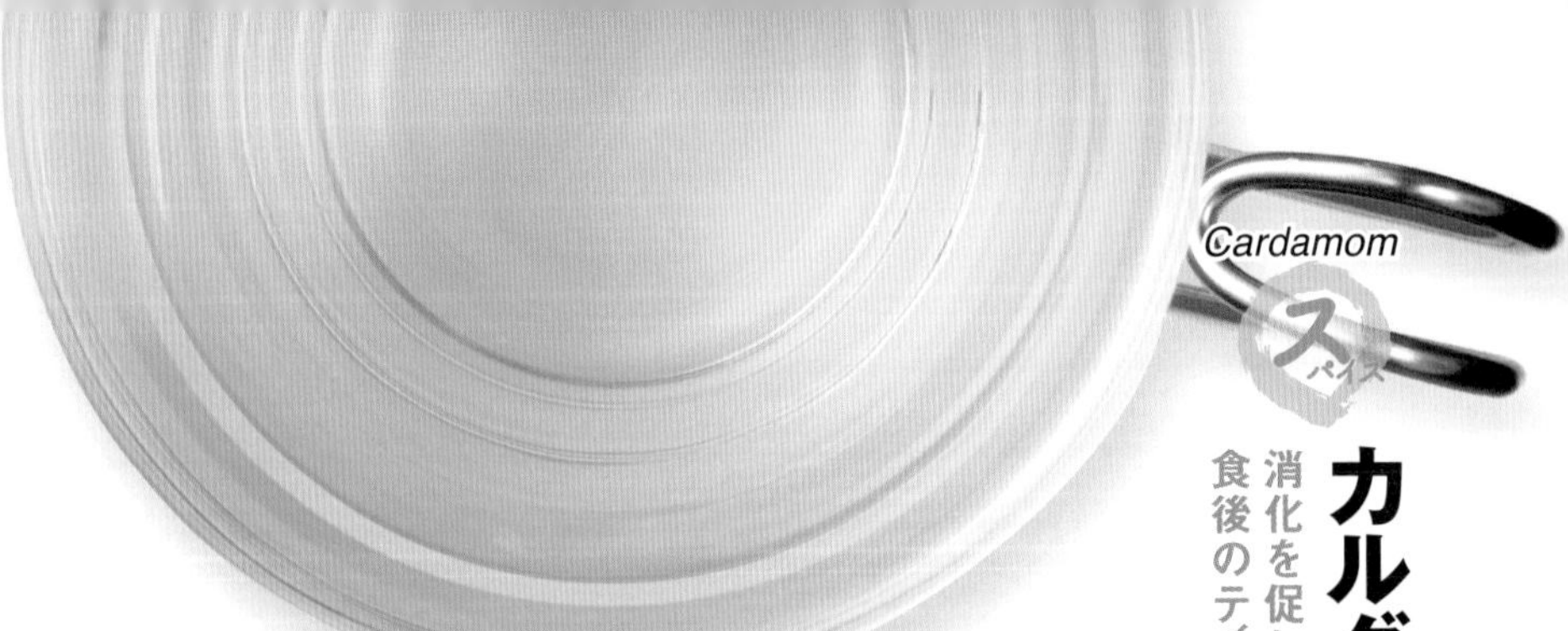

Cardamom

スパイス

カルダモン

消化を促し、口臭を抑えるので食後のティーにおすすめ

生薬やスパイスとしての歴史は古く、古代バビロニア王国の庭でも栽培されていたカルダモン。現代でも、その種子をインドの香辛料ガラムマサラや、カレー粉に使っています。

カルダモンティーは、唾液や胃液の分泌を促す働きがあるので、食欲のないときに飲むとよいでしょう。また、消化を助ける作用もあり、食べ過ぎのときにもおすすめ。口臭を消す働きもあるため、食後に飲むとすっきりします。

ただし、香りと味が強いので、ほかのハーブや紅茶などとブレンドしたほうが飲みやすいでしょう。アラブ諸国では、さやごと煮出したお湯でコーヒーを入れて飲みます。

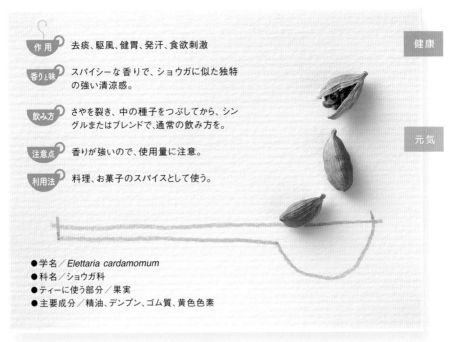

健康

元気

作用　去痰、駆風、健胃、発汗、食欲刺激

香りと味　スパイシーな香りで、ショウガに似た独特の強い清涼感。

飲み方　さやを裂き、中の種子をつぶしてから、シングルまたはブレンドで、通常の飲み方を。

注意点　香りが強いので、使用量に注意。

利用法　料理、お菓子のスパイスとして使う。

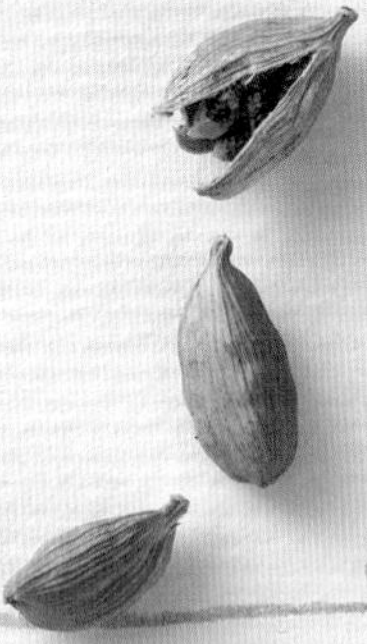

- 学名／*Elettaria cardamomum*
- 科名／ショウガ科
- ティーに使う部分／果実
- 主要成分／精油、デンプン、ゴム質、黄色色素

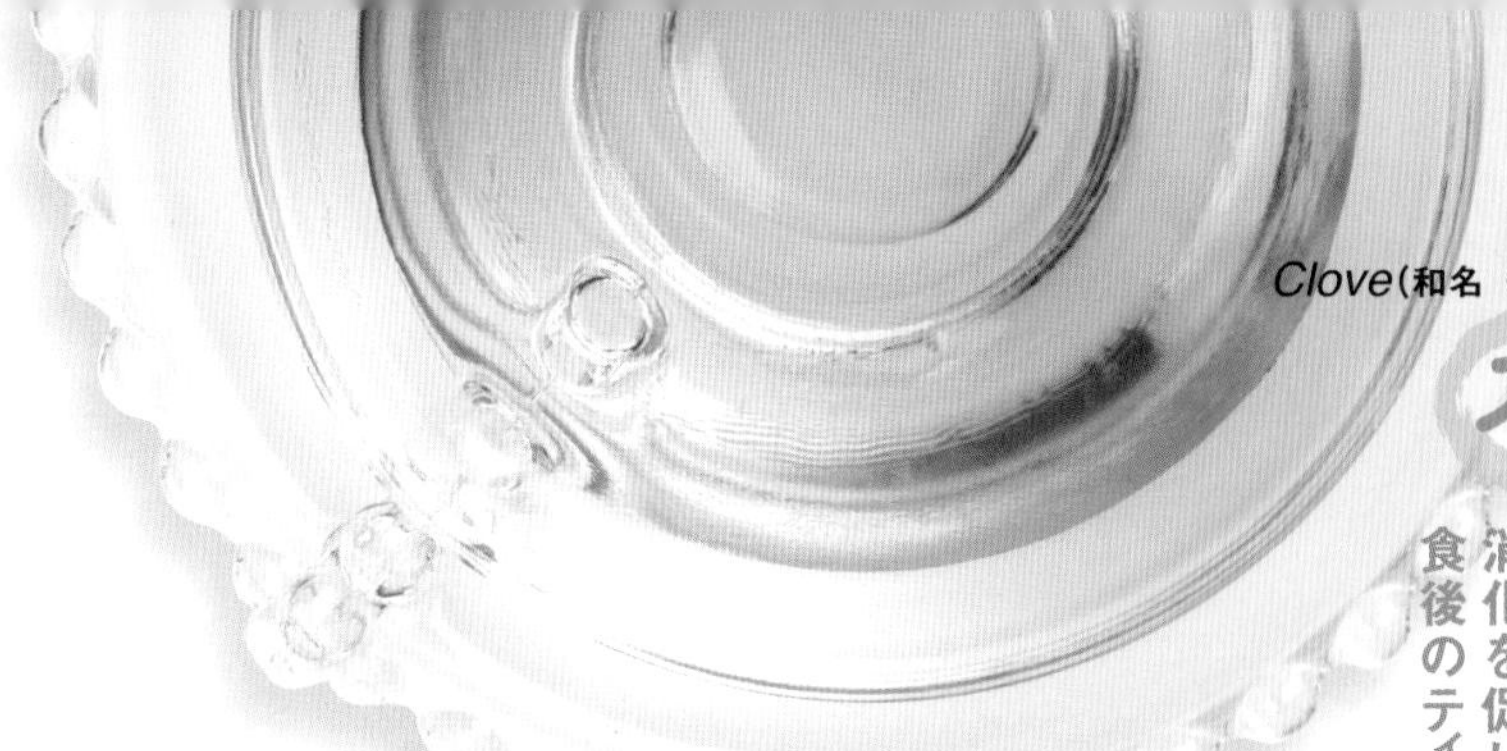

Clove（和名　チョウジ）

スパイス

クローブ

消化を促し、口臭も防止。食後のティーにブレンドして

クローブの花が開く前のつぼみを摘み取り、乾燥させたハーブ。このつぼみが釘の形に似ていることから、フランス語の clou（釘の意味）が由来となって名づけられたといわれています。スパイシーな強い香りがあり、臭み消しの作用をもつことから、甘いお菓子から料理まで使えるスパイスとして活躍。ガラムマサラにも欠かせない材料です。

クローブティーには、消化を促す効果があり、口をすっきりさせる働きもあるため、食後のティーにぴったり。ただし、シングルでは薬っぽくて飲みにくいため、フルーティーな香りのハーブなどとブレンドして使います。

健康

元気

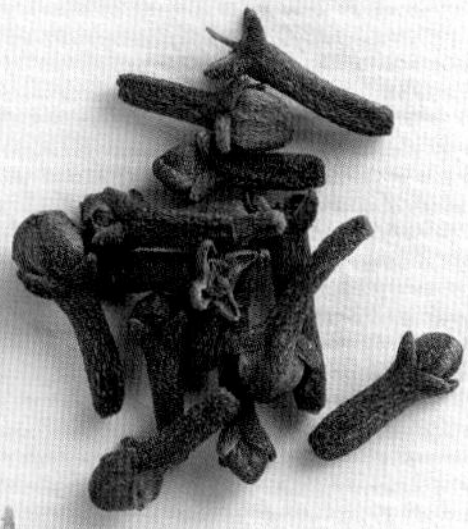

作用　抗酸化、消化促進、鎮痛、防腐、殺菌、催淫

香りと味　刺激的ななかに、フルーティーさをもつ味と香り。

飲み方　半分に折ってから、シングルまたは紅茶やほかのハーブとブレンドして。

注意点　香りが強いので使用量に注意する。

利用法　ティーを使ってうがいをする（口臭に）。ゴキブリなどの殺虫剤として使う。

- 学名／*Syzygium aromaticum*
- 科名／フトモモ科
- ティーに使う部分／花のつぼみ
- 主要成分／精油、タンニン

Cinnamon、Cassia

スパイス

シナモン（セイロンシナモン、カシア）

からだを温める働きで、風邪予防。気持ちを落ち着かせるのにも有効

コショウ、クローブとともに、三大スパイスとして多くの国で利用されているハーブ。その歴史は古く、旧約聖書にも香料として登場しています。古代エジプトでは、そのすぐれた殺菌、防腐作用から、ミイラを保存する薬剤として用いられたといわれています。

これで入れるティーは、からだを温めたり、粘液の排出を促進する働きがあり、風邪の諸症状を緩和するのに役立ちます。また、神経強壮や弛緩作用もあるため、精神的に疲れたときや、不安でいっぱいになったときに飲むと、気持ちが落ち着くでしょう。消化器系を温め、機能を活発にする働きから、消化不良や吐き気も緩和します。

健康　美容　元気

作用　血行促進、弛緩、強壮、神経強壮、鎮痙、収れん、消化、殺菌

香りと味　甘みを含んだ、スパイシーな味と香り。

飲み方　手で砕いてから、ほかのハーブ、コーヒー、紅茶などとのブレンドがおすすめ。また、スティックのまま、コーヒーや紅茶に添える程度でも香りは十分楽しめる。（レシピ／P180、192）

注意点　カシアの妊娠中の使用は避ける。また降圧剤、糖尿病の薬を飲んでいる人も大量使用は避ける。

利用法　料理に使う。ポプリや香りのオーナメントとして。

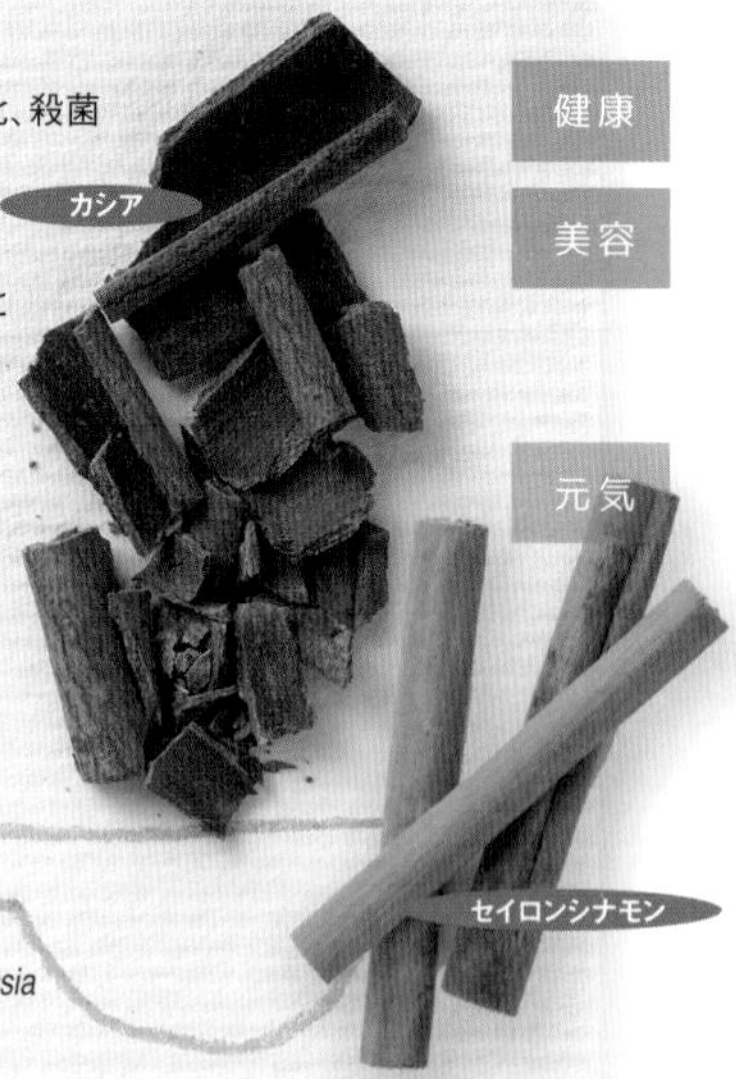

- 学名／セイロンシナモン：*Cinnaomomum verum* カシア：*Cinnaomomum cassia*
- 科名／クスノキ科
- ティーに使う部分／樹皮
- 主要成分／タンニン、粘液質、ゴム質、糖類、樹脂、シュウ酸カルシウム、クマリン

シナモンの名称で流通しているものには、スリランカ原産の「セイロンシナモン」とおもに中国、ベトナム原産の「カシア」があります。セイロンシナモンは繊細でフルーティな香りが特徴、カシアは濃厚で甘い香りが特徴です。

スターアニス

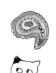

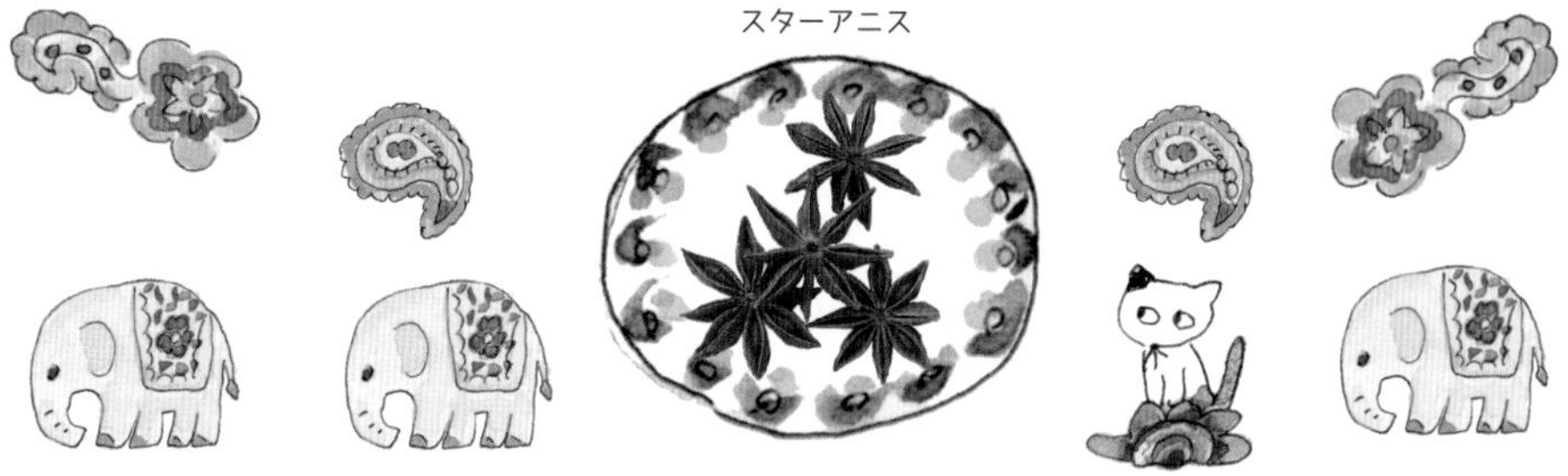

スパイスのハーブティー

クミンシード
Cumin seed

エジプト原産のカレーを思わせる独特の強い香りがするスパイス。淡黄色の縦筋のある長さ5〜6mmほどの長楕円形をしています。歴史は古いスパイスで、古代エジプトの本草書にも登場し、健胃薬や駆風薬、利尿剤として利用されてきました。世界各国でさまざまな料理に使われています。ガラムマサラやチャツネなどの調味料やチーズ、ソーセージ、パンなどにも使われます。

- 学名／*Cuminum cyminum L.*
- 科名／セリ科
- ティーに使う部分／果実（種子）
- 主要成分／精油（クミンアルデヒド、γ-テルピネン、β-ピネン、リモネン、チモール）、植物ステロール、鉄

スターアニス
Star anise（和名 ダイウイキョウ、トウシキミ）

八角とも呼ばれるスターアニス。中国原産のトウシキミの木に実る果実です。8つの袋果の中に種子が1個ずつ入っています。健胃と駆風の作用があるため、薬用茶として飲むと、お腹のはりや腸内ガスを抑えることができ、漢方では胃弱、風邪薬に使われています。使うときは、手で割ると、香りや成分が抽出されやすくなります。

- 学名／*Illicium verum Hooker.f.*
- 科名／マツブサ科
- ティーに使う部分／果実
- 主要成分／精油（アネトール）、シキミ酸

バニラビーンズ
Vanilla beans

高さ10mにも達する中央アメリカ原産のバニラ。未熟なうちにさや状の果実を収穫して、発酵と乾燥を繰り返したものがバニラビーンズです。香りが高く、濃厚な甘みがあり、鎮静作用や催淫作用があります。ティーを作るときは、さやのまま使うか、さやを縦に割って中の種をナイフなどでしごくようにして取り出してからさやと種の両方を使います。

- 学名／*Vanilla spp.*
- 科名／ラン科
- ティーに使う部分／果実
- 主要成分／バニリン

和のハーブティー

古代から、私たちは植物の恩恵を受け、暮らしてきました。お茶や薬も然《しか》りです。中国をはじめ、遠い海外から入ってきたものもありますが、多くは身近に生育する植物です。日本人を支えてきたのは、日本の野にある植物です。

日本の薬草療法というと漢方が頭に浮かびます。「漢方」は、5～6世紀に伝わった中国医学が室町時代以降、日本独自の発展を遂げ、日本の風土や気候、日本人の体質や生活習慣に合った医学に進化したものです。「漢方」という言葉は、日本独自の呼び方です。漢方薬は、医薬品として厚生労働省に認められ、なじみはありますが、基本は中医学であり、誰もが勝手に処方したりはできません。

一方、頭が痛い、お腹をこわした、食べ過ぎたなどのちょっとした不調は、ゲンノショウコやドクダミ、キハダなどの身近な薬草を使い、家庭でケアしてきました。使い方に医学的な背景はありませんが、親から子へ孫へと受け継がれてきたもので、その土地に古くから根付いている生活の知恵です。たとえばドクダミの生薬名は「十薬《ジュウヤク》」で、漢方薬として使われますが、お茶や入浴剤など、民間薬として単独でも用いられます。神話「因幡の白兎」にも登場する「ガマ」、修験道の山伏は「キハダ」を用いて薬を作ったなど、日本のハーブは興味深いエピソードにあふれます。

現代の生活環境では、身近に自生する植物を探したり、自分で採取したりするのは難しいかもしれませんが、乾燥したものが市販されています。四季おりおりのハーブ使いが季節を感じさせ、日本人の感性の豊かさを実感させてくれます。健康のためだけでなく、伝えていきたい大事な文化です。

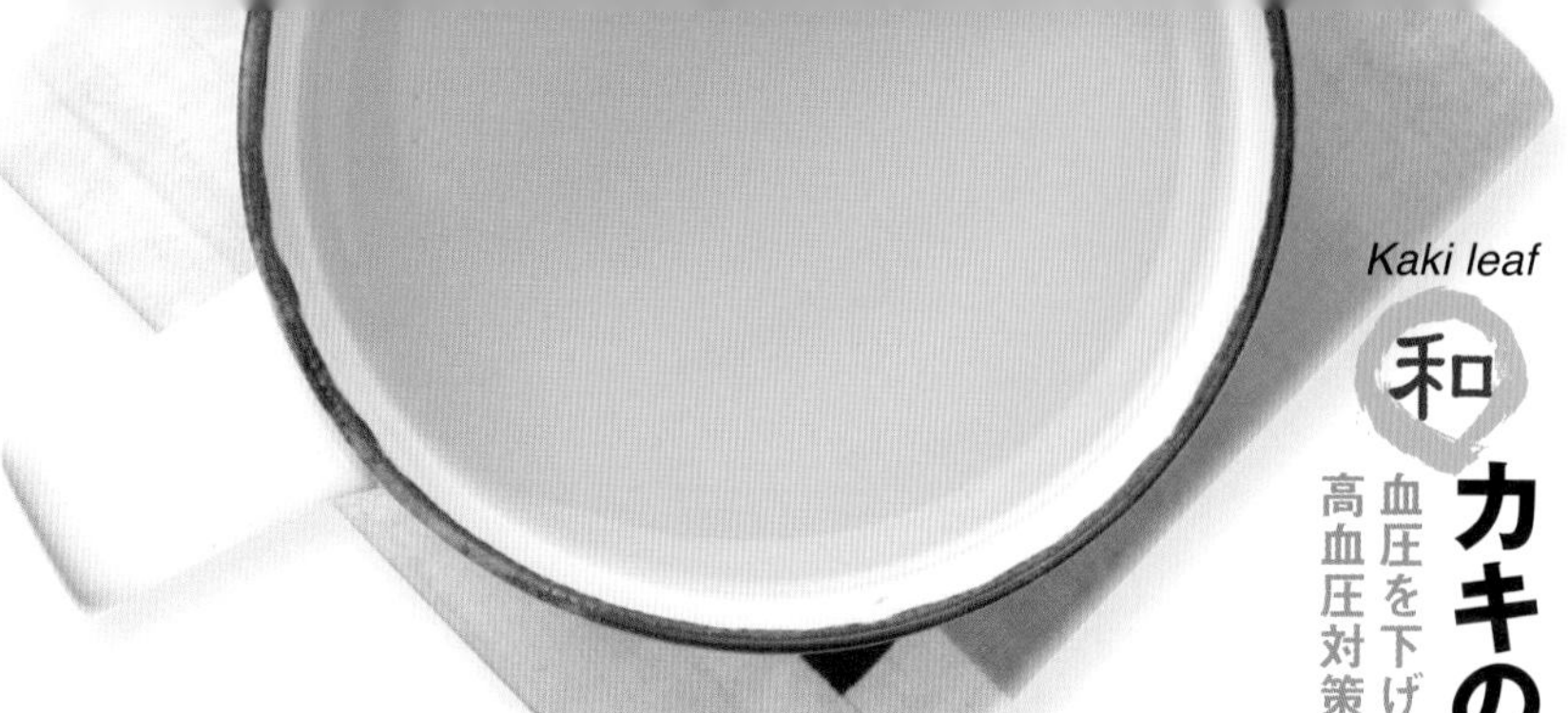

Kaki leaf

和 カキの葉

血圧を下げる効果があり、高血圧対策におすすめ

北海道を除く日本各地で果樹として広く栽培されている落葉高木。「カキが赤くなると医者が青くなる」といわれるほど効能が知られています。有用成分は果実にもありますが、とくに葉やヘタに多く含むのが特徴です。

カキの葉茶には、この葉を蒸して細かく刻み、乾燥させたものを使用。このお茶は、血圧を下げる作用があることから、血圧が高めの人は、その対策として飲むようにするとよいでしょう。また、血液の循環をよくする働きもあり、からだの末端まで血行を促すので、冷えの改善にも役立ちます。さらに、からだ全体の強壮効果も期待できます。

健康

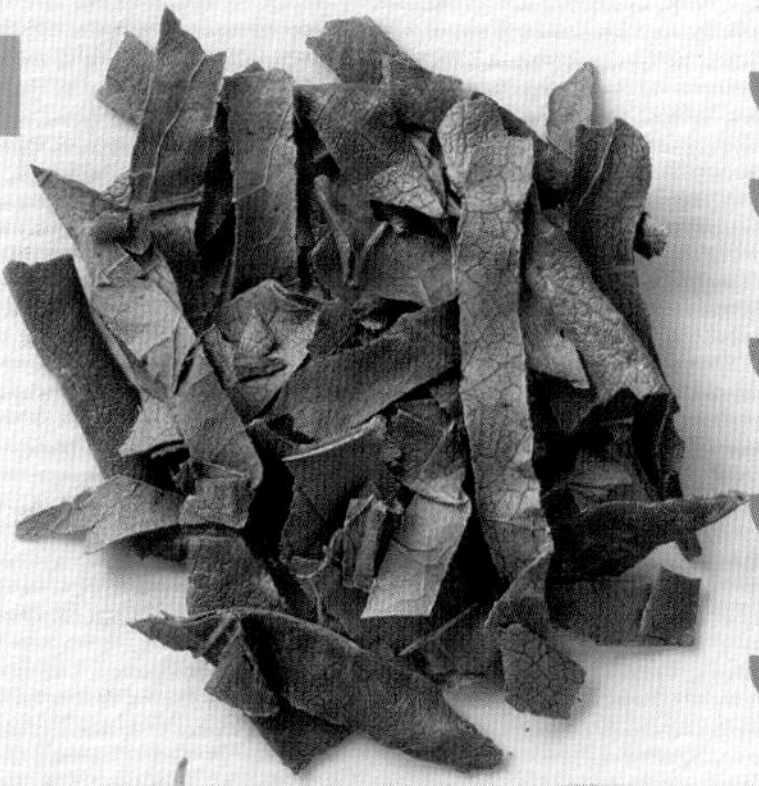

作用 血圧降下、血行促進、強壮

香りと味 なじみのあるすがすがしい草の風味で、さっぱりとした味。

飲み方 シングルまたはブレンドで、通常の飲み方を。抽出時間は少し長めに、5分くらい。

注意点 採取する場合は6～8月に行い、採った葉は蒸してから刻み、よく乾燥させる。

利用法 バスタブに入れて入浴する（血行促進に）。

- 学名／*Diospyros kaki Thunb.*
- 科名／カキノキ科
- お茶に使う部分／葉
- 主要成分／ビタミン類、タンニン、ケンフェロール

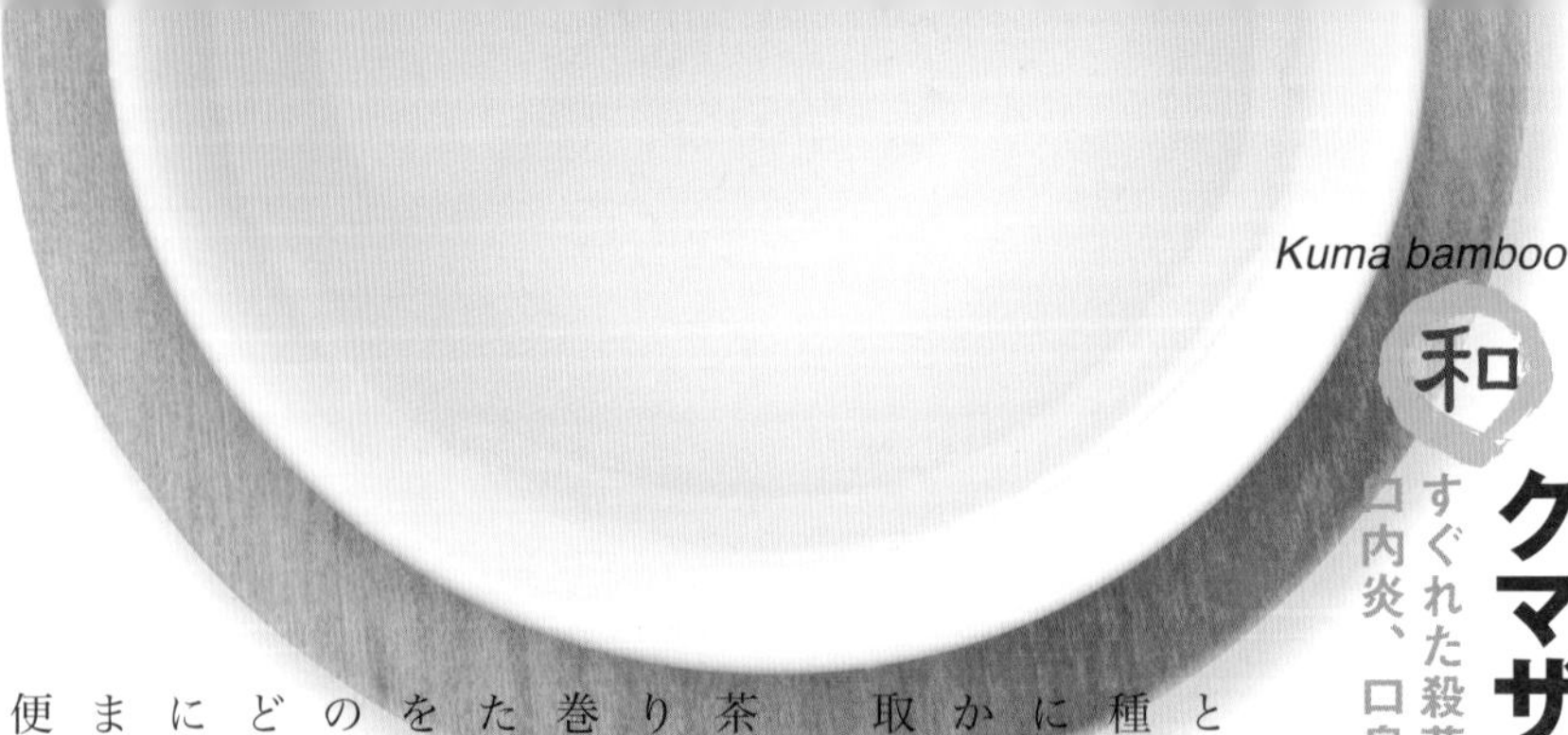

Kuma bamboo

和

クマザサ

すぐれた殺菌、防腐作用があり、口内炎、口臭などを防ぐ

神話の時代からササは神聖なものとして扱われ、日本に６００以上の種類があるといわれています。山林に多く見られるクマザサは、あざやかな緑色の葉で、葉の周囲に白く縁取りがあるのが特徴です。

この葉を乾燥させて入れるクマザサ茶には、すぐれた殺菌、防腐作用があります。ササの葉でちまきやだんごを巻いたり、ササの葉の上に寿司をのせたりするのは、まさにその殺菌、防腐を兼ねた知恵ともいえるでしょう。その働きは、歯槽膿漏や口内炎、口臭などを防ぐのにも役立ちます。食事の後にこのお茶を飲むと、口がさっぱりします。そのほか、胃かいようや胃炎、便秘などの改善にも効果があります。

健康

作用 抗菌、抗炎症、免疫賦活、解毒、利尿、組織細胞賦活、殺菌、防腐

香りと味 すがすがしい草の香りで、さっぱりとした味。

飲み方 1回約20gを水1ℓで煎じる。シングルまたはブレンドで。

注意点 組織がかたいので、粉末にして用いるのは避ける。

利用法 お茶を使ってうがいをする（歯槽膿漏、口内炎、口臭予防に）。バスタブに入れて入浴する（抗菌効果がある）。

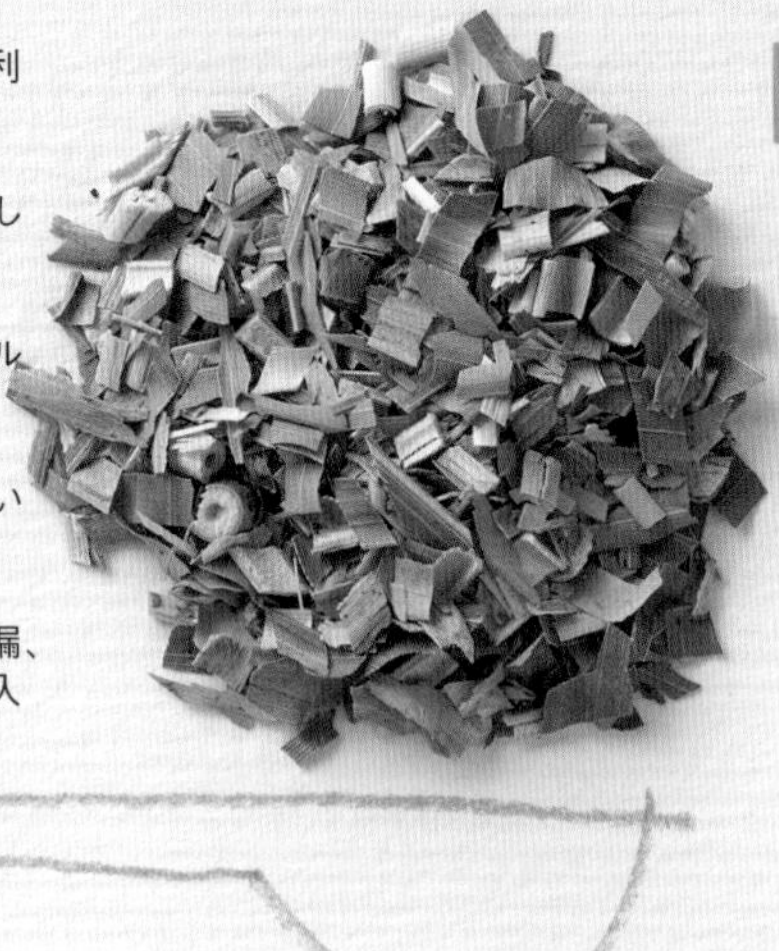

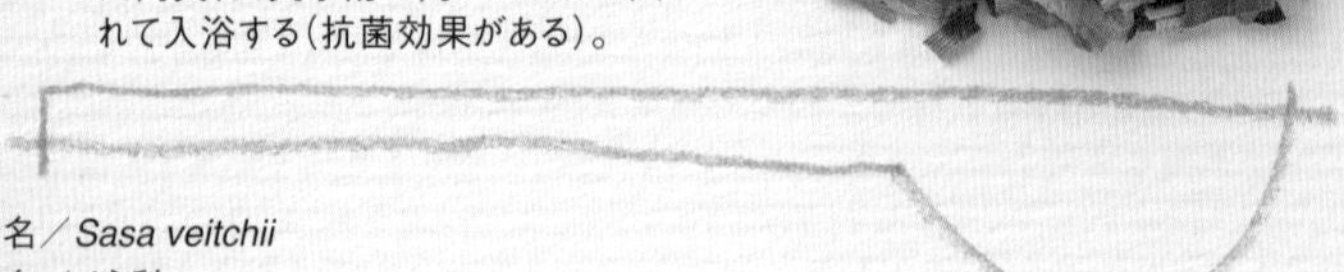

- 学名／*Sasa veitchii*
- 科名／イネ科
- お茶に使う部分／葉
- 主要成分／精油、クロロフィル、ミネラル、ビタミン類、フラボン類、リグニン、アミノ酸、多糖類

Shell ginger

和

ゲットウ（月桃）

すぐれた防腐、抗菌作用をもつ沖縄の伝統ハーブ

沖縄に自生する伝統のハーブ、ゲットウ（月桃）。その美しい名前にふさわしく、5～7月ごろに美しい穂状の白黄色の花を咲かせます。

沖縄の伝統的な餅菓子であるムーチー（鬼餅）にはゲットウの葉は欠かせません。ゲットウの葉にはすぐれた防腐、殺菌効果があり、畳の下に敷いたり、壁紙などに利用されたりしてきました。さらに痰を切る効果もあることからゲットウ茶は、せきを伴う風邪や気管支炎、鼻炎、鼻カタルの症状を緩和するのに役立ちます。

また、健胃作用も期待できます。食べ過ぎたときや食後にこのお茶を飲むと、胃もたれや消化不良を防ぐように働きます。

健康

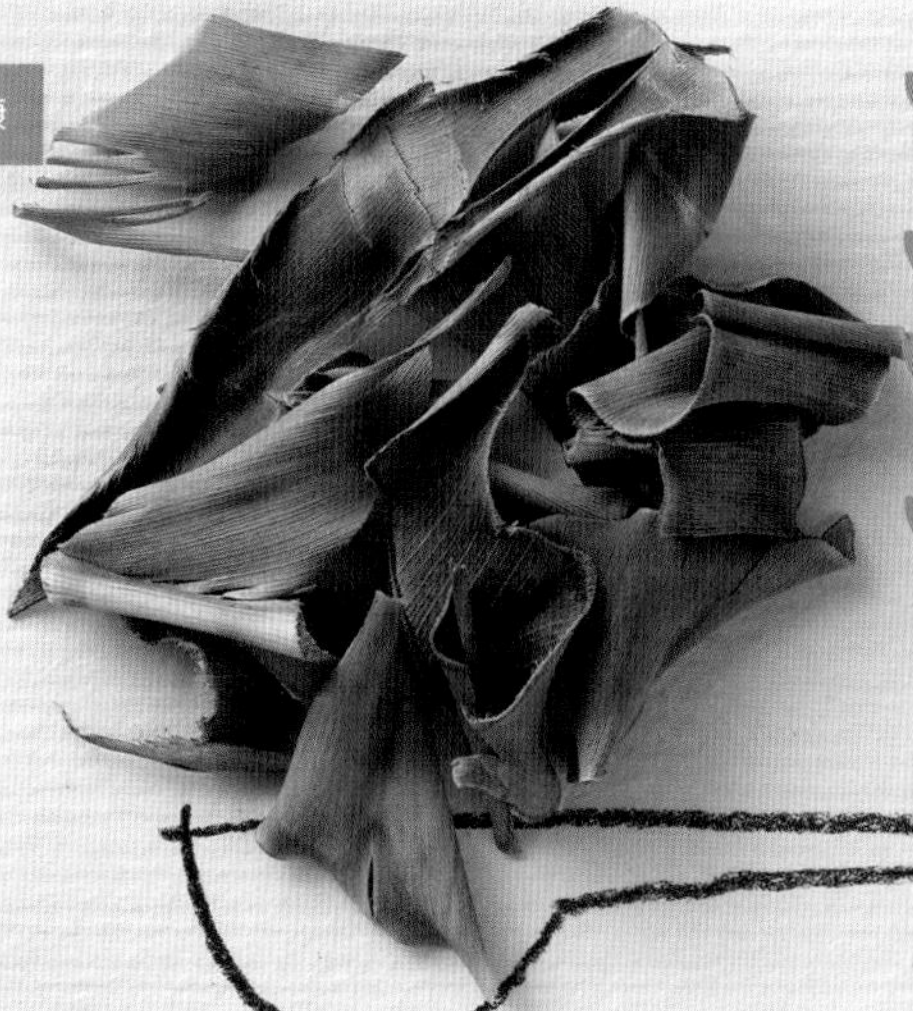

作用 去痰、抗菌、消臭、防虫、健胃、血圧降下、血糖値降下、防腐、殺菌

香りと味 独特の香りと、さわやかな味わい。

飲み方 シングルまたはブレンドで、通常の飲み方、または煎剤にして。

利用法 お茶を化粧水として使う（紫外線による肌の老化防止に）。布袋に入れてタンスの中に置く（虫除けに）。

- 学名／*Alpinia speciosa*
- 科名／ショウガ科
- お茶に使う部分／葉
- 主要成分／精油、カワイン、ケルセチン、ケンフェロール

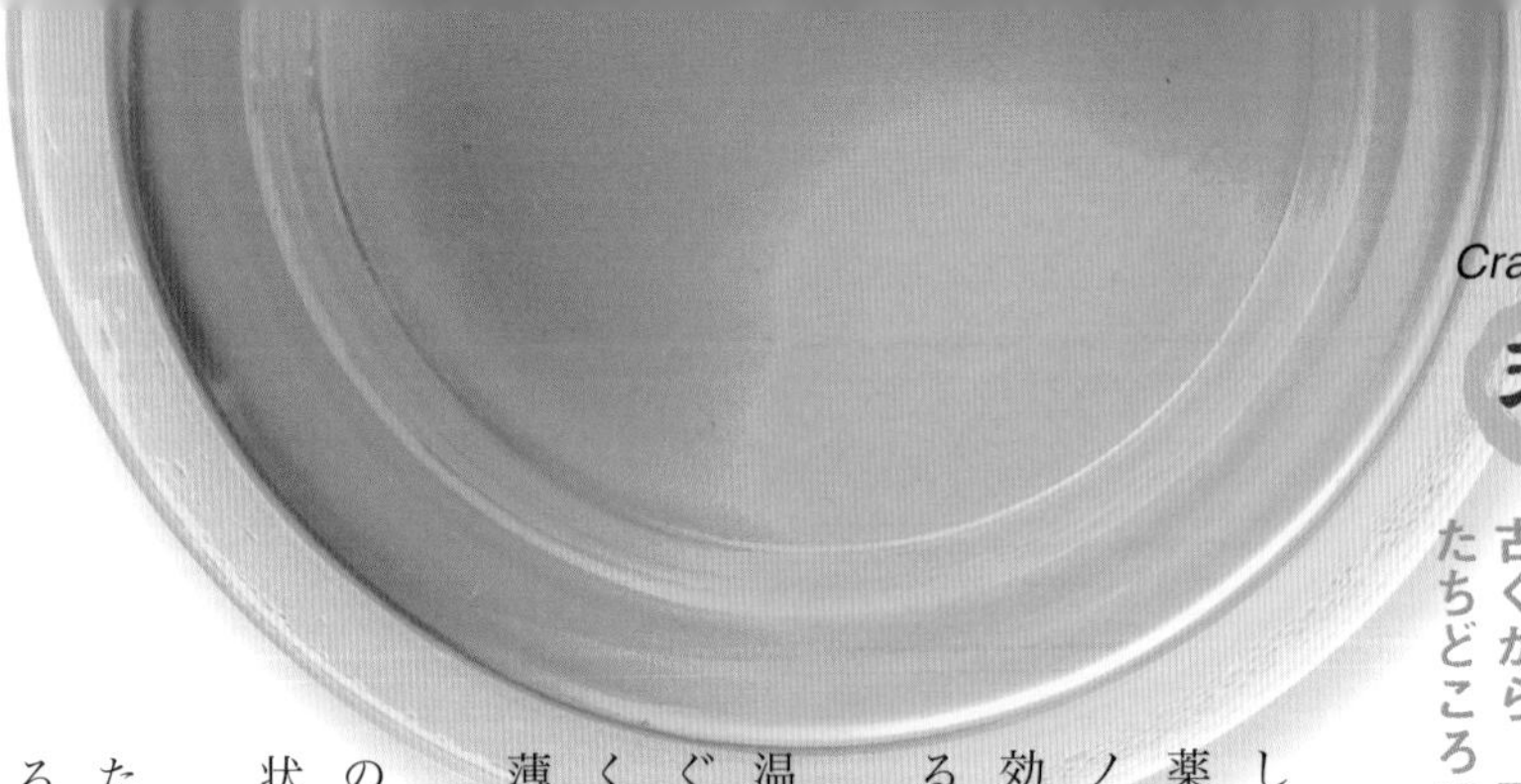

Cranesbill

和

ゲンノショウコ

古くから、下痢のときに飲むとたちどころに治る妙薬といわれる

医者いらず、医者泣かせ、医者殺しなどの異名をもち、下痢止めの妙薬として古くから使われてきたゲンノショウコ。その名も、飲むとすぐ効くという「現の証拠」からきているといわれています。

下痢止めには、食後にこのお茶を温かいうちに飲むとよいでしょう。すぐれた整腸作用があり、下痢だけでなく便秘の改善にも有効。便秘のときは薄めに浸出し、冷やして飲みます。

また、抗炎症作用があることから、のどの痛みや扁桃腺炎、口内炎の症状を軽減するのにも役立ちます。

さらに、生理不順や生理痛といった婦人科系疾患の改善にも効果があるといわれています。

健康

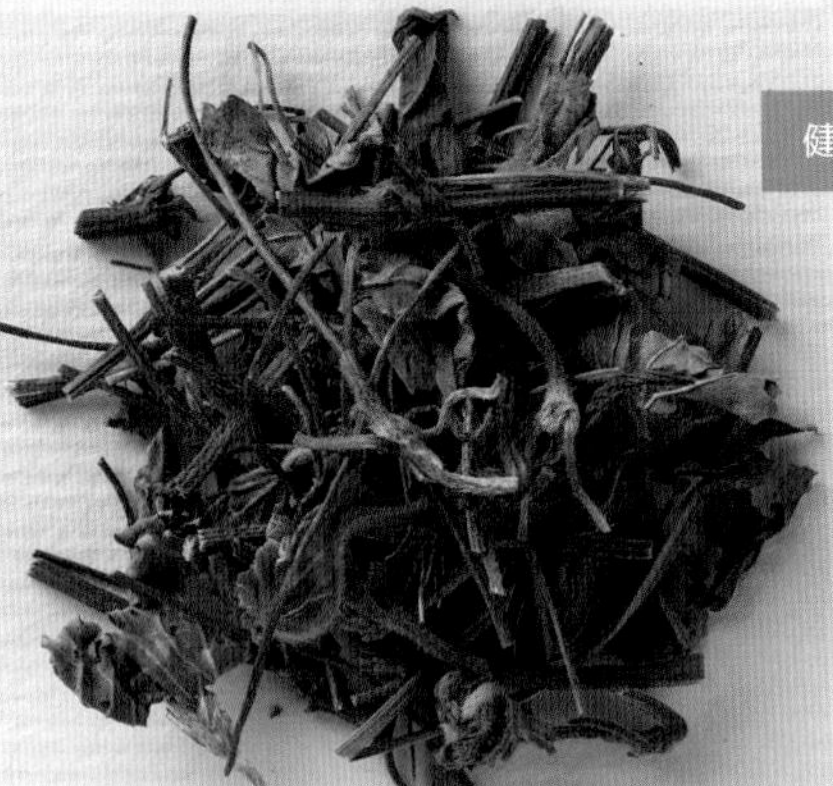

作用 整腸、利尿、緩下、抗炎症、抗菌、健胃、強壮

香りと味 すがすがしい草の香りで、やや苦みのある味。

飲み方 シングルまたはブレンドで、通常の飲み方、または1回5〜10gを水約300㎖で煎じる。

注意点 胃腸が弱い人は常用を避ける。

利用法 バスタブに入れて入浴する。

- 学名／*Geranium thunbergii*
- 科名／フウロソウ科
- お茶に使う部分／地上部
- 主要成分／タンニン、ケルセチン、コハク酸、ミネラル、ヒヨリン

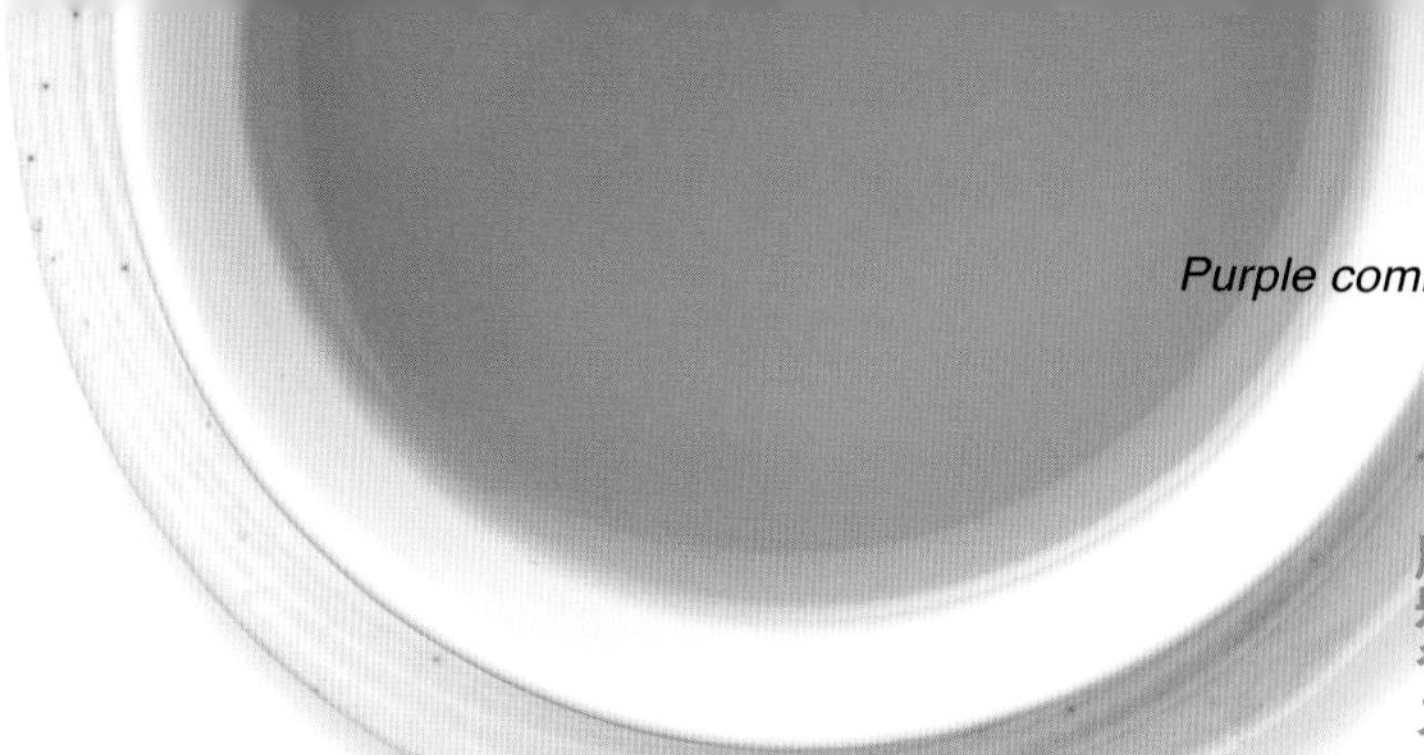

Purple common perilla

和 シソ

発汗や鎮静作用があり、風邪やストレスの緩和に役立つ

「蘇」という原名をもつ中国原産の一年草。その名は、香りがさわやかで、食を進めて元気をよみがえらせるという働きを示します。日本でも古くから利用されており、料理に添えられるのは、解毒、防腐効果が望めるためでしょう。また、シソには、アカジソとアオジソの2種類がありますが、アカジソのほうが効能にすぐれているといわれています。

　シソ茶には、発汗作用やリラックス作用が期待できます。風邪のひきはじめや、神経的に緊張しているときに飲むとよいでしょう。また、食欲のないときは、食前に飲みます。

　栄養価が高いので、健康茶として飲むのもおすすめです。

健康

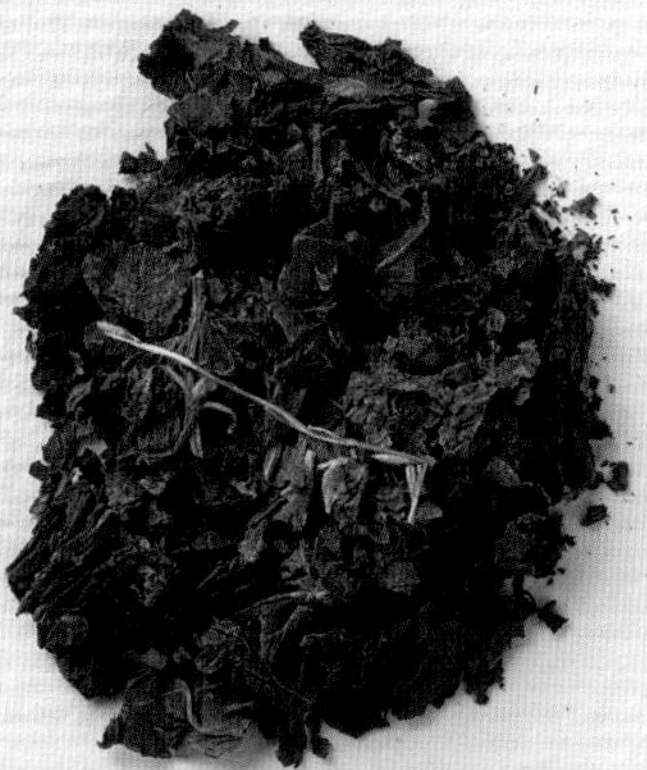

作用 鎮痛、抗菌、発汗、食欲増進、鎮静、リラックス

香りと味 かすかにシソの風味があり、さらっと飲みやすい味。

飲み方 シングルまたはブレンドで、通常の飲み方を。

- 学名／*Perilla frutescens viridis*
- 科名／シソ科
- お茶に使う部分／葉
- 主要成分／精油、脂肪酸、ステアリン酸

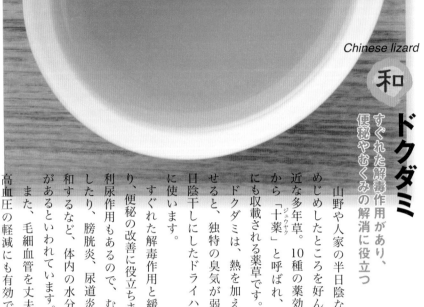

Chinese lizard

和

ドクダミ

すぐれた解毒作用があり、便秘やむくみの解消に役立つ

山野や人家の半日陰など、少しじめじめしたところを好んで生える身近な多年草。10種の薬効があることから「十薬《ジュウヤク》」と呼ばれ、日本薬局方にも収載される薬草です。

ドクダミは、熱を加えたり乾燥させると、独特の臭気が弱まるので、日陰干しにしたドライハーブをお茶に使います。

すぐれた解毒作用と緩下作用があり、便秘の改善に役立ちます。また、利尿作用もあるので、むくみを改善したり、膀胱炎、尿道炎の症状を緩和するなど、体内の水分調整に効果があるといわれています。

また、毛細血管を丈夫にしたり、高血圧の軽減にも有効です。

健康

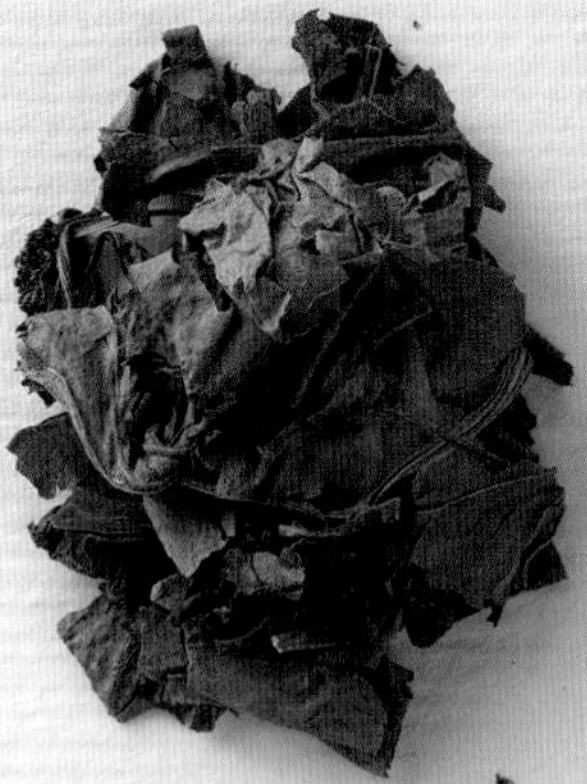

作用 解毒、利尿、血管強化、抗菌、殺菌、血圧降下、緩下

香りと味 やや薬に似たくせのある味わい。

飲み方 シングルまたはブレンドで、通常の飲み方、または1回10～30gを水500～700mlで煎じる。抗菌作用を期待する場合は生薬を利用したほうがより効果的。（レシピ／P201）

注意点 採取する場合は6～8月の盛りの開花期に行う。

利用法 お茶を化粧水として使う（肌あれに）。バスタブに入れて入浴する（冷え性に）。

- 学名／*Houttuynia cordata Thunb.*
- 科名／ドクダミ科
- お茶に使う部分／茎、葉
- 主要成分／フラボノイド、ベンズアミド配糖体
  ［生薬］デカノイルアセトアルデヒド、ラウリンアルデヒド

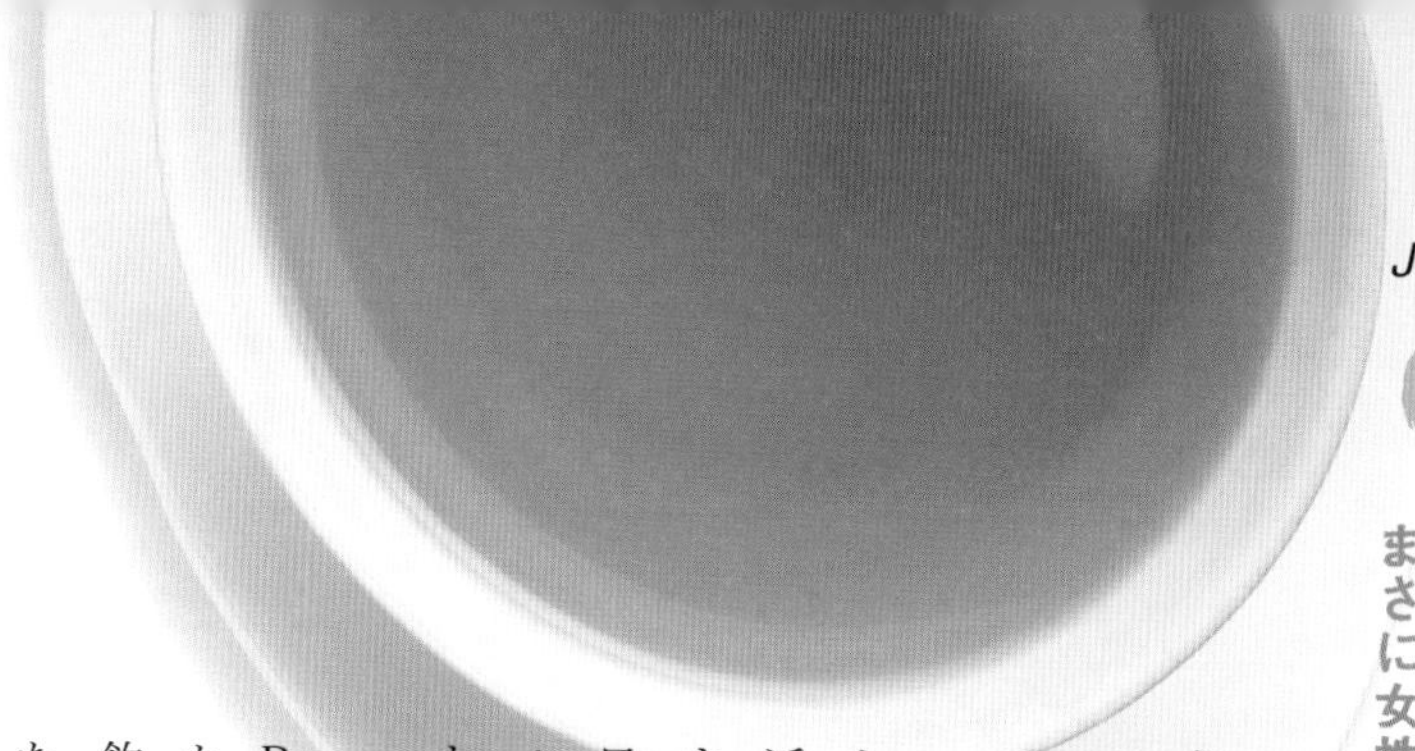

Job's tears

和

ハトムギ

むくみをとり、美肌を保つ、まさに女性のためのティー

ハトが好んで食べることからこの名がついたハトムギ。中国では長寿の薬として、日本ではイボ取りの薬として使われてきました。

栄養バランスにすぐれるため、ハトムギ茶には、からだの生理機能を活性化し、老廃物をからだの外に出す働きがあります。健康のために、日ごろから飲み続けるのもよいでしょう。また、むくみや水太りを解消するのにも役立ちます。

肌のビタミンといわれるビタミンB_1・B_2やアミノ酸を豊富に含むことから、美肌効果でも名高いお茶です。飲み続けることで、肌あれを防ぎ、なめらかできめ細かい肌に整えるといわれています。

健康

美容

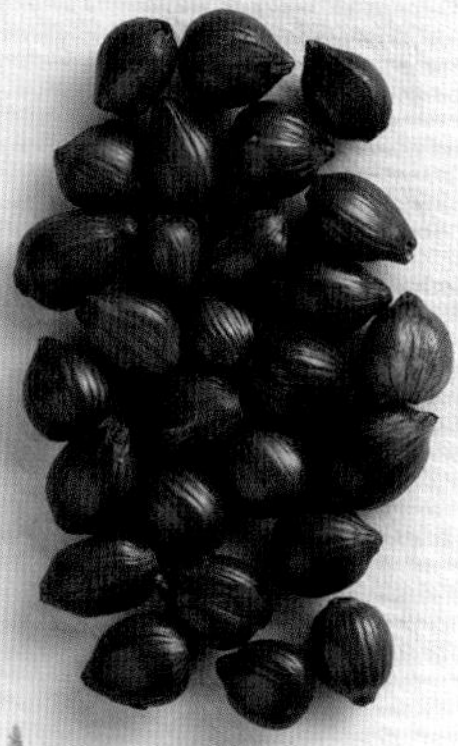

作用　美肌、利尿、消炎、排膿、鎮痛、代謝促進

香りと味　香ばしい風味で、くせがなく飲みやすい味。

飲み方　1回10〜20gを水約200㎖で煎じる。シングルまたはブレンドで。

利用法　皮をむいたものは、おかゆやごはんに炊き入れる。

- 学名／*Coix lacryma-jobi*
- 科名／イネ科
- お茶に使う部分／果実
- 主要成分／コイクセラノイド、デンプン、タンパク質、アミノ酸、脂肪酸、ビタミン類

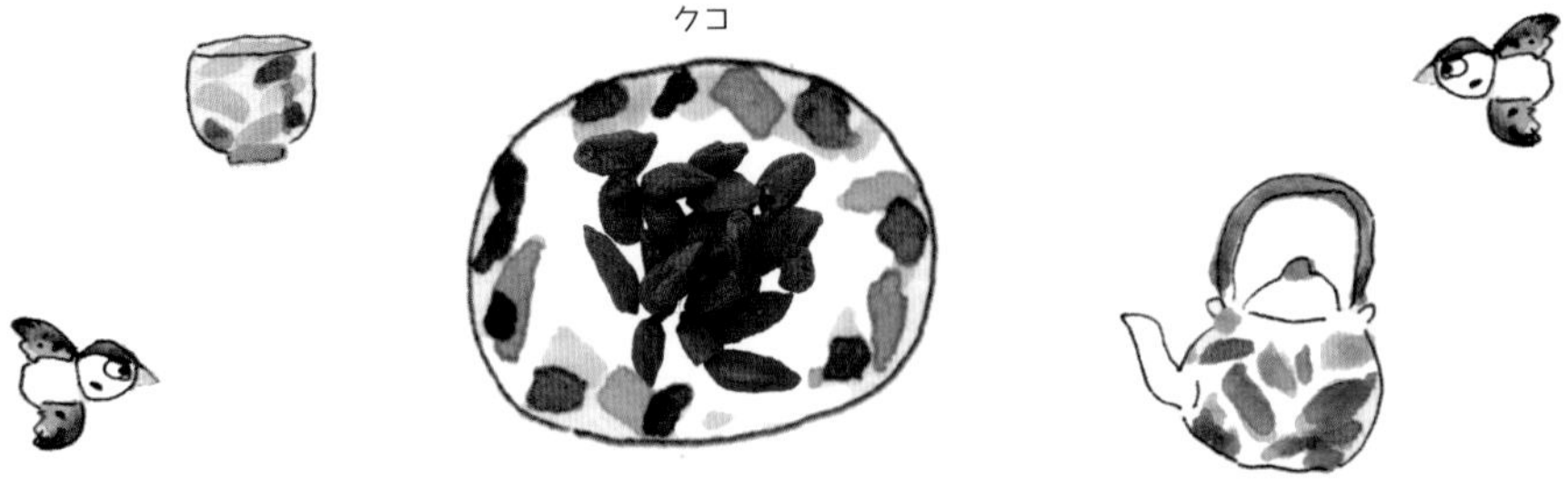

和のハーブティー

エゾウコギ
Eleuthero

東ロシア、中国、北海道などで生育する2〜3mほどの落葉低木。中国では刺五加《シゴカ》と呼ばれ、気を高めるハーブとして2000年もの間使われてきました。ストレスに対する適応力の増強を意味するアダプトゲン（適応素）効果があります。そのため、疲労、集中力の低下、病後の健康回復などに適しています。

- 学名／*Eleutherococcus senticosus*
- 科名／ウコギ科
- ティーに使う部分／根、根茎
- 主要成分／リグナン類（エレウテロシドなど）、クマリン誘導体（イソフラキシジンなど）、サポニン類（エレウテロシドAなど）、多糖類

オオバコ
Plantain

ティーは血液を浄化して、うっ滞を取り除くのに役立ちます。肝臓、腎臓、心臓にも有効なので、からだの調子が悪いときの健康茶に適しています。また、のどの痛みにはティーでのうがいがおすすめです。軽いやけどには湿布が効果的です。同種、近縁にプランテーン（ヘラオオバコ）があります。

- 学名／*Plantago asiatica*
- 科名／オオバコ科
- ティーに使う部分／葉
- 主要成分／粘液質、配糖体、タンニン、グリコシド、ケイ素

クコ
lyceum

クコの赤い実には、β-カロテンが豊富に含まれています。また、ビタミンB_1やアミノ酸を含みます。不老長寿、滋養強壮、健胃によいといわれています。また、血液の強壮剤ともいわれ、臓器に栄養を補充し、乾燥をうるおし、疲労を回復させる働きがあります。視力の低下やドライアイにも役立ちます。自然な甘みがあり、ドライハーブはそのまま食べることもできます。英名、ゴジベリーです。

- 学名／*Lycium spp.*
- 科名／ナス科
- ティーに使う部分／果実
- 主要成分／カロテノイド(ゼアキサンチン)、フィサリエン、ベタイン、脂肪酸（リノレン酸）、β−シトステロール

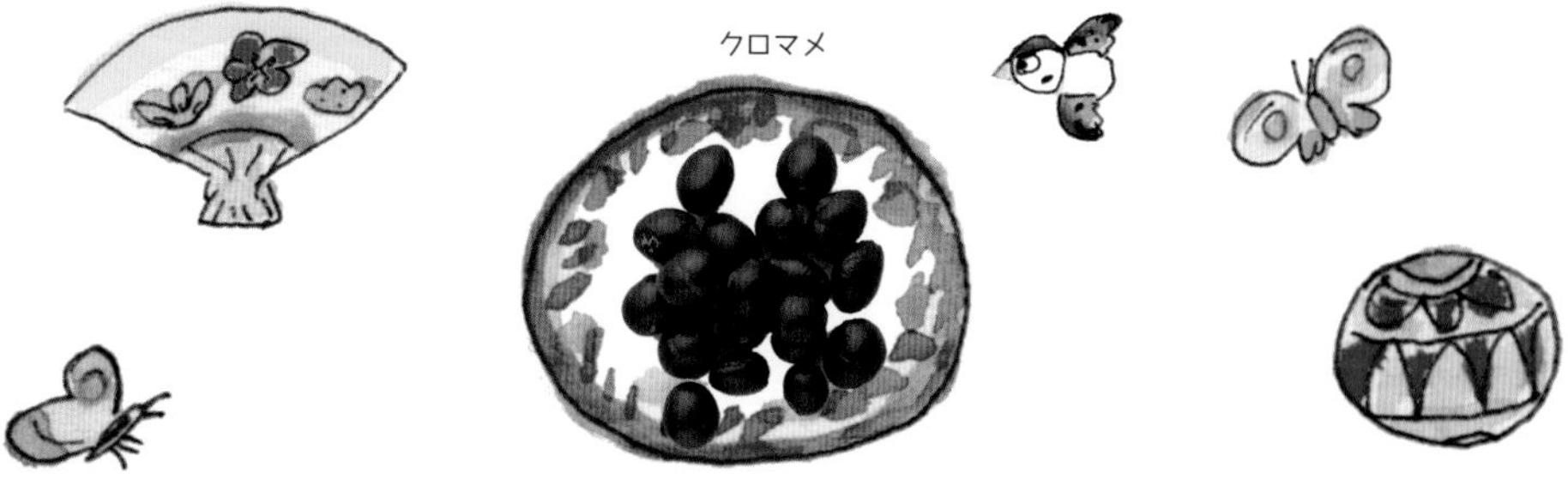

和のハーブティー

和 クルマバソウ
Sweet woodruff（別名 スィートウッドラフ）

30cmまで伸びる多年生草本クルマバソウ)。北海道から本州の林地に自生します。ヨーロッパでは甘い芳香のリラックス効果などを利用して、ハーブとして安眠のための民間療法などに使われてきました。ワインやリキュール、お菓子の香り付けにも使われます。妊娠中、授乳中、抗凝血剤を服用中の方は飲用を避けてください。

- 学名／*Galium odoratum*
- 科名／アカネ科
- ティーに使う部分／葉
- 主要成分／クマリン配糖体、タンニン、フラボノイド、苦味質

和 クロマメ（黒豆）
Black soybean（別名 黒大豆）

黒大豆は、中国の古い医学書や『本草綱目』にも記載があります。民間療法ではのどによいとされ、せきが出たり、痛みを感じるときなどに煮汁を飲むことが伝えられてきました。黒豆に含まれるポリフェノール、アントシアニンには抗酸化作用があり、冷え、むくみの改善、老化予防が期待できます。黒豆のアントシアニンは水に溶けやすく、熱にも強いとされ、お茶にすると成分を効率よくとることができるといわれます。

- 学名／*Glycine max 'Kuromame'*
- 科名／マメ科
- ティーに使う部分／種子
- 主要成分／黒大豆ポリフェノール、イソフラボン、レシチン、コリン、タンパク質、カリウム、食物繊維

和 チョウセンゴミシ
Schisandra

ゴミシ（五味子）は、「酸・苦・甘・辛・鹹」の5つの味をもつハーブとして知られています。肝臓の解毒作用をサポートする働きがあるとされ、臓器を浄化するように働くといわれています。江戸時代に朝鮮半島から輸入され、各地の御薬園で栽培し、生薬として利用されましたが、国内でも山地に自生しています。疲労回復、強壮の目的で使われます。

- 学名／*Schisandra.spp.*
- 科名／ マツブサ科
- ティーに使う部分／果実
- 主要成分／精油、リグナン類、有機酸

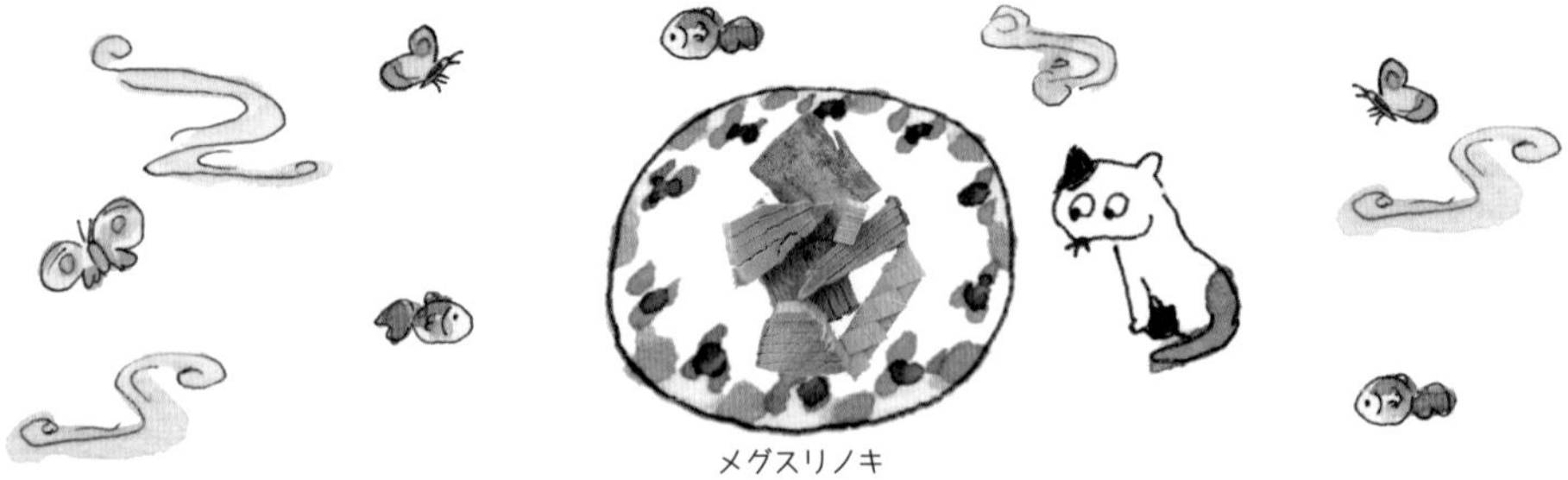

メグスリノキ

和のハーブティー

ビワの葉
Loquat

長崎や房州地方で採れるビワ。果実に多くの栄養を含んでいますが、果実より葉のほうが、より栄養素に富み、昔から薬用にも使われていました。ビワの葉を煎じたビワ茶は、せき止め、疲労回復、食欲促進などの効果があるといわれています。炎症を抑える効果があり、あせも、かゆみを抑える入浴剤などとして外用でも用いられてきました。

- 学名／*Eriobotrya japonica*
- 科名／バラ科
- ティーに使う部分／葉
- 主要成分／トリテルペノイド、セスキテルペノイド、糖類、タンニン、有機酸

メグスリノキ
Nikko maple

メグスリノキは山形県から宮城県以南の深山に自生する落葉高木で、日本固有の植物です。1980年代に樹皮エキスに肝臓障害の予防効果が認められました。また、この木の皮を煎じた汁を目薬にすると眼病によい、という民間療法が伝えられてきたところから、この名がつきました。お茶で飲むことで肝機能を整え、疲れ目などの内側からのケアにつながります。

- 学名／*Acer nikoense*
- 科名／ムクロジ科
- ティーに使う部分／樹皮
- 主要成分／ロドデンドロール（ロドデノール）、エピ・ロードデンドリン、トリテルペン、タンニン、ケルセチン、カテキン

ヨモギ
Japanese mugwort

北海道から九州まで全国に自生し、日本人が古くから親しんできたハーブです。草餅など料理の材料として使われ、沖縄ではフーチバーと呼ばれ、郷土料理に使われています。抗菌作用、血行促進作用があるとされ、入浴剤など外用にも用いられます。春、新芽の時期に採取したやわらかい葉を乾燥させるか、生葉で利用します。

- 学名／*Artemisia princeps*
- 科名／キク科
- ティーに使う部分／葉
- 主要成分／タンニン、精油

栄養たっぷりのフルーツ&ハーブティー

フルーツとハーブ、スパイスは、不思議と相性がよいようです。どれもが植物の恵みですから、当然かもしれません。フルーツサラダにミントの葉をミックスしたり、フルーツケーキにはスパイスが、フルーツの味を調えたり、きわだたせるのに欠かせません。

ハーブティーにフルーツを加えると、見た目も楽しくなり、ビタミンやミネラルといった栄養価もプラスされ、簡単に作れるおしゃれなデザートドリンクになります。

加えるフルーツは、フレッシュはもちろん、ドライフルーツでも。フレッシュならビタミンCの補給になり、ドライフルーツなら食物繊維やミネラルの補給になります。フレッシュのフルーツはからだを冷やす、漢方でいえば「冷」の性質をもつものが多いので、汗ばむ季節はフレッシュを、寒い季節や冷えが気になる人は、「温」であるドライフルーツを選ぶとよいでしょう。

ハーブと刻んだフルーツをポットに入れ、熱湯を注いで3分から5分蒸らします。カップにもフルーツを入れ、茶こしでこしながらティーを注ぎます。カップに入れたフルーツは、スプーンで軽くつぶしながらいただきます。お茶の熱と水分で適度にやわらかく、食べやすくなり、とくに食物繊維として摂るにはとてもよい状態になります。りんご、いちご、バナナ、ドライフルーツならクランベリーやいちじく、ブルーベリーなど、ほとんどのものが使えます。お気に入りの組み合わせを見つけてください。

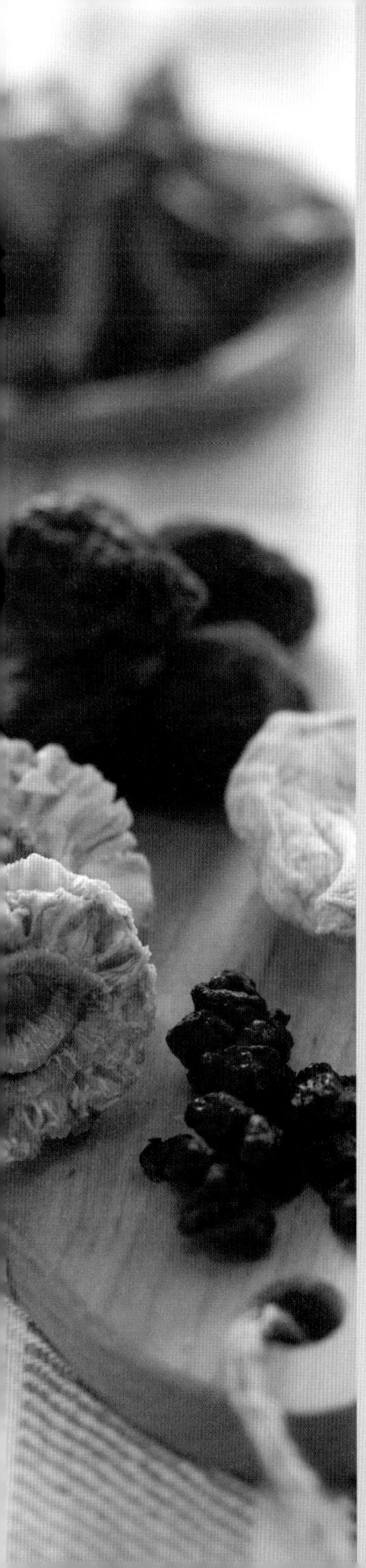

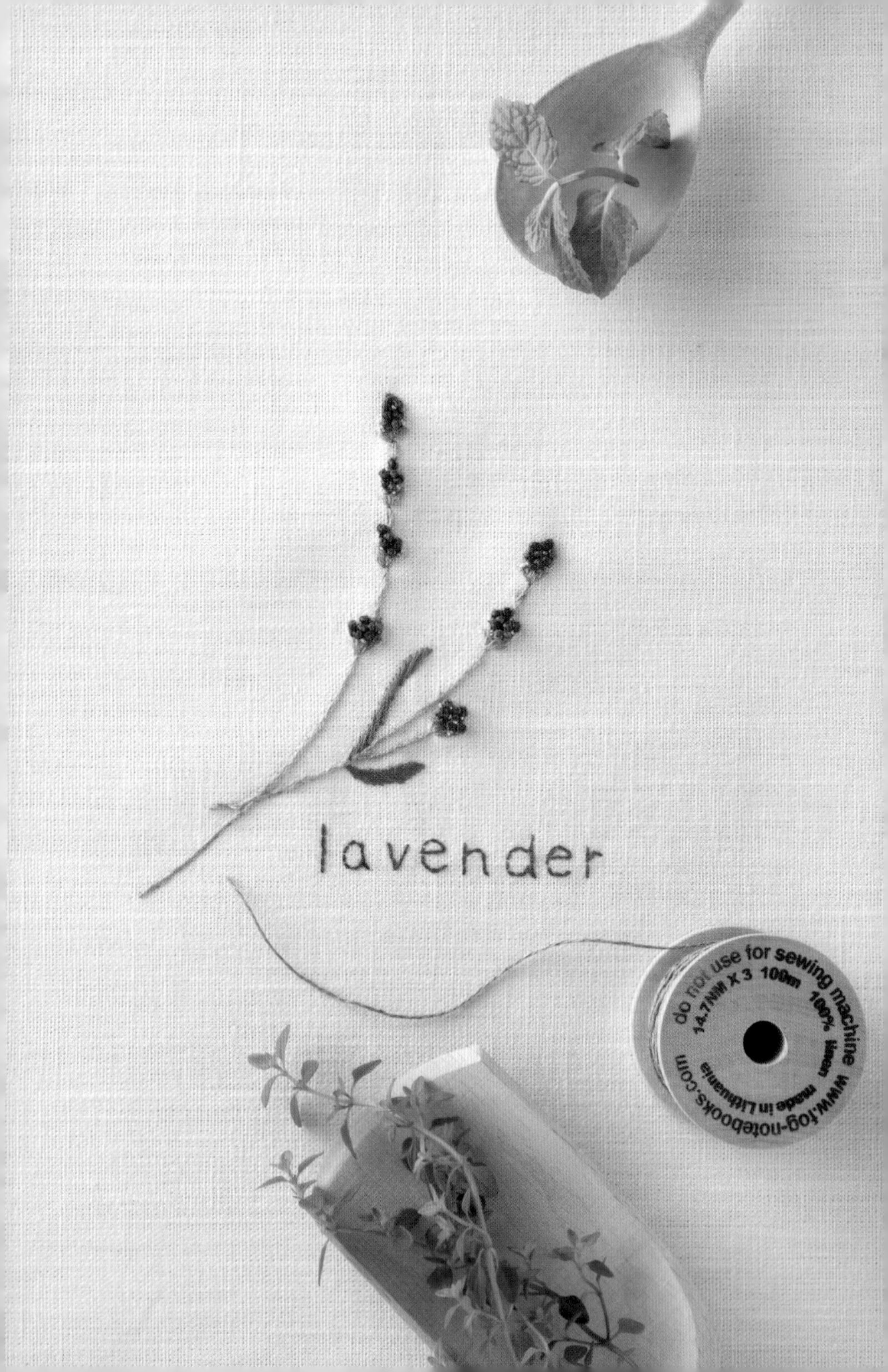
lavender
do not use for sewing machine
14.7NM X 3 100m
100% linen
www.fog-notebooks.com
made in Lithuania

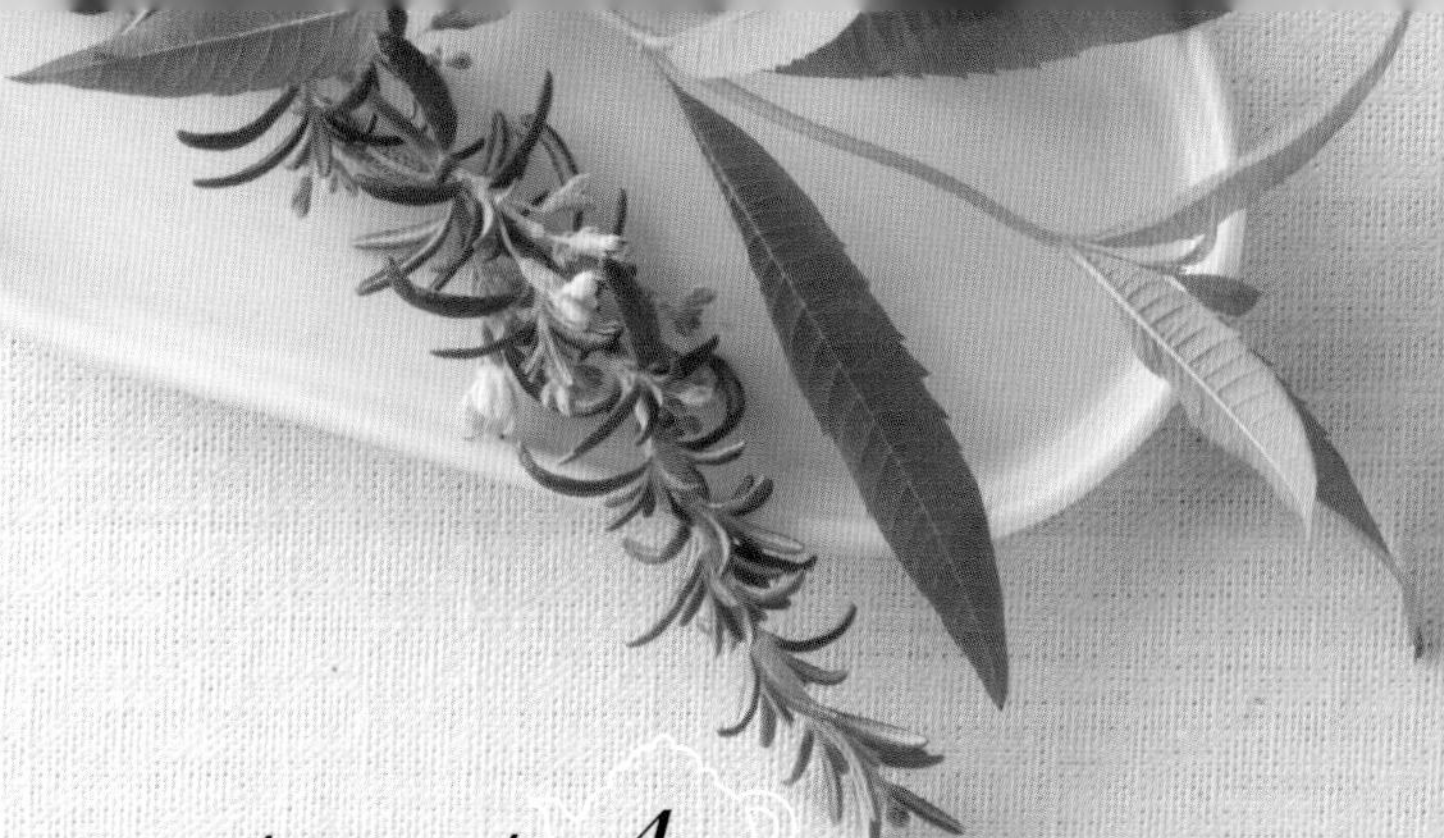

part 4

悩み別ハーブティー・レシピ

ハーブがもつ働きに着目してブレンドした
悩み別のハーブティーのレシピを紹介します。
使っているのはpart 3で掲載しているハーブです。

ひとつの悩みに対して数種類のレシピを紹介しています。
その中から、自分に合うものを見つけてみましょう。
また、これらのレシピを参考にアレンジをして、
より自分に合うレシピを見つけるのもいいでしょう。

今の自分に合うハーブティーは何か？
働きや香り、味、色にこだわり、
ぜひ探してみてください。

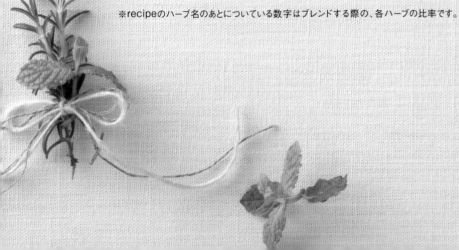

※recipeのハーブ名のあとについている数字はブレンドする際の、各ハーブの比率です。

イライラする

気分がイライラするときは、その理由をよく探ってみる必要があります。

もともと気が短くてイライラしやすいのなら、上手に気分転換ができる方法を見つけておきましょう。深呼吸をしたり、神経を鎮静させるハーブティーを飲んでみたり……。疲れがたまってイライラしやすいときは、睡眠や食事を充実させることも大事です。ダイエット中でイライラするのなら、その方法を見直す必要もあります。

気をつけたいのが、「なんとなく近ごろイライラしやすい」というケース。月経前症候群（PMS）など、からだの不調が原因の場合もあるからです。気になるときは、医師に相談をしましょう。

recipe 1

イライラして胃が痛いとき

ジャーマンカモマイル	1
レモングラス	1
レモンバーム	1

神経のたかぶりをしずめる効果と、胃の働きを刺激して消化を促す効果のあるハーブのブレンド。ストレスによる消化器系の不調があるときにおすすめです。

recipe 2

イライラして眠れないときに

セントジョンズワート	1
パッションフラワー	1
ペパーミント	1/2

精神疲労を回復させるように働くハーブのブレンド。イライラを緩和して、精神を安定させます。不眠、頭痛にも効果的。清涼感のある、飲みやすいティーです。

recipe 3

シトラス系の香りが好きな人に

ペパーミント	1
レモンバーベナ	1
レモンバーム	1

心身を鎮静し、リラックスさせる働きのあるハーブのブレンド。消化器系の不調を緩和する働きも。香りを吸い込みながら飲むことで、効果もアップ。

recipe 4

イライラして頭痛がするときに

ジンジャー	1
ラベンダー	1/3
レモングラス	1

ラベンダーには、イライラによる頭痛をやわらげ、活力をつける働きがあります。からだを温めるジンジャーとビタミンCを含むレモングラスで元気に。

不安・心配がある

不安や心配があるときは、胸がドキドキしたり、眠れなかったり……心とからだはつながっていることを実感させられるでしょう。極度な状態や、それが長引くことで、肌があれたり胃が痛くなったりすることもあります。たかぶった神経を落ち着かせることが必要です。ゆったりとしたティータイムをつくるのはいかがでしょうか。

不安な気持ちを落ち着かせるような働きや、神経を強くする働き、リラックスさせる働きのあるハーブを使ってみます。ハーブティーを飲み、合間に、深呼吸（鼻から息を吸ってゆっくりと吐く）を繰り返します。深く香りを吸い込み、香りに含まれる有用成分も、たっぷりと取り入れましょう。

recipe 1

不安や心配で眠れないときに

オレンジピール……………………………1
ジャーマンカモマイル……………………1
セントジョンズワート……………………1
パッションフラワー………………………1

抗うつと鎮静作用のあるハーブのブレンド。安眠効果もあるため、夕方以降に飲みましょう。

recipe 2

自信をもって1日をスタートさせたいときに

バーベイン…………………………………1
ペパーミント……………………………1/2
レモンバーム………………………………1

バーベインやペパーミントは、神経を強壮し、気分をすっきりとさせる働きがあります。レモンバームを加えることで、爽快感がアップします。

recipe 3

神経系の強化にすぐれるハーブのブレンド

スカルキャップ……………………………1
バレリアン………………………………1/4
ヒソップ……………………………………1

緊張した神経をゆるめ、中枢神経の強化にとても役立つといわれるスカルキャップを中心としたブレンド。新陳代謝をすすめて活性化し、心の疲労を回復。

recipe 4

甘い香りが楽しめるリラックスティー

オレンジブロッサム………………………1
ラベンダー………………………………1/3
リンデン（フラワー）……………………1
レモンバーム………………………………1

オレンジブロッサムには抗不安作用のある芳香成分が含まれています。ゆっくり吸入しながら飲めば、効果もアップ。

緊張が強い

適度な緊張感は、人の心身にとって必要ではありますが、度を超したり、継続したりすると、心身のパワーが消耗していきます。人によっては緊張から胃が痛む、頭痛がする、眠れないといった症状が出ることも。そうした症状が出る前に、できるだけ緊張をときほぐしておきましょう。

緊張しているとからだも硬くなってきます。そこで、肩や首を回してみたり、軽い運動をしたりするのもおすすめです。さらに、リラックス効果のあるハーブティーを飲んで、ひと息入れてみましょう。そして、つくり笑顔でもよいので、笑顔に。これが、緊張やストレスを緩和する大きな助けになるといわれています。

recipe 1 緊張によって心が疲れ、気力がわかないときに

オートムギ	1
スカルキャップ	1
バーベイン	1

神経強壮作用のあるハーブのブレンド。緊張した神経をゆるめ、消耗したエネルギーを取り戻し、活力を与えます。栄養価も高く、気力がアップします。

recipe 2 心身の緊張をときほぐす女性のためのブレンド

セントジョンズワート	1
ホップ	1

生理前、生理のとき、更年期における緊張が気になるときに。緊張と不安をしずめ、気分を高揚させるハーブのブレンド。全身の筋肉の緊張もやわらげるため、ストレスによる疲労にも。

recipe 3 緊張により疲れた心身をリラックス&パワーアップ

パッションフラワー	1
リンデン（フラワー）	1
ローズマリー	1

神経系をリラックスさせる効果の高いパッションフラワーとリンデン。そして、強壮効果のあるローズマリーのブレンド。疲れをいやして元気に。

recipe 4 緊張に伴う胃痛や頭痛、不眠に

ラベンダー	1
リンデン（フラワー）	1
レモンバーム	1

神経をリラックスさせ、気分を高揚させる効果のあるハーブのブレンド。緊張によって起こる胃の痛みや不眠、頭痛といった症状を緩和する効果も。

疲れがとれない

疲れを回復させるためには、まずは質のよい睡眠を十分にとることと、バランスのよい食事をすることがとても大事です。

睡眠時間がなかなかとれないという人も多いでしょう。しかし、睡眠中にしか分泌されないといわれる成長ホルモンは、細胞分裂を盛んにしたり、代謝を促す働きをします。つまり、人のからだを健康な状態に戻すような働きをするのです。寝だめをすれば大丈夫、というものでもありません。毎日の6～7時間の睡眠が、疲労回復のなによりの薬となるはずです。

ハーブティーを飲むなら、心身への強壮効果、リラックス効果、栄養価のあるものを選びましょう。

recipe 1

アーユルヴェーダで使われるハーブのブレンド

アシュワガンダ	1
ジンジャー	1/2

心身への強壮効果があるハーブのブレンド。アシュワガンダは少し飲みにくい、いわゆる薬草茶。ジンジャーと組み合わせると飲みやすくなります。どちらもアーユルヴェーダでも使われます。

recipe 2

心がぐったりと疲れているときに

マテ	1
ラベンダー	1/3

強壮作用があるマテ。リラックス効果と強心作用をもち、バランスをとる作用の高いラベンダーとのブレンドです。さわやかな香りを嗅ぎながら飲むことで、効果もアップします。

recipe 3

酸味があっておいしく美容効果もあるブレンド

ハイビスカス	1
ローズヒップ	1

ルビー色の酸味があるティー。ハイビスカスに含まれるクエン酸とローズヒップに含まれるビタミンCの働きで、疲労回復が期待できます。アイスティーでもおいしく飲めます。

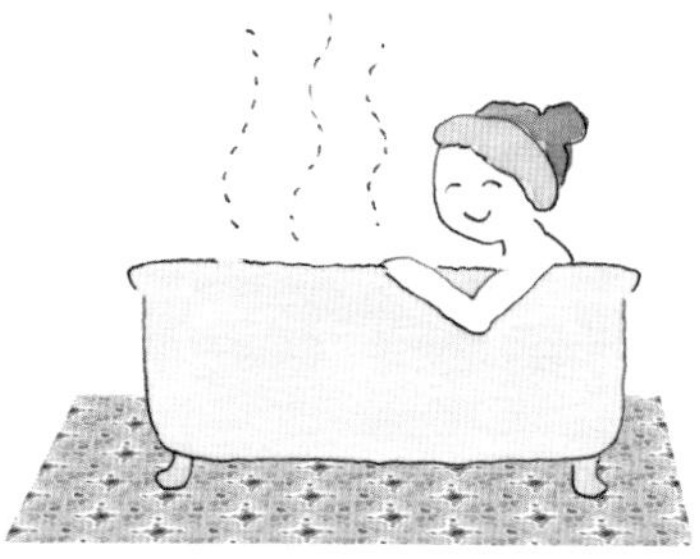

落ち込んでいる

少し落ち込んでしまったときは、気分転換が大事です。友達とのおしゃべりやゆったりとしたバスタイムでリフレッシュするのもよいでしょう。散歩や運動もおすすめです。脳への血行がよくなり、リラックス効果が得られるといわれています。ハーブティーを飲んでくつろぐのであれば、神経を強くしたり、気分を明るくさせる働きのあるものを中心に選んでみましょう。

　落ち込みが続くと、体調がくずれることも。食欲が減退しているときこそ、栄養バランスのよい食事を摂るように心がけます。そして深刻な体調の場合は早めに医師に相談をしましょう。

recipe 1

とにかく元気を出したい！というときに

オレンジピール	1
オレンジブロッサム	1
レモングラス	1

太陽の光を浴びたオレンジがもつ、気分を明るく、元気にする働きをたっぷりと含むティー。柑橘系の香りを楽しみながら飲みましょう。

recipe 2

情緒が不安定で気分のむらがあるとき

マリーゴールド	1
リンデン（フラワー）	1/3
ローズ	1

過敏になった神経を落ち着かせ、情緒を安定させるように働くティー。消化器系の働きも促すので、胃の痛みがあるときもおすすめ。色も楽しめます。

recipe 3

心身が疲れきって落ち込んだときに

スイートバジル	1
バーベイン	1
ペパーミント	1/2

緊張やストレスをやわらげ、しかも神経系を強壮する働きのあるバーベインを中心としたブレンド。疲れきって、気力がわかないときにもおすすめ。

recipe 4

すっきりとした気分になりたいときに

タイム	1
レモンバーム	1
ローズマリー	1

落ち込んで、頭がボーッとしてしまうときは、心身に活力を与えるティーを。レモンバームには、神経を鎮静させて、強壮する働きがあります。

眠れない

眠ることは、人の心身にとってとても大切なことです。免疫力を高め、健康な生活を送るためには1日6〜7時間の睡眠が必要だといわれています。

眠れないときは、からだを温めてみましょう。湯たんぽは、昔からの日本人の知恵です。少しぬるめのお風呂にゆっくりと入るのもよいでしょう。

西洋では数世紀前から安眠のためにカモマイルティーを飲むという習慣があります。ラベンダーやバレリアン、ホップも安眠に効果的なハーブとして知られています。これを使ったティーを寝る前に飲むのもおすすめです。

カフェインの摂り過ぎや、寝る前のスマホやパソコンの使用、満腹感の強い食事を避けることも大事です。

recipe 1 安眠効果で名高いハーブのブレンド

オレンジピール……1
ジャーマンカモマイル……1
バレリアン……1/4

鎮静と発汗作用があり、からだを温めて眠りを誘うジャーマンカモマイル。2種類のハーブとブレンドすることで、催眠とリラックス効果がアップしたティーに。

recipe 2 子どもにもおすすめのおだやかな安眠ティー

パッションフラワー……1
レモンバーム……1

緊張や不安をやわらげる効果があり、心を安定させて、安眠を促進します。イライラしやすく、ストレスがたまることで眠れないときは、日中も飲むとよいでしょう。気持ちがたかぶり、眠れない子どもにもおすすめ。

recipe 3 胃が痛くなるほどのストレスがあるときに

ジャーマンカモマイル……1
リンデン（フラワー）……1
レモンバーム……1

末梢神経を拡張してからだを温めるハーブ2種類に、神経や胃に対する鎮静作用で名高いレモンバームをブレンド。胃の不調を緩和すると同時に、眠りを誘います。

recipe 4 不眠治療に使われてきたホップのブレンドティー

ホップ……1
レモングラス……1
ローズ……1

ホップは千年にわたって不眠、神経不安の治療に使われてきたハーブ。安眠ハーブの中でも香り高いローズとレモングラスを飲みやすくブレンド。

眠気を覚ましたい

眠くてしかたがないときは、誰にでもあります。生理前や睡眠不足のときのように、からだが睡眠を必要としているサインであれば、昼寝を取り入れるなど、できるだけからだを休めるようにしましょう。

たくさん眠ったのに、なんとなく頭がボーッとしてしまう、やる気が起きない（無気力）、なんとなくだるい、といったときは、精神が弱くなっていることが原因の場合もあります。このようなときは、エネルギーを高める強壮効果や、頭脳明晰効果のあるハーブで入れたティーを飲んでみるのもひとつの方法です。また、少し熱めのシャワーをさっと短い時間で浴びるのも効果的です。

recipe 1 心身の消耗に効果のあるやる気をわかせるティー

タイム	1
ペパーミント	1
レモンバーム	1

精神を強壮して、眠気をはらうブレンド。タイムには、からだを温める特性があり、血液循環をスムーズにすることで無気力に対する効果が期待できます。

recipe 2 シトラス系の香りが気分をリフレッシュ

レモングラス	1
レモンバーベナ	1
レモンバーム	1

精神を強壮して、元気にする効果のある3種類のシトラス系ハーブのブレンド。フレッシュハーブが手に入るときは、たっぷり使って香り高いティーを。

recipe 3 脳を活性化して眠気を覚ますティー

ヒソップ	1
ペパーミント	1
ローズマリー	1

血液の循環を促し、脳を活性化する働きや、全身に対する強壮効果のあるハーブのブレンド。生命力を満たし、無気力にならないように働きかけます。

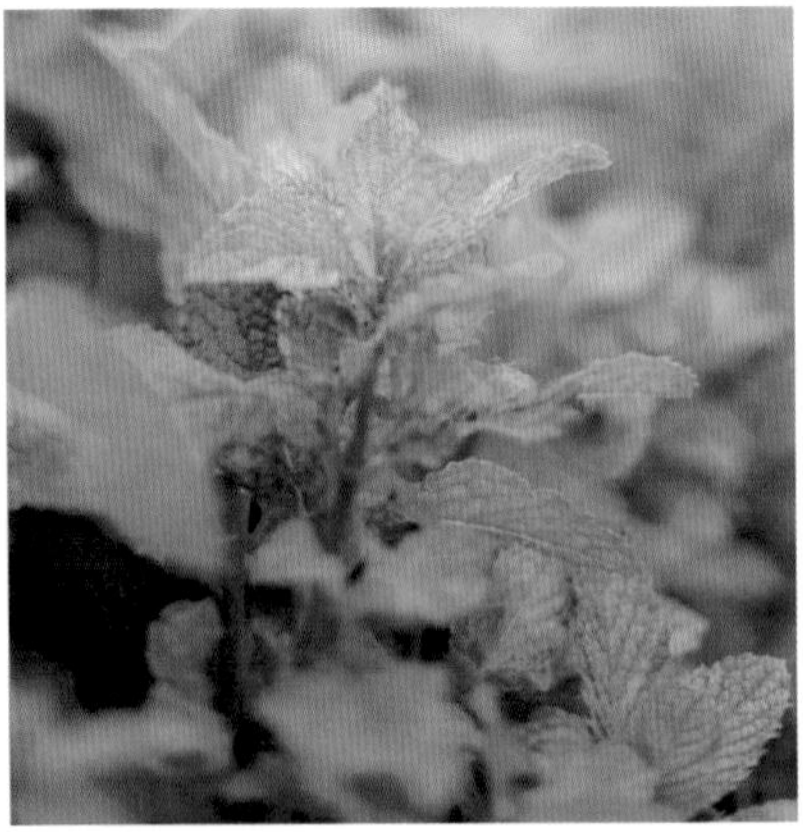

レモンバーム

集中力を高めたい

仕事や勉強など、しなくてはいけないことに集中したいときは、リラックスしすぎても、興奮しすぎても、困ってしまいます。まずは、気持ちを落ち着かせて。目を閉じて瞑想《めいそう》したり、深呼吸をしてみるのもよいでしょう。

ハーブの中には、血液循環を促し、脳への血流もよくすることから、集中力、記憶力を高める作用があるといわれるものがあります。これらで入れるティーを、気持ちを切り替え、仕事や勉強へ向かう前に飲むのもおすすめ。

なかでもギンコウやゴツコーラ、ローズマリーは、若返りのハーブともいわれています。健康のためにこれらのハーブティーを飲むのも一案です。

recipe 1 記憶力を高めるハーブのブレンド

ギンコウ	1
ローズマリー	1

ギンコウもローズマリーも記憶力を高めるハーブとして知られています。血液循環を促して脳を活性化し、記憶力と集中力を高める効果があります。目が覚めるような刺激的な香りのティー。

recipe 2 心がざわざわして集中できないときに

ゴツコーラ	1
スイートバジル	1

インドなどでは、健康のためと記憶力を高めるために使われているゴツコーラ。精神を安定させて、集中力を高めるスイートバジルとブレンドすることで、効果もアップ。なんとなく落ち着かないときに。

recipe 3 心身が疲れて頭がすっきりしないときに

タイム	1
ホーソンベリー	1
マテ	1

ホーソンベリーには、血液循環をよくする働きがあり、脳の働きをよくします。タイムとマテには強壮作用があり、消耗した心身に活力を与えます。

recipe 4 心身を浄化するさわやかなティー

トゥルシー	1
ペパーミント	1/2
レモングラス	1

さわやかな香りを合わせることで、よりマイルドで飲みやすくなります。浄化のハーブ、トゥルシーで気分がすっきりして、集中力が高まります。

夏バテ

熱帯夜で眠れなかったり、暑い日が続くと、体力が奪われていきます。暑くてだるくて、なにもする気になれない……そんなときは、体内で消費されてしまいがちなビタミンやミネラルをたっぷりと補給しましょう。野菜やくだものをいつもよりも多めに摂るように心がけます。

また、暑いからといって甘い清涼飲料水を飲み続けていませんか？ これがかえって胃腸を疲れさせる原因に。飲み物は、胃にやさしいものを選ぶことが大事です。ハーブティーならほとんどがノンカフェインで胃にやさしく、しかも疲労回復を助けるビタミンなどを含むものや、消化を助けるものもあります。上手に選んで夏バテ対策を。

recipe 1　元気が出る酸味のあるティー

ハイビスカス	1
ペパーミント	1
レモングラス	1

ハイビスカスに含まれるクエン酸には、疲労回復の効果があります。さらに、消化管の蠕《ぜん》動《どう》運動を刺激し、消化を促進するため、食欲不振に効果的。

recipe 2　紫外線を浴びたあとのビタミン補給に

エルダーフラワー	1
シナモン（カシア）	1/3
ローズヒップ	1

夏のリゾートなどで紫外線を浴びたあとの疲れに。ビタミンAとCを含む、疲労回復効果の高いティー。夏風邪をひきそうなときに飲むのもよいでしょう。

recipe 3　肝機能不調や食欲不振が気になるときに

アーティチョーク	1
ダンデリオン	1
レモンバーベナ	1

食欲が落ちると、体力も低下します。原因はビールなどの飲み過ぎによる肝機能低下かもしれません。肝機能を促進する作用のあるハーブティーがおすすめ。

recipe 4　やる気が起きなくてだるいときに

ペパーミント	1/4
紅茶	1

紅茶に含まれるタンニンには粘膜の炎症を保護する働きと抗菌力があり、ペパーミントに含まれるメントールには消化促進作用があります。すっきりとした風味のティーです。

頭痛

頭痛の中でも多くの人が経験するのが、緊張性頭痛と片頭痛でしょう。

緊張性頭痛は、頭が強く締めつけられるように痛むのが特徴です。原因は詳しくはわかっていませんが、心身のストレスも関係しているのではないかといわれています。軽い運動をしたり心身をリラックスさせたりすることが予防につながるともいわれています。

片頭痛は、片方の頭側部に起こることが多く、吐き気を伴うことも。原因は、まだ未知の部分がありますが、神経伝達物質であるセロトニンが血液細胞から放出されることが、誘発の一因ではないかといわれています。

症状が長く続く場合は、必ず医師の診察を受けてください。

recipe 1 リラックス効果のあるやさしい香りのティー

オレガノ	1
パッションフラワー	1
ラベンダー	1/4

緊張性頭痛に。痛みや筋肉の痙攣をやわらげ、リラックス効果のあるティー。ストレスや肩こりなどを感じやすい人は、香りを楽しみながら、リラックスすることも大事。

recipe 2 片頭痛を予防する効果の高いティー

フィーバーフュー	1
ペパーミント	1/2
レモンバーム	1/2

セロトニンの放出を抑制する作用と、痛みのもととなるプロスタグランジンを抑制する作用のあるティー。片頭痛で悩む人におすすめ。

recipe 3 不安と筋肉の緊張をやわらげるティー

ジャーマンカモマイル	1
ラベンダー	1/3
リコリス	1
レモンバーム	1

緊張性頭痛に。不安をやわらげて安眠を促進する作用と、筋肉の緊張をしずめる働きがある、甘みのあるティー。

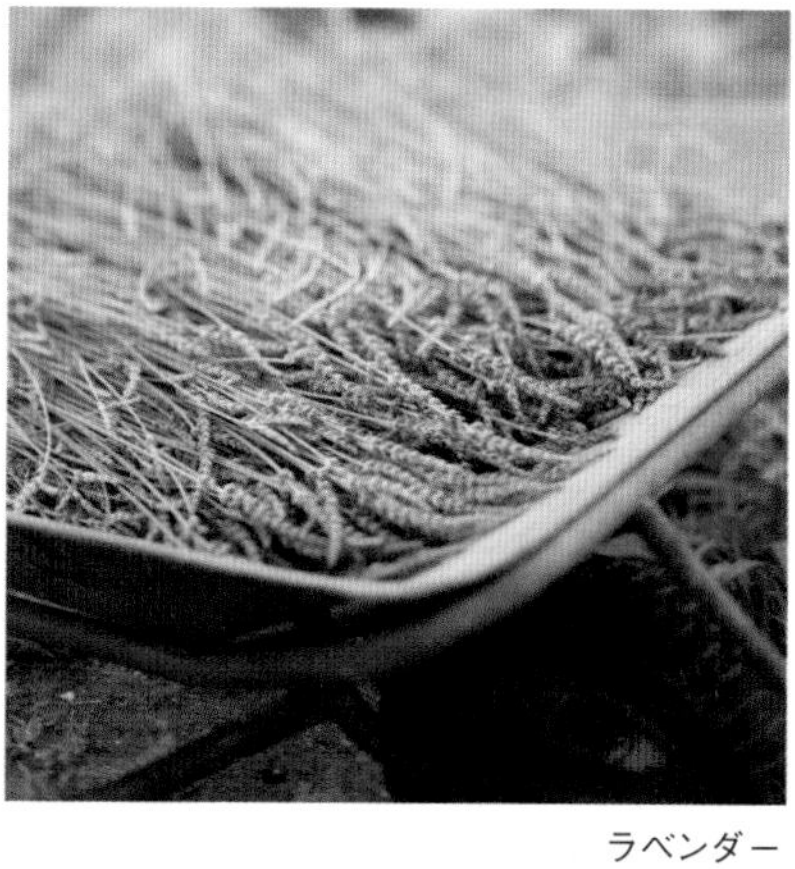

ラベンダー

目の疲れ

ドライアイの人が増えて、目の疲れを訴える人が増加しています。

ドライアイとは、涙の量が少なく、目の表面が乾いてしまう病気のことをいいます。もともと涙の量が少ない人もいますし、パソコンの使用や車の運転を長時間することによって、まばたきの回数が減り、涙の量が少なくなっている人もいます。コンタクトレンズが負担となって起こることも。思い当たる人は意識をして目を休める時間をつくりましょう。目の炎症をやわらげたり、粘膜を強化したりする働きのあるハーブティーも役に立ちます。

乱視、老眼、目に合わない眼鏡などが原因で目が疲れる場合もあります。気になる場合は、医師に相談を。

recipe 1

疲れ目と目のかすみに

アイブライト	1
ビルベリー	1

眼精疲労に効果が高い2種類のハーブのブレンド。アイブライトには抗炎症作用があり、赤く炎症を起こした目の回復のサポートもします。ビルベリーは、闇に強い目をつくるともいわれています。

recipe 2

目だけなく全身の疲れがあるときに

オートムギ	1/2
ハイビスカス	1
マテ	1/2

目によいといわれるアントシアニンを含むハイビスカス。これに、粘膜を強化するビタミンAなどの栄養をたっぷりと含み、エネルギーを高めるハーブをブレンド。

recipe 3

ピクピクと痙攣があるときに

スカルキャップ	1
バレリアン	1/4
レモンバーム	1

抗痙攣作用のあるハーブと、視力や視覚神経の不調によいとされるハーブのブレンド。緊張や不安をやわらげる働きも期待できます。

recipe 4

目も心もホッとひと息。きれいなブルーのティー

バタフライピー	1
ペパーミント	1/2
ラベンダー	1/2

バタフライピーのアントシアニンが疲れ目に効果的。水色《すいしょく》のブルーも目をしずめます。目を閉じて、何よりリラックスすることが疲れ目の改善にはおすすめ。

花粉症

スギやヒノキなど、植物の花粉によってアレルギー症状を起こす病気が、花粉症です。

アレルギーとは、日常物質に対する異常反応です。異物（アレルゲン）が侵入するとからだはそれと戦うためにヒスタミンを放出します。そのヒスタミンに対して、免疫系が過剰に反応することでアレルギーは起こります。そこで、体内へのヒスタミン放出を抑制する効果をもつアレルギー対策用の薬を花粉症予防に使う人もいます。

このような抗ヒスタミン作用や抗アレルギー作用をもつハーブがあります。目や鼻、のどの不快な症状に効果的なハーブとブレンドしたティーで、症状が重くならないように予防を。

recipe 1

目のかゆみや涙目に

アイブライト	1
エルダーフラワー	1/2
ローズヒップ	1/2

目のあらゆる症状に効果的なアイブライトには抗ヒスタミン作用があります。呼吸器系、粘膜に働きかけて鎮静する働きもあります。

recipe 2

アレルギー体質を改善したいときに

ジャーマンカモマイル	1
ネトル	1
リコリス	1
レッドクローバー	1

アレルギー体質を改善する働きや、消炎作用のあるハーブのブレンド。長期飲用の場合はリコリスは除いて。

recipe 3

不快な症状からイライラするときに

エキナセア	1
ルイボス	1
ローズ	1

鼻やのど、目のかゆみなどからイライラするときは香りがよく色がきれいなこのティーを。抗アレルギー作用と疲労を取り除いてイライラをなだめる効果あり。

recipe 4

予防のために飲み続けたいときに

ネトル	1
ペパーミント	1
マリーゴールド	1/2

抗ヒスタミン、抗アレルギー作用のあるハーブのブレンド。花粉シーズン前から飲み続けておくと、花粉症の症状を抑える効果が期待できます。

風邪（せき、のどの痛み、鼻づまり）

疲れていたり、栄養が不十分などの理由から、からだの抵抗力が弱くなっているときには、いろいろな病気にかかりやすくなります。冬に風邪がはやるのは、空気が乾燥して、のどや鼻などの粘膜の抵抗力が弱くなっていることも原因として考えられます。ウイルスや細菌に感染しやすくなるからです。

風邪を予防するためには、規則正しい生活と適度な運動、十分な栄養摂取を心がけて、自分の免疫力を維持しておくことが大事です。

ハーブの中には、免疫機能を高める効果や、風邪の諸症状を緩和する効果のあるものがあります。風邪をひきそうなときやひきはじめに、こうしたハーブで入れるティーが役に立つでしょう。

recipe 1 風邪のひきはじめのだるさに

クリーバーズ	1
セージ	1
ペパーミント	1
リコリス	1

風邪のひきはじめの諸症状を緩和させるだけでなく、気力を甦らせるように働くハーブのブレンド。すっきりします。

recipe 2 風邪などのウイルスからからだを守りたいときに

エキナセア	1
ジャーマンカモマイル	1
リンデン（フラワー）	1
レモンバーム	1

抗ウイルス作用があるハーブのブレンド。免疫系を強化して、ウイルスに対する抵抗力を高めます。子どもにもおすすめ。

recipe 3 ひきはじめの風邪の諸症状を緩和する

エルダーフラワー	1
ヤロウ	1
リンデン（フラワー）	1

抗ウイルスと消炎作用のあるハーブのブレンド。くしゃみ、鼻水、のどの痛みなど、ひきはじめの風邪の症状をやわらげるように働きます。

recipe 4 のどの痛みや乾いたせきに

エルダーフラワー	1
マーシュマロウ	1
マレイン	1

のどの炎症を抑える働きのあるハーブのブレンド。ハーブに含まれる粘液質が、のどの粘膜を整えます。痰を取り去り、せきをしずめる効果もあります。

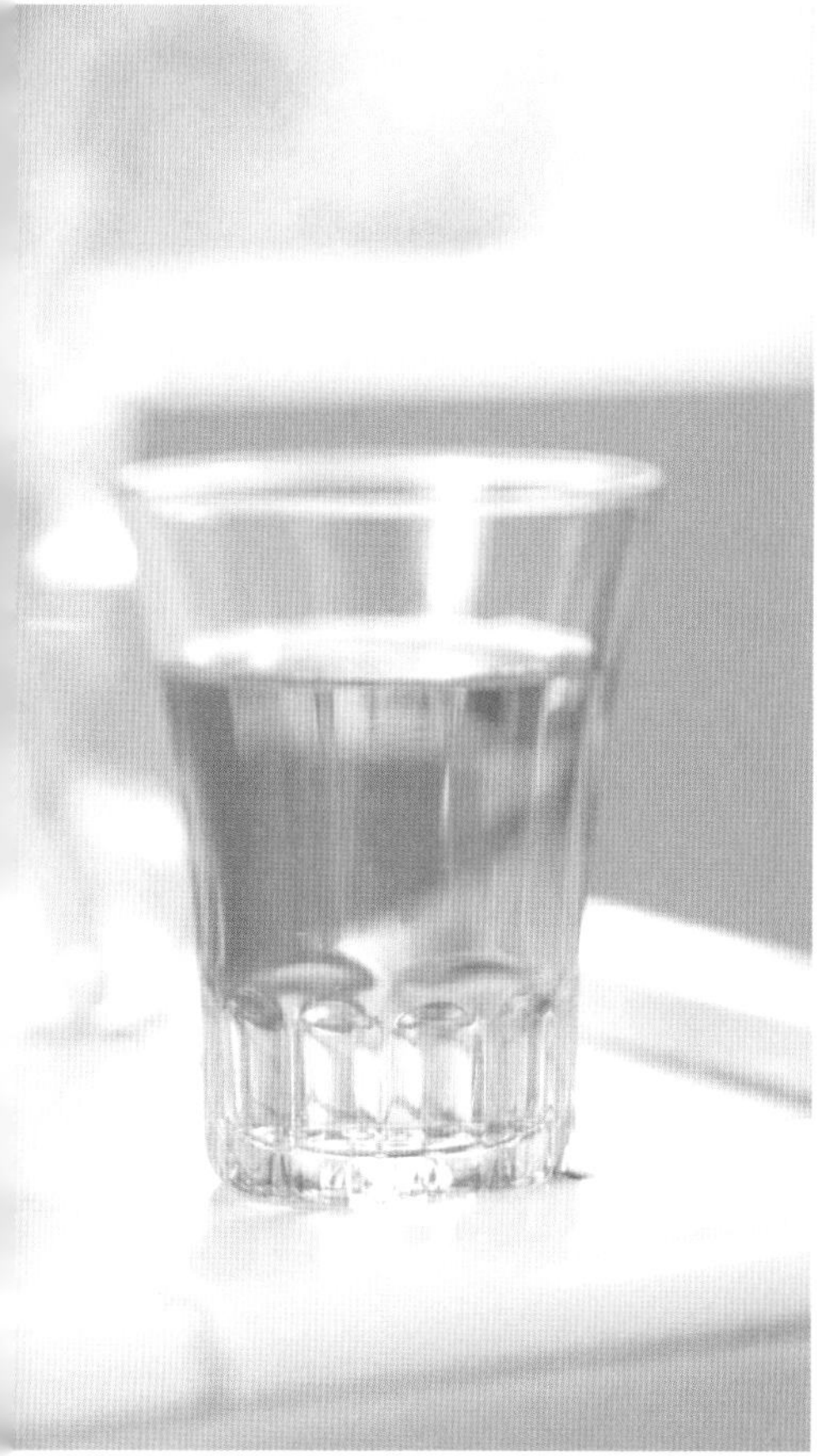

ユーカリティーでのうがいもおすすめ

recipe 5

繰り返す ひどいせきに

エルダーフラワー……………………………1
ジャーマンカモマイル………………………1
タイム…………………………………………1
リコリス………………………………………1

呼吸器を強化したり、抗ウイルス、抗菌、消毒、鎮痙作用のあるティー。痰を取り除き、呼吸を楽に。うがいにも使えます。

recipe 6

長く続く 乾いたせきに

アニスシード…………………………………1
コルツフット…………………………………1
レッドクローバー……………………………1

コンコンと乾いたせきがなかなかおさまらないときに。ハーブに含まれる粘液が、のどの粘膜を整えます。鎮痙作用が、続くせきを落ち着かせます。

recipe 7

鼻水や鼻づまりが 気になるときに

セージ…………………………………………1
フェンネル……………………………………1
マロウブルー…………………………………1

抗菌と収れん作用があり、鼻水を抑えるように働くティー。鼻づまりが気になるときは、ティーから立ち上る蒸気を鼻から吸い込むと効果的です。

recipe 8

のどの痛みと 鼻水が気になるときに

ジャーマンカモマイル………………………1
セージ…………………………………………1
タイム…………………………………………1

抗菌、抗ウイルス、収れん作用と、粘膜を保護してのどの痛みをしずめる働きのあるハーブのブレンド。ひきはじめの風邪の、のどと鼻の症状に。

recipe 12

体力が落ちているときの風邪予防に

エキナセア	1
ジンジャー	1
ローズヒップ	1

粘膜を強化する働きと、免疫力を促進する働きのあるティー。全身の体力を回復させて、風邪に対する抵抗力をつけたいときにおすすめです。

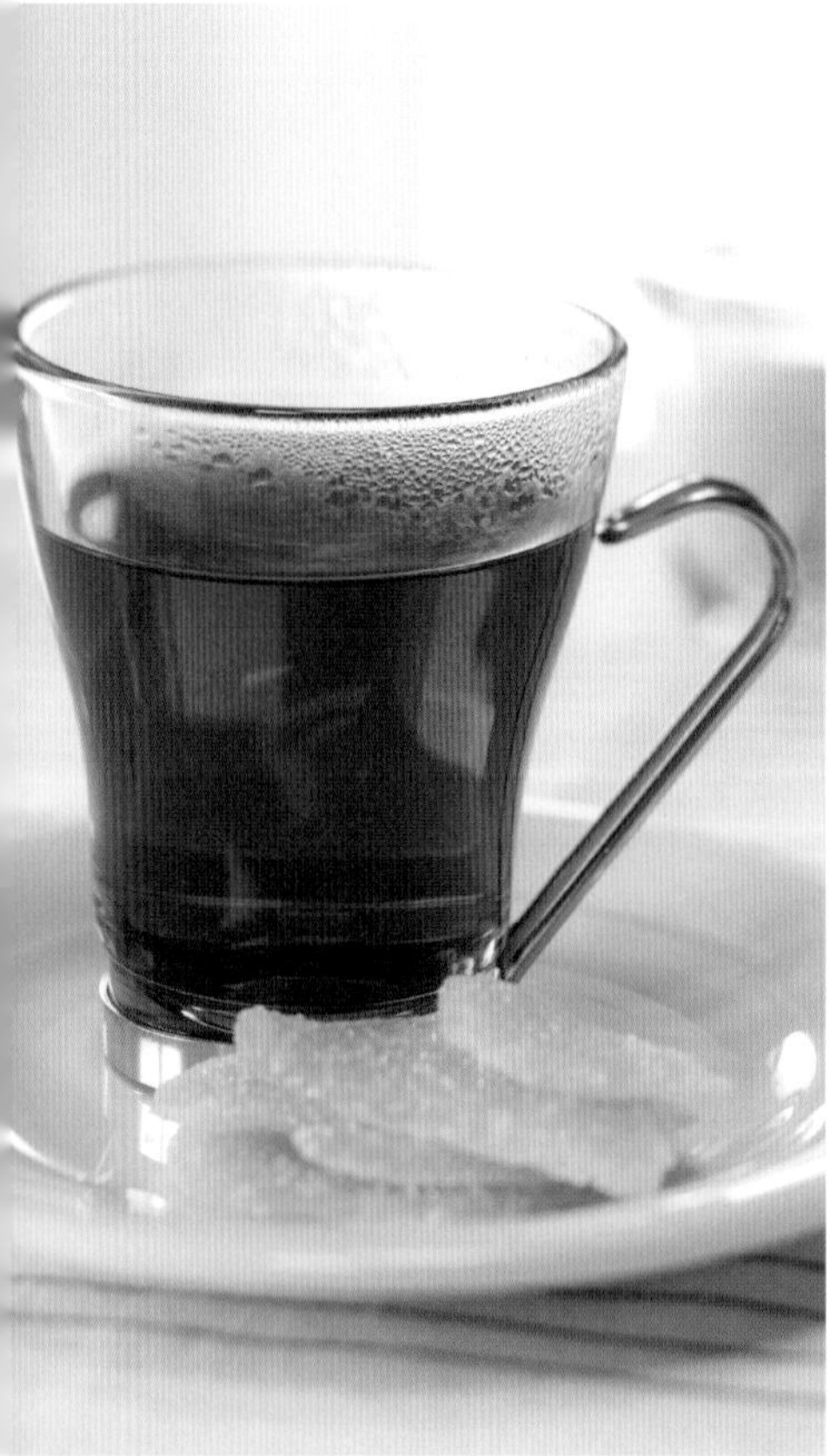

ショウガのドライフルーツを紅茶に入れて飲むのもおすすめ

recipe 9

せきが出て少し熱っぽいときに

アンゼリカルート	1
キャラウェイ	1
タイム	1

去痰作用のあるハーブのブレンド。せきをしずめるように働きます。発汗作用もあるため、悪寒がして少し熱っぽいときにもおすすめです。

recipe 10

風邪による熱が気になるときに

エルダーフラワー	1
ジャーマンカモマイル	1
メドゥスィート	1

メドゥスィートには、発熱を軽減する成分が含まれているといわれます。発汗作用のある2種類のハーブとブレンド。風邪による悪寒や熱っぽさがあるときに。

recipe 11

汗をかいて熱を下げたいときに

オレガノ	1
キャットニップ	1
ヒソップ	1

強力な発汗と解熱作用のあるハーブのブレンド。のどの痛みやせきにも効果的。入れたてのティーを熱いうちに飲みましょう。

肌あれ

肌あれを起こしにくくするためには、睡眠と食事がとても大切です。また、消化器系や肝臓などの働きが乱れてくると、肌へは栄養が十分送られなくなり、肌あれが起こることも。

そこで、肌の調子が気になるときは、まずは今の生活習慣や体調を確認してみます。そしてたとえば、疲労から食欲がない、胃が痛む、というようなときは、消化器系や肝臓の働きを促す作用のあるハーブティーを。眠れないときは、安眠作用のあるハーブティーがおすすめです。さらに、炎症を抑える作用のあるハーブや、抗酸化作用やビタミンCを含むハーブをブレンドすれば、肌への効果がいっそう期待できます。

recipe 1 ストレスによる肌あれに

ジャーマンカモマイル	1
ダンデリオン	1
マリーゴールド	1

胃腸の調子も悪く、肌あれが気になるときに。皮膚治療効果のあるマリーゴールドに、鎮静、炎症、消化促進、肝機能促進、安眠促進作用のあるハーブをブレンド。

recipe 2 肌の疲労や老化が気になるときに

エキナセア	1
エルダーフラワー	1
ローズヒップ	1

組織回復力のあるティー。細胞組織を修復する働きがあるといわれるエキナセアとローズヒップ。そして消炎作用のあるエルダーフラワーをブレンド。

recipe 3 野菜不足による肌あれに

マテ	1
ネトル	1
レッドクローバー	1

ビタミンやミネラルが豊富なマテとネトル。特にネトルは浄血、増血、抗炎症作用にすぐれます。体質改善作用のあるレッドクローバーとブレンド。

recipe 4 アンチエイジングが気になるときに

ジャーマンカモマイル	1
ルイボス	1
ローズ	1

抗酸化作用があり、肌細胞の老化を予防する働きのあるルイボス。肌の炎症をやわらげたり、心身をリラックスさせる働きのあるハーブとブレンドを。

シミ

紫外線の影響や肌老化に伴い、シミは増えてきます。これを予防するためには、保湿と美白のお手入れが欠かせませんが、からだの内側からのケアも忘れてはいけません。

もっとも注目したいのは、ビタミンCの補給です。ビタミンCには、シミを作るメラニン色素の生成を抑える働きがあります。サプリメントで摂取するよりも、野菜など天然のものから摂取したほうが吸収がよく、効果も高いといわれます。ハーブの中にもビタミンCを豊富に含むハイビスカスやローズヒップがあり、役立つでしょう。

さらに、細胞の老化を予防する抗酸化物質を含む食品もシミには有効。ルイボスには抗酸化作用があります。

recipe 1 ビタミンCをたっぷり摂れるティー

ゴツコーラ	1
ハイビスカス	1
ローズヒップ	1

ハイビスカスとローズヒップにはビタミンCがたっぷりと含まれています。これに、皮膚を活性化する働きのあるゴツコーラをブレンド。

recipe 2 アンチエイジング効果のある抗酸化ティー

エルダーフラワー	1
ルイボス	1

抗酸化物質であるフラボノイドを含むルイボスは、肌老化予防に役立つハーブとして注目されています。これに、抗炎症作用や血液循環をよくする働きのあるエルダーフラワーをブレンド。

recipe 3 抗酸化作用とリラックス効果のあるティー

ジャーマンカモマイル	1
バタフライピー	1
レモングラス	1

アントシアニンの抗酸化作用が肌色を明るくする効果が期待できます。バランスのとれた食生活も重要です。日ごろから積極的にビタミン類を補いましょう。

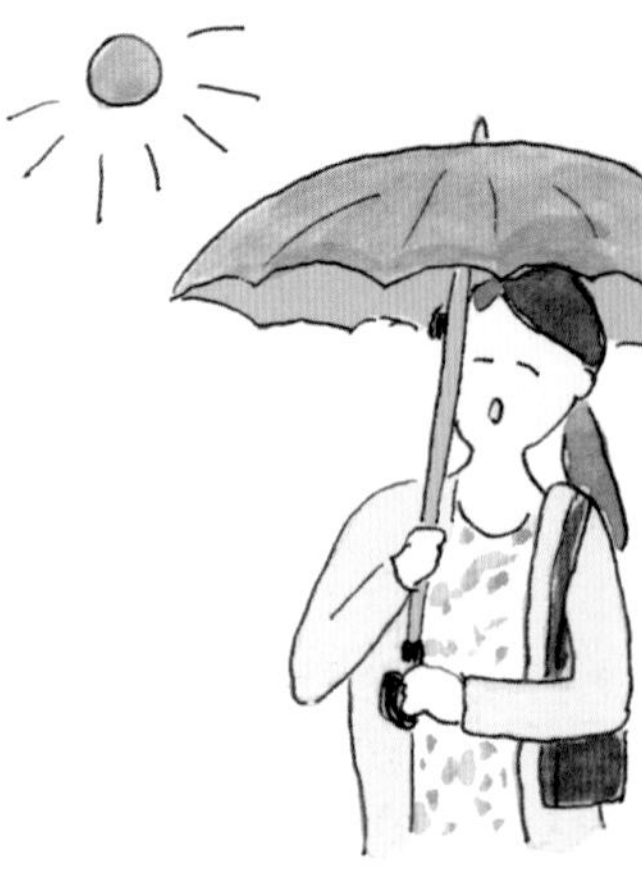

ニキビ

大人のニキビができる原因は、まだ詳しくわかっていませんが、睡眠や食生活、ストレスなどが大きく関係しているといわれています。

そこで、安眠作用のあるハーブ（ジャーマンカモマイルなど）や、不足しがちなビタミンやミネラルを含むハーブ（ネトルなど）のティーを、状況に合わせて利用してみましょう。

また、ストレスによって不調になりやすい胃腸や肝臓を丈夫にしておくことも大事です。毒素を排出する作用のあるダンデリオンやバードックルート、肝臓に働くミルクシスルが役立ちます。さらに、老廃物や毒素を運び、排出する働きをするリンパ系を刺激するハーブもブレンドに使いましょう。

recipe 1

肝臓に働くハーブのブレンド

ダンデリオン	1
ミルクシスル	1

毒素を排出する作用のあるダンデリオンと、肝臓の細胞を再生する働きのあるミルクシスル。これらと水を鍋に入れ、15～20分中火で加熱したあと、茶こしでこせば、ティーのできあがり。

recipe 2

体内浄化を目的としたブレンド

バードックルート	1
マリーゴールド	1

毒素を排出する働きのあるバードックルートと、リンパ系を浄化する働きのあるマリーゴールドのブレンド。体内浄化、血液浄化の効果が期待できます。ニキビができはじめたころに飲みましょう。

recipe 3

リンパ系を刺激して血液を浄化するティー

エキナセア	1
ネトル	1
レッドクローバー	1

リンパ系を浄化する働きのあるハーブのブレンド。免疫力を高めたり、抗アレルギーの作用もあります。ニキビを繰り返す人におすすめのティー。

recipe 4

ストレスがあるときのティー

ゴツコーラ	1
スカルキャップ	1
ペパーミント	1
ローズヒップ	1

抗ストレス作用があると同時に、皮膚を活性化させる働きのあるハーブのブレンド。ビタミンCも含みます。

口臭

ハーブは、口臭を防ぐためにも、昔から使われてきました。

ニンニクやネギなど、においの強いものを食べたあとの口臭が気になるときは、アニスシードやカルダモン、キャラウェイをそのまま噛んでみましょう。またはティーにして、うがいに使うのもよいでしょう。口の中がすっきりすると同時に、口臭を防ぎます。

歯周病や舌炎など病気が原因で起こっている口臭の場合は、治療が必要となります。そのうえで、補助的にハーブティーも利用してみましょう。歯肉炎や感染症を予防する効果のあるものや、炎症を抑えるもの、殺菌や収れん効果のあるものが役立ちます。飲むだけでなく、うがいにも使えます。

recipe 1

歯肉炎、感染症の予防に

アニスシード	1
エキナセア	1
ジャーマンカモマイル	1

バクテリアやウイルス、病原菌などによる感染を防ぐ働きのあるエキナセア。これに、芳香があり、炎症を抑えるハーブをブレンド。

recipe 2

呼吸をきれいにすると名高いハーブのブレンド

セージ	1
ペパーミント	1

口臭対策によく使われ、歯磨き粉にも含まれることのあるハーブのブレンド。収れん、消毒、殺菌、鎮痛作用があり、口の中がすっきりとします。歯の痛みがあるときにも、このティーでうがいをしましょう。

recipe 3

不快が伴いイライラするときにも

オレガノ	1
レモンバーム	1

口の中を清潔にするだけでなく、気分を明るく、元気にする働きもあるティー。抗菌、抗ウイルス、殺菌、抗うつ、神経強壮作用があります。飲むだけでなく、ティーでのうがいもおすすめです。

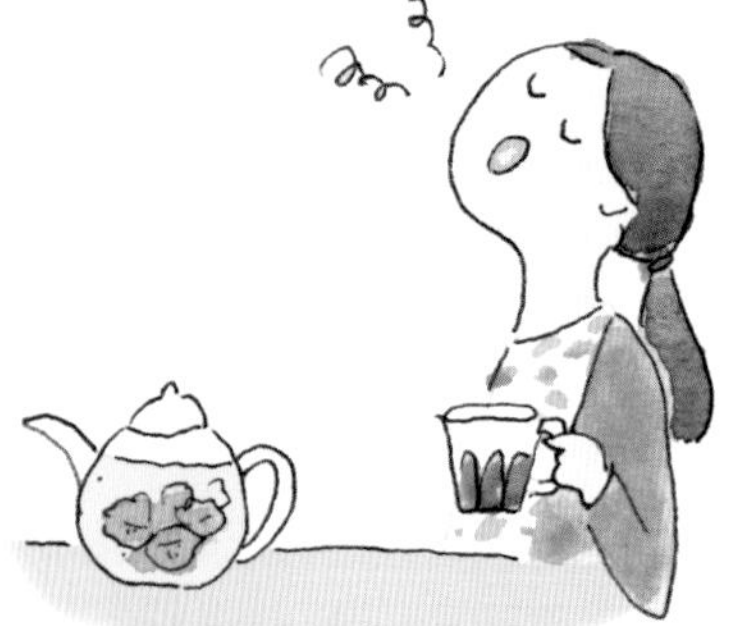

食べ過ぎ・胃のもたれ・食欲不振

胃がもたれたり、キリキリと痛んだり、吐き気がしたり……胃腸の調子が悪いときは気分もすぐれず、食欲不振になることもあるでしょう。

胃腸の不調が激しい間は、医師と相談のうえ、食事を制限することが必要になるでしょう。ある程度症状が落ち着いてきたり、軽かったりするときは、胃腸の働きをよくする作用のあるハーブティーを利用するのもよい方法です。症状に合わせて、健胃、消炎、吐き気を抑えるといった効果のあるハーブを選び、ブレンドしましょう。冷たい飲み物は弱った胃腸を刺激するので、ホットティーにします。好みの味や香りのティーを見つけておくと、いざというときに役立ちます。

recipe 1 胃をすっきりとさせたいときに

ペパーミント	1
メドゥスィート	1
レモングラス	1

消炎、制吐、制酸、健胃作用があり、消化管を守るティー。爽快感のある風味で、胃がすっきりとしてきます。気分もリフレッシュ。

recipe 2 吐き気を伴う不快な症状に

ジャーマンカモマイル	1
ペパーミント	1/2

飲むと胃がすっきりする、駆風、鎮痙、消炎作用のあるティー。吐き気を伴う胃腸の不調、急性の胃症状に。好みや体調に応じて、2種類のハーブの量のバランスを変えても。

recipe 3 食欲がないときや乗り物酔いに

アンゼリカルート	1
ジャーマンカモマイル	1
ジンジャー	1

アンゼリカルートにある苦みが、食欲を増進させます。腸の運動をよくすると同時に、吐き気やむかつきを抑える効果が期待できます。乗り物酔いにもおすすめです。

recipe 4 神経症による胃腸の症状に

ペパーミント	1
レモンバーム	1

痙攣を抑えて、おなかにたまったガスを排出する作用のあるペパーミント。これに、心をしずめる作用のあるレモンバームをブレンド。ペパーミントの味と刺激がやわらぎ、さわやかな風味のティーになります。

下痢

下痢のときは食べ物に注意することが大事です。一般的には胃腸に刺激を与える、油が多いものや甘いもの、冷たいもの、堅いものなどは避けます。もしも食べられないときは、無理をする必要はないでしょう。ただし、脱水症状になると危険ですので、水分は摂るように心がけます。白湯《さゆ》や麦茶、スポーツ飲料、りんごジュースがおすすめです。どれも冷え過ぎていないものを少しずつ飲みます。

ハーブティーを飲む場合は、収れん作用や消炎作用のあるものを選びます。精神的なことも関係して起こっている下痢のときには、リラックス効果のあるハーブをブレンドした温かいハーブティーをゆっくりと飲みましょう。

recipe 1 ティーの苦みが胃腸に元気を与える

シナモン	1
ジャーマンカモマイル	1
フェンネル	1
ラズベリーリーフ	1

シナモンは血行を促進し、からだを温め、甘い味と香りが口あたりをよくし、気持ちを落ち着かせます。

recipe 2 腸内の殺菌に役立つティー

アニスシード	1
シェパーズパース	1
タイム	1

腸内を殺菌して下痢の症状を緩和する効果のあるティー。タイムには腸内のバクテリア数を正常にする働きがあるといわれます。

recipe 3 心配ごとなどによる神経性の下痢に

マーシュマロウ	1
マリーゴールド	1
ラベンダー	1/4
レモンバーム	1

下痢に効果的なハーブとリラックス効果のあるハーブをブレンド。ストレスなどによる神経性の下痢に。

recipe 4 子どもの神経性下痢に

ジャーマンカモマイル	1
キャラウェイ	1
レモンバーム	1

収れん、苦味強壮、鎮静、駆風、鎮痙など、胃腸を健やかにする働きをいろいろともつティー。作用がおだやかなため、子どもの下痢におすすめです。

便秘

便秘になると、おなかが張る、イライラする、肌の調子が悪くなるなど、とても不快な症状が出てきます。原因には、食物繊維の摂取不足、運動不足、ストレスなどが考えられます。

解消するためには、まずは規則正しい食生活と、玄米、ごぼう、きのこ類といった食物繊維が豊富な食品をできるだけ毎食摂る習慣をつけましょう。そして軽い運動も継続を。エレベーターに乗らず、階段を歩くだけでもよい運動になります。ほかに、入浴などでストレスをやわらげたり、排便をがまんしたりしないことも大切です。

便秘でつらいときは、食物繊維を含むハーブや抗痙攣、駆風作用のあるハーブティーも利用してみましょう。

recipe 1 痙攣を伴う痛みをやわらげる

コリアンダー	1
タイム	1/2
バードックルート	1

便秘でキリキリとおなかが痛むときに。痙攣をしずめ、おなかにたまったガスを排出する働きがあります。毒素を取り除く、おだやかな緩下剤に。

recipe 2 慢性の便秘解消のため飲み続けたい人に

レモンバーム	1/2
ローズ	1
ローズヒップ	1

食物繊維が豊富なティー。おだやかな駆風作用があるため、たまったガスでつらいときにも役立ちます。豊かな香りがイライラをしずめる効果も。

recipe 3 ガスがたまって苦しいときに

アニスシード	1
ジャーマンカモマイル	1
フェンネル	1

腸内にたまったガスを取り除く働きのあるハーブのブレンド。胃腸の痛みをやわらげる働きもあります。リラックス効果もあり、緊張が便秘の一因であるときにもおすすめ。

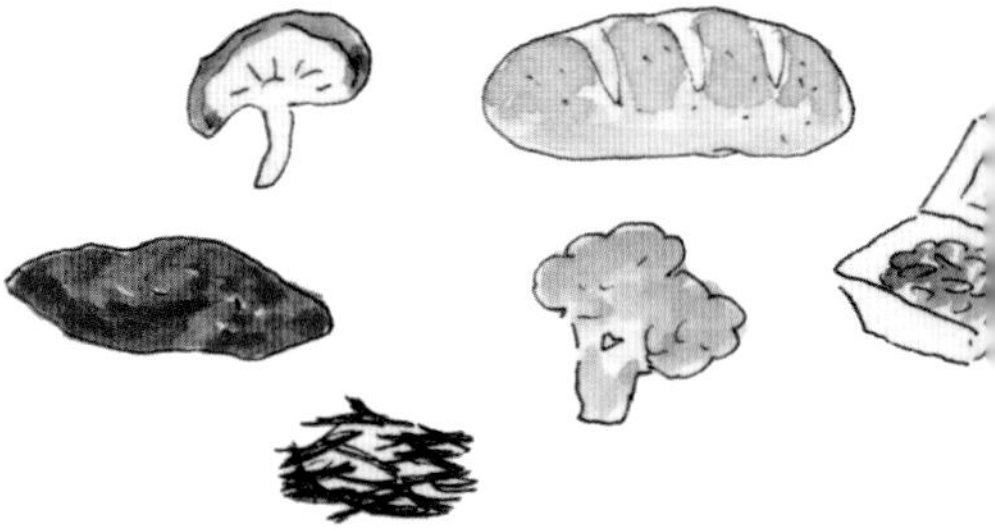

二日酔い

お酒を飲むと、肝臓でアルコールが分解されます。ただし、飲む量が多いと分解にかかる時間も長くなり、次の日まで体内にお酒が残ることに。そのため、二日酔いが起こるといわれます。

二日酔いになったら、アルコールの代謝を促し、少しでも早くからだの外へ出すようにしましょう。そのためには、水分補給がもっとも大切です。

そこで、ハーブティーをこまめに飲みましょう。肝機能を促進する働きのあるものや、気分をすっきりとさせる香りのハーブを選びます。

ハチミツは、アルコールの体内代謝を加速するといわれるフルクトースを含むため、ハーブティーに加えて飲むとより効果的です。

recipe 1

爽快感のある香りと味で気分をすっきりとさせる

ペパーミント	1
レモングラス	1
レモンバーベナ	1

肝機能促進と消化促進の働きがあるティー。柑橘系とミント系の、爽快感のあるさっぱりとした香りと味で、むかつきをやわらげます。

recipe 2

胃酸過多による胃の痛みに

メドゥスィート	1
ルイボス	1
レモンバーム	1

アルコールにより胃粘膜が刺激を受けると、胃酸の分泌が活発になり、胃が炎症を起こすことも。ルイボスには抗酸化作用があります。疲労回復にも。

recipe 3

苦みが肝臓の働きを促すティー

ダンデリオン	1
リンデン（フラワー）	1
レモンバーベナ	1

肝機能を促進する苦み作用と、発汗、利尿作用のあるティー。体内の毒素を浄化するように働きます。入れたての熱いティーを飲みましょう。

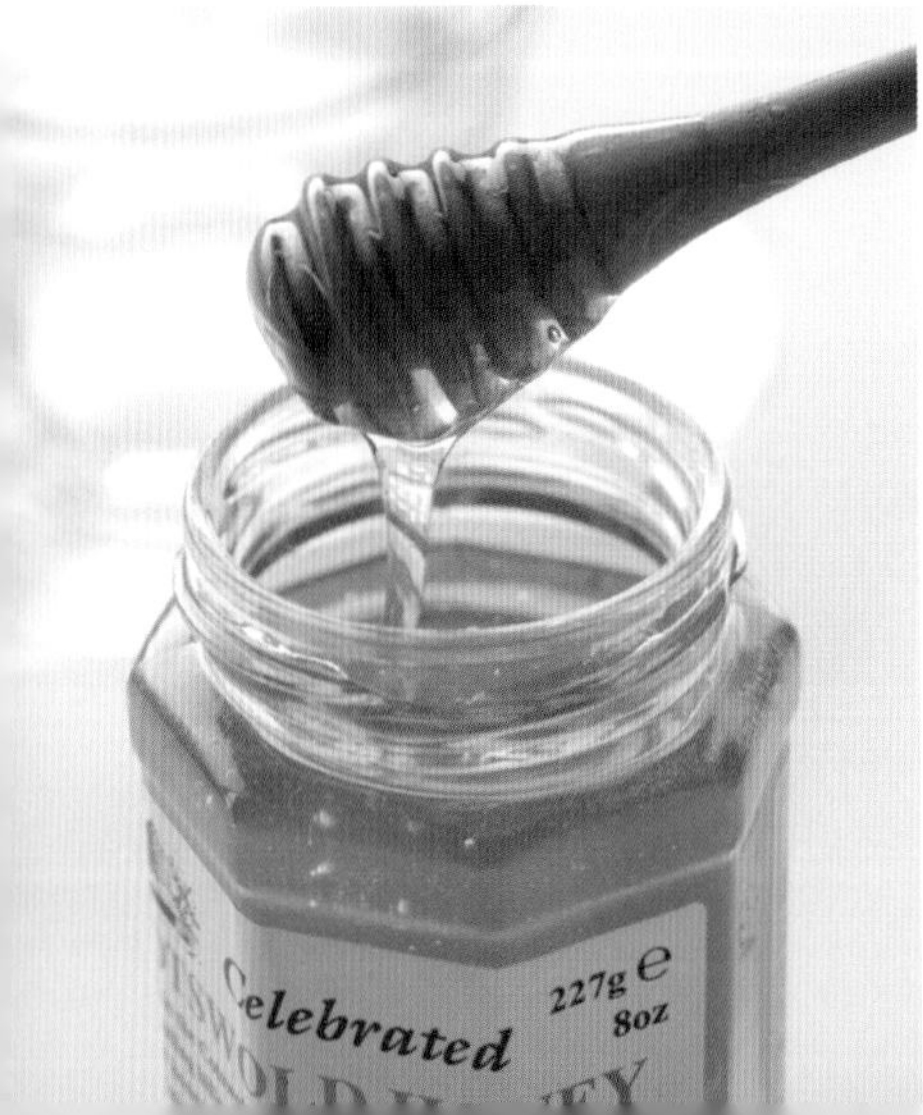

肝機能が気になる

肝臓には、大きく3つの機能があります。栄養素の合成を行う代謝機能、胆汁を作って胆のうへと送り込む排泄機能、体内に入ってきた毒物や薬剤などを分解して排出させる解毒機能です。そのため、肝臓の機能が落ちると、悪いものがたまって、むくみを起こしたり、黄疸《おうだん》が出てきたり、深刻な病気へと進んでいきます。

とくに、お酒をよく飲んだり、脂質を多く含んだものをよく食べるといった人は、肝臓のためにも、今の飲酒や食生活を見直しましょう。そのうえで、肝機能促進、胆汁分解促進、肝庇護作用のあるハーブを使った、肝機能を整えるハーブティーを取り入れましょう。

recipe 1
ベトナムでポピュラーな肝臓のためのハーブを利用

アーティチョーク	1
ペパーミント	1
ルイボス	1

ベトナムで飲酒後に飲まれているアーティチョークをはじめ、胆汁分解促進、肝庇護、抗酸化作用のあるハーブをブレンド。肝臓病予防におすすめです。

recipe 2
肝臓薬として使われてきたハーブのブレンド

ダンデリオン	1
ミルクシスル	1

古くから肝臓の病からくる黄疸の治療に使われていたといわれるダンデリオンは利尿作用があることで有名。ミルクシスルも肝臓薬として長年使われてきたハーブ。肝臓の細胞再生の働きがあります。

recipe 3
肝臓治療に使われる成分を含むハーブを利用

フェンネル	1
ターメリック	1/3
リコリス	1

肝細胞の損傷を阻止する成分グリチルリチン酸を含むリコリスに、肝臓を守る働きのあるハーブをブレンド。ターメリック(ウコン)の力はアジアで有名。

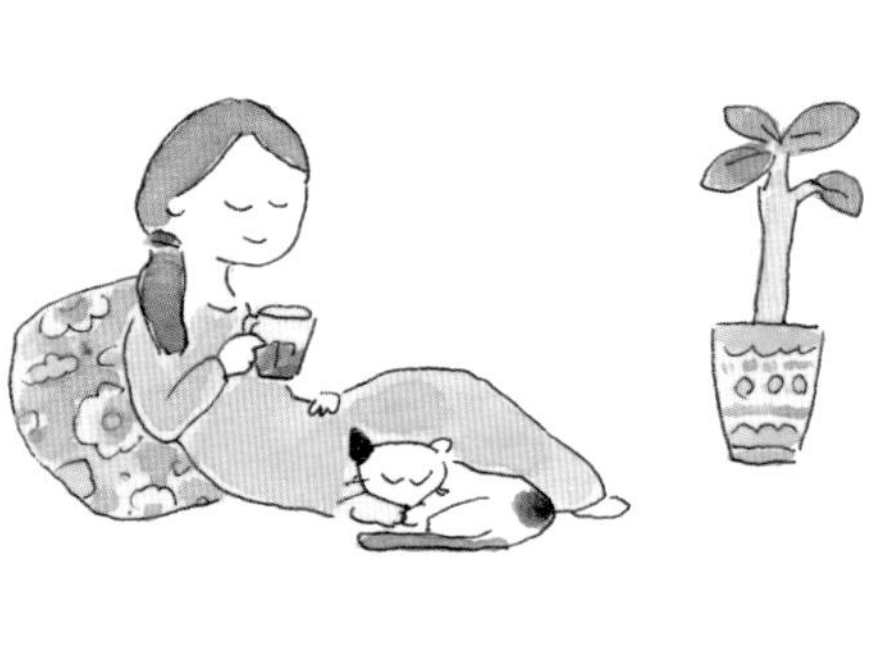

貧血

血液中の赤血球や血色素（ヘモグロビン）の量が減少した状態が貧血です。

貧血は、原因によって数種類に分けられますが、なかでも女性がかかりやすいのが、鉄欠乏性貧血です。これは、体内で血色素を作るために必要な鉄分が不足するために起こります。生理や分娩の際は出血があるため、また妊娠中や授乳期は赤ちゃんへ鉄分が送られるため、鉄分が不足しやすく、貧血が起こりやすくなります。さらに無理なダイエットなどによる鉄分の摂取不足で起こることもあります。

鉄分不足が気になる時期は、できるだけ肉類、レバーなど鉄分を多く含む食品を摂るようにしましょう。鉄分を含むハーブティーも役立ちます。

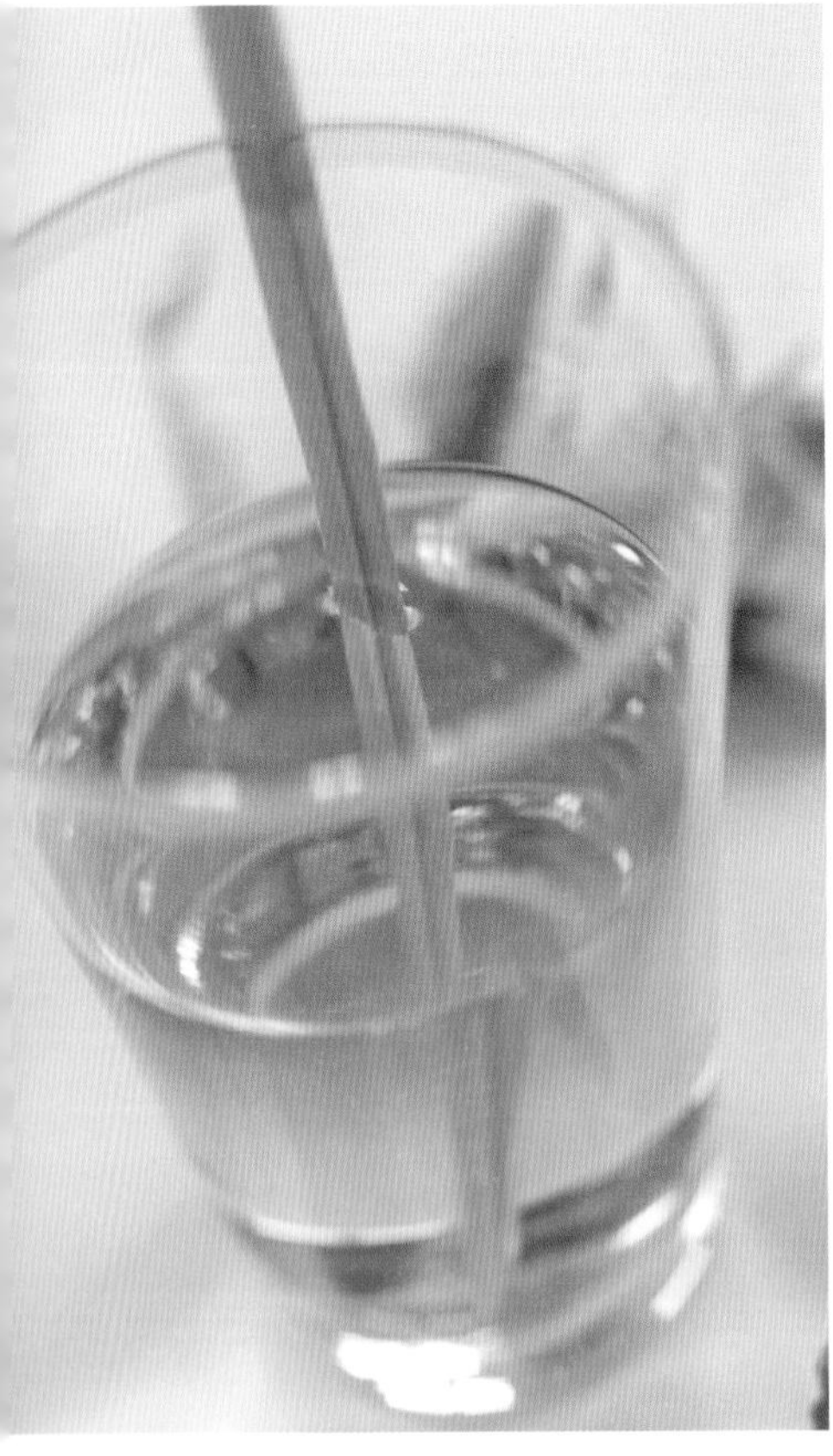

recipe 1

鉄分&ビタミンCをたっぷり補給

ネトル	1
ローズヒップ	1

ネトルは鉄分を含むハーブです。これに、鉄分の吸収をよくする働きのあるビタミンCを豊富に含むローズヒップをブレンド。より積極的な鉄分補給が期待できるティーです。

recipe 2

鉄分をはじめとする栄養豊富なティー

ジャーマンカモマイル	1/2
マテ	1

鉄分をはじめ、ビタミン、ミネラル、カルシウム、食物繊維など、不足しがちな栄養素を含むマテ。ジャーマンカモマイルをブレンドすることで、より飲みやすいティーになります。

生理痛・月経前症候群（PMS）

生理痛は、子宮収縮が強いために起こるといわれています。ハーブティーで症状をやわらげたいときは、鎮痙、収れん、炎症、ホルモン様作用のあるものを選びましょう。また、精神状態が強くかかわっている場合もあるため、心の状態にあったハーブも役立ちます。

月経前症候群は、生理の２週間前くらいから起こり、生理が始まると自然に消えてしまう、イライラや頭痛、むくみなど、さまざまな症状のことをいいます。ホルモン分泌が複雑になることなどが原因ではないかといわれていますが、詳しいことはわかっていません。ハーブティーを利用するなら、ホルモンバランスを整える作用のあるものにします。

recipe 1

緊張に伴う痛み、ヒステリー症状に

- スカルキャップ……1
- バレリアン……1
- ペパーミント……1

緊張感が強いと、生理痛が激しくなります。痙攣をしずめ、痛みをやわらげると同時に、神経を強壮する作用のあるティーを。ヒステリー症状も緩和。

recipe 2

月経前症候群に。ホルモンバランスを整える

- ダンデリオン……1
- チェストツリー……1
- ブラックコホシュ……1

女性の生殖器官をゆるめて正常にする働きと、ホルモンバランスを整えて働きを正常にする効果のあるティー。症状緩和に有効な解毒の作用も。

生理痛に効果的なツボ

血海《けっかい》
膝の皿の上から2.5cm上の内側の、少しくぼんだ部分にある。

三陰交《さんいんこう》
内くるぶしから、親指を除いた指４本分くらい上の骨の、すぐ後ろのくぼみにある。

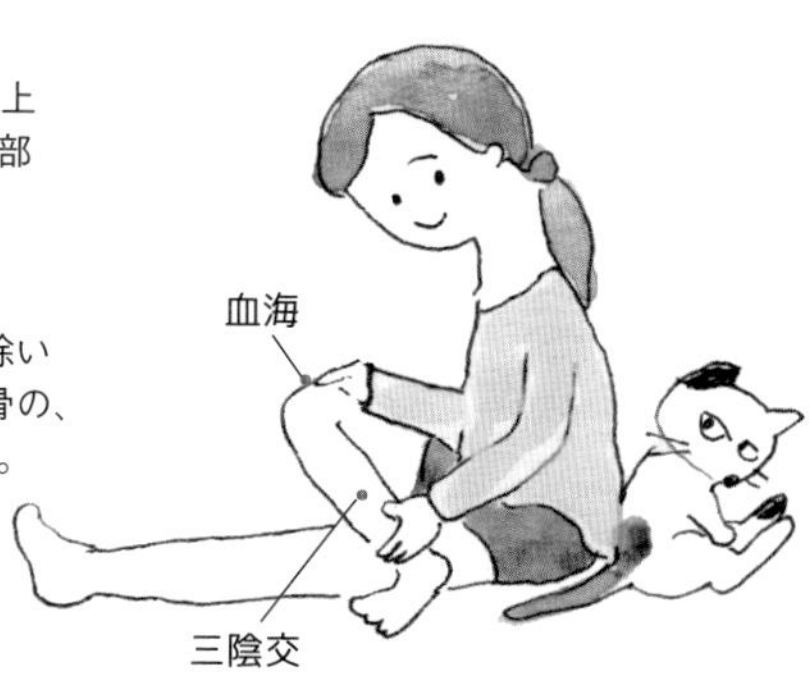

更年期障害

顔がほてる、のぼせる、うつになる、ドキドキする、眠れない……更年期になると、このような不快な症状が出てくることがあります。まずは、専門医に相談し、更年期障害による症状なのか、診断してもらいましょう。

更年期障害は、エストロゲンの量が減少してホルモンの分泌状態が変わったことで起こる自律神経失調症による場合と、心因性のものの場合、またそのふたつが関係している場合などがあります。

そこで、症状を緩和するためには、ホルモンバランスを整える作用のあるハーブティーが役に立ちます。さらに、昔から更年期の症状に使われてきたハーブにも注目し、利用しましょう。

recipe 1

自律神経の乱れによる症状に

- バレリアン……1
- ラベンダー……1

神経を安定させたり、鎮静させたりする作用のあるハーブのブレンド。ほてり、のぼせ、発汗など、自律神経の乱れによる症状が気になるときに飲みましょう。気分が落ち着いてくるでしょう。

recipe 2

うつの症状があるときに

- オートムギ……1
- レッドクローバー……1
- ローズ……1
- ローズマリー……1

更年期のうつに働きかける作用や、ホルモン様作用、エネルギーをチャージする作用のあるハーブをブレンド。

recipe 3

胸がドキドキして眠れないときに

- アンゼリカルート……1
- パッションフラワー……1
- ホップ……1
- リンデン（フラワー）……1

鎮静作用があり、動悸をしずめる効果のあるリンデン。これにホルモン様作用のあるハーブをブレンド。

recipe 4

なんとなく気分がすぐれない日々に

- ジャーマンカモマイル……1
- マリーゴールド……1
- レモンバーム……1

日常的に飲む、おだやかな作用のブレンド。ホルモン様作用のあるマリーゴールドに、抗うつ、神経強壮、鎮静作用のあるハーブをブレンド。

冷え

冷えは、自律神経の働きがうまくいかなくなり、末梢の動脈が収縮して、流れる血液の量が減少するために起こるといわれています。また、ストレスや緊張、ホルモン分泌の乱れなども関係しているといわれています。

対策としては、血行を促すことがもっとも大事です。軽い運動を習慣にするとよいでしょう。また、きつめの下着やパンツ類をはくのも、血行を妨げる原因に。締め付け過ぎには注意を。

ハーブティーを飲んで温まるのもよい方法です。血行促進、発汗、末梢の循環促進、血管拡張作用のあるハーブを選びましょう。ストレスなど精神的なことも気になるときは、精神安定作用のあるハーブをブレンドします。

recipe 1 血行をよくして冷えを改善するティー

エルダーフラワー	1
ジンジャー	1
ヤロウ	1

ジンジャーは末梢の循環を促進、ヤロウには血管拡張作用があります。発汗をよくしてからだを温めるエルダーフラワーとブレンドして。

recipe 2 ストレスによる血行不良に

パッションフラワー	1
リンデン（フラワー）	1
レモンバーム	1

ストレスが続くと交感神経が緊張し、血管が収縮して血行が悪くなります。緊張をほぐす効果のあるティーを。リンデンには発汗を促し、からだを温める作用もあります。

recipe 3 ポカポカとからだを温めるティー

ジンジャー	1
ローズマリー	1

血行促進作用にすぐれるふたつのハーブをブレンド。からだを温めて、刺激を与え、活力を取り戻す効果があります。生のショウガが手に入るときは、紅茶の中に浸し、それを飲んでも。

recipe 4 体のこわばりによる冷えに

オレンジピール	1
ジャーマンカモマイル	1
トゥルシー	1

からだの緊張による血行不良にはストレッチなどの習慣が大事。ストレスをほぐし、からだを温めるブレンド。まろやかな香りで、心身ともにリラックスします。

産前・産後の悩み

母体内で母乳を作り出す準備をよりスムーズに行わせるために、昔から使われてきたハーブがいくつかあります。なかでも、ラズベリーリーフは、スムーズなお産と母乳促進のために使われてきた、有名なハーブです。このティーは、現在産院でも使われることがあります。また、催乳作用だけでなく、産後のうつのような心を元気にする働きが、ラズベリーリーフやボリジにはあります。

ラズベリーリーフのシングルティーは、産前産後を通して、飲むことができます。それ以外のティーは、出産直後から飲むとよいでしょう。ただし、ハーブティーを取り入れる際は、専門医と相談してからにしましょう。

recipe 1 産後の母体回復にも効果的なブレンド

ダンデリオン	1
ミルクシスル	1
ラズベリーリーフ	1

民間療法的に使用されてきた、母乳の出をよくするといわれるハーブのブレンド。ラズベリーリーフには、子宮筋をゆるめる作用があります。

recipe 2 催乳作用のあるハーブのブレンド

キャラウェイ	1
フェヌグリーク	1
ボリジ	1

母乳の出をよくする作用のあるハーブのブレンド。乳房の発達を促す作用もあります。さらに、胃腸を楽にしたり、心を元気にする働きも期待できます。

recipe 3 妊娠のお祝いに使われるフェンネルをブレンド

パセリ	1
フェンネル	1
ラズベリーリーフ	1

古代ギリシャから母乳の出のために使われてきたフェンネル。妊娠のプレゼントに今でも使われています。民間療法的に使用されてきたハーブとブレンド。

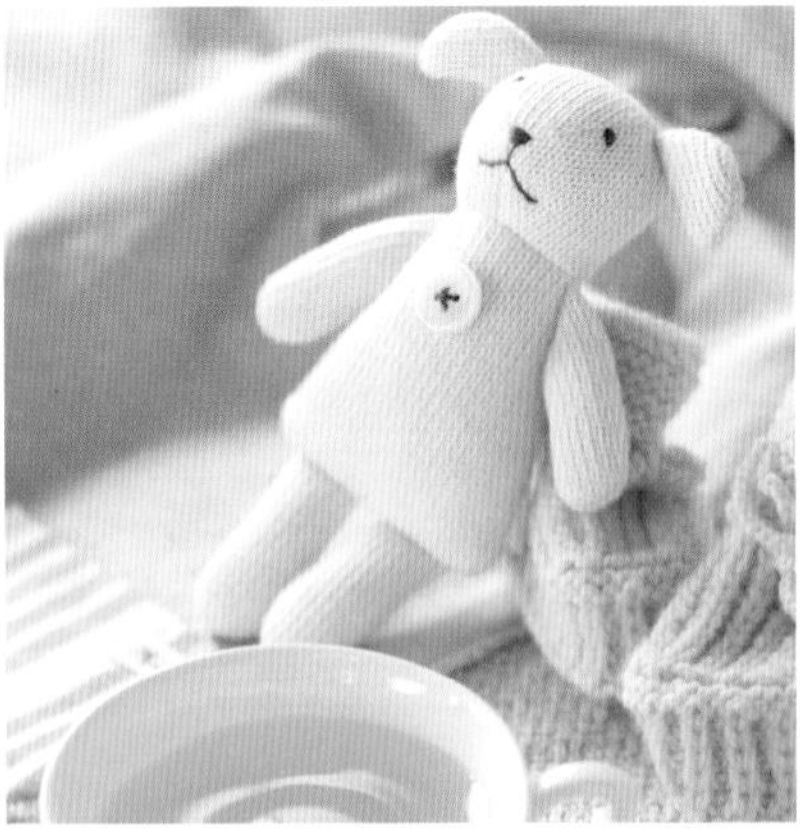

むくみ

むくみは、皮膚の下（細胞の間）に、余分な水分がたまることで起こります。その原因はさまざまで、腎臓病などの病気が関係していること以外に、ホルモンの影響、血行不良、冷え、新陳代謝の低下、ビタミンとミネラル不足、塩分の摂り過ぎなどが考えられます。

病気ではなく、軽いむくみの場合は、運動をする、ビタミンやミネラルをきちんと摂る、お風呂に入る、マッサージをする、利尿作用のあるものを食べるといったことが解消に役立つでしょう。

ハーブティーなら、利尿作用のあるものを中心に、血行促進作用や免疫系を刺激する働きのあるものをブレンドして飲んでみましょう。

recipe 1　リンパ液の流れを促すティー

エキナセア	1
クリーバーズ	1
マリーゴールド	1

リンパ系に働きかけ、機能を高める効果のあるハーブのブレンド。リンパ液のうっ滞が回復するように働きます。また、利尿作用もあり、毒素や老廃物を排出させます。

recipe 2　胃のもたれや便秘も気になる人に

シェパーズパース	1
ダンデリオン	1
ネトル	1

利尿と血行促進作用のあるハーブのブレンド。消化を促したり、便秘を緩和する働きもあります。デトックス効果も期待できます。

recipe 3　ダイエットも考えている人に

ジュニパーベリー	1
フェンネル	1
レモングラス	1

ダイエットを目的に古くから使われてきたフェンネルに、利尿作用のあるハーブをブレンド。腎臓が弱い人はジュニパーベリーを外してブレンドを。

recipe 4　利尿作用のあるさわやかなティー

トゥルシー	1
ドクダミ	1
ハトムギ	1

利尿作用があり、口あたりもよいので、夏の日常的に飲むお茶としても楽しめます。すっきりとした香りのトゥルシーが、気分もさわやかにします。

索引　太字の数字は、見出しとなっているページです。

参考文献等

『アーユルヴェーダのハーブ医学』デイビッド・フローリー他著　出帆新社

『アロマテラピー事典』パトリシアデービス著　フレグランスジャーナル社

『アロマテラピーの事典』林真一郎編　東京堂出版

『英国発人気ブランド!! PUKKAのハーブティーレシピ ハーブの力で浄化し、育み、元気になる』
セバスチャン・ポール 著　KADOKAWA

『原色世界植物大図鑑』林弥栄他監修　北隆館

『原色牧野和漢薬草大図鑑』三橋博監修　北隆館

『最新版　家庭医学大全科』高久史麿他監修　法研

『資源植物事典』柴田桂太編　北隆館

『実用百科　ホリスティックハーブ医学』デビット・ホフマン著　フレグランスジャーナル社

『女性のためのハーブ自然療法』アン・マッキンタイア著　産調出版

『新訂原色牧野和漢薬草大図鑑』岡田稔監修　北隆館

『調香師が語る香料植物の図鑑』フレディ ゴズラン、グザビエ フェルナンデス 著　原書房

『デュークグリーンファーマシィ』James A.Duke, Ph.D.著　健康産業新聞社

『日本のハーブ事典』村上志緒著　東京堂出版

『ニューハーブバイブル』C・フォーリー他/林真一郎監修　産調出版

『ハーブセラピー』アン・マッキンタイア著　産調出版

『ハーブ大全』リチャード・メイビー著　小学館

『ハーブティーバイブル』ヴィクトリアザック著　東京堂出版

『ハーブの安全性ガイド』クリス・D・メレティス著　フレグランスジャーナル社

『ハーブの写真図鑑』レスリー・ブレムネス著　日本ヴォーグ社

『ホリスティックハーブ療法事典』ぺネラピ・オディ著　産調出版

『マイフルール・シリーズ　薬草カラー図鑑』小林正夫監修　講談社

『緑の薬箱ハーブセラピー』林真一郎著　NHK出版

『メディカルハーブ安全性ハンドブック』マイケル・マグガフィン他編　東京堂出版

『メディカルハーブ安全性ハンドブック　第2版』AHPA(米国ハーブ製品協会)、
ゾイ・ガードナー、マイケル・マクガフィン編著　東京堂出版

『メディカルハーブ検定テキスト』NPO法人日本メディカルハーブ協会検定委員会監修　池田書店

『メディカルハーブ　ハーバルセラピストコース・テキスト』NPO法人日本メディカルハーブ協会

『6週間のハーブ解毒プラン』ピーター・コンウェイ著　フレグランスジャーナル社

『和漢薬の事典』富山医科薬科大学和漢薬研究所編　朝倉書店

S&B スパイス&ハーブ事典　https://www.sbfoods.co.jp/sbsoken/jiten/

熊本大学薬学部　薬草園　植物データベース　https://www.pharm.kumamoto-u.ac.jp/yakusodb/

撮影協力

AOZORA　https://aozorab.exblog.jp/
キャトル・セゾン・トキオ　https://www.quatresaisons.co.jp/shop_list/id=47
タイムレスコンフォート　https://store.world.co.jp/s/brand/timelesscomfort/
ペッシュ　https://peche.jp/
ホッチポッチ自由が丘店　http://hpjiyuugaoka.jp/

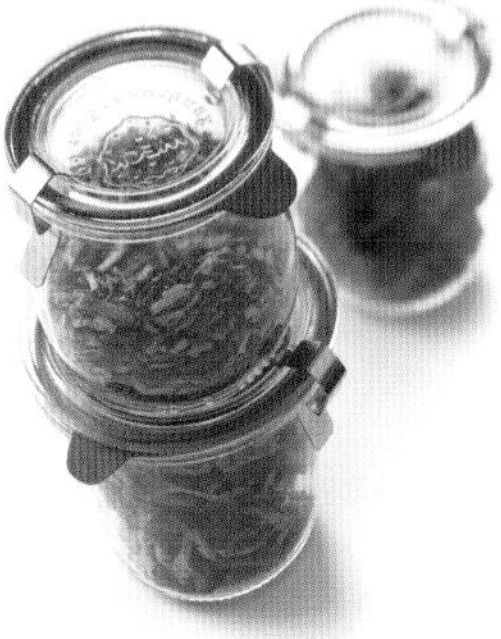

※本文中の「カルピス」は、カルピス株式会社の登録商標です。

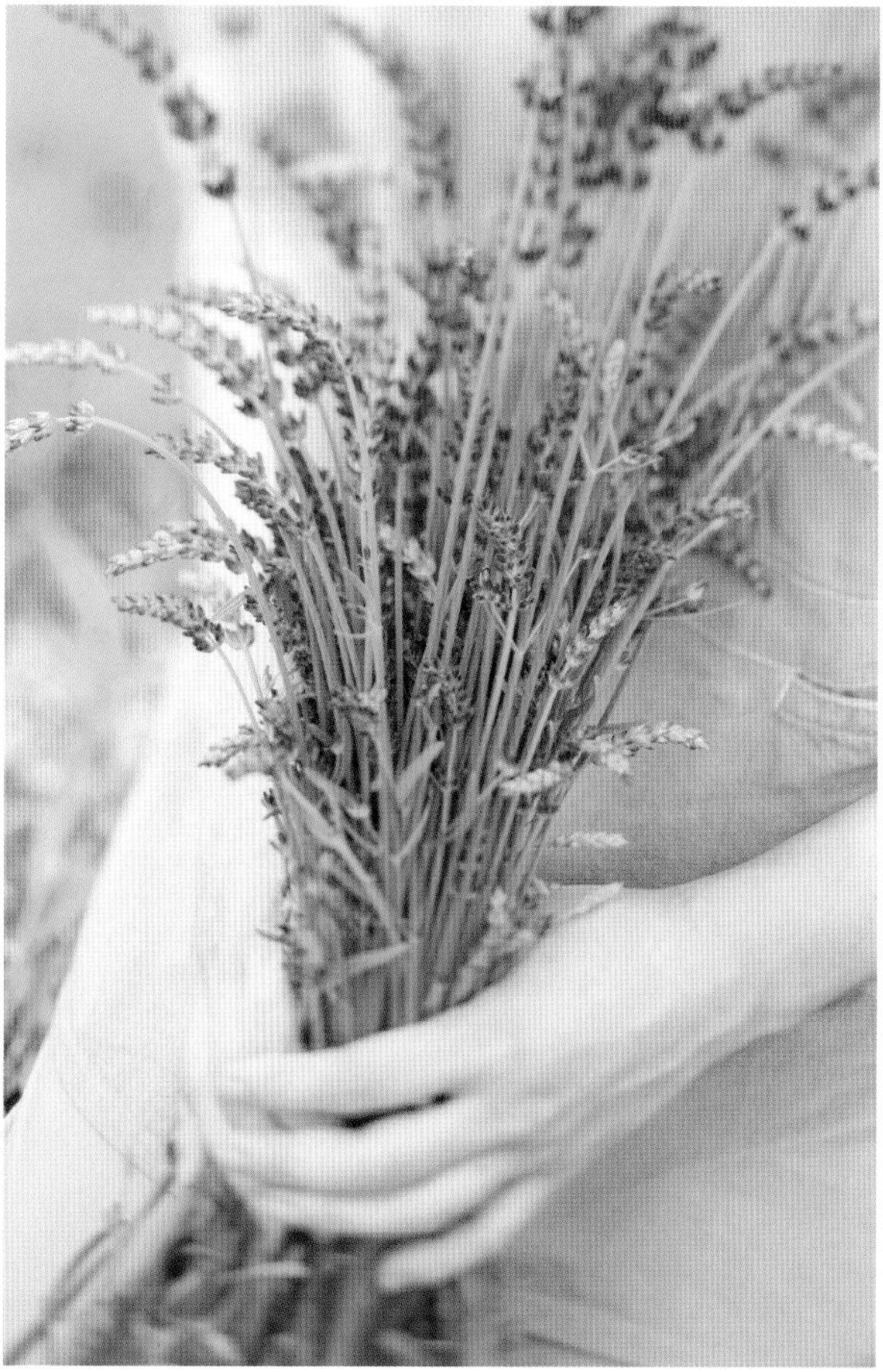

佐々木　薫（ささき・かおる）

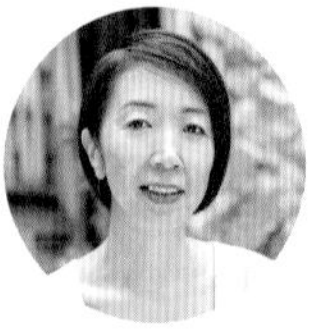

生活の木カルチャー事業本部ゼネラルマネージャー。ハーブ・アロマテラピーの文化・歴史を探ることをライフワークとし、世界数十か国を訪ね、レポートを続ける。各種カルチャースクール、社会人講座などの講師として活動、テレビ、マスコミを通じ、その魅力を普及する。監修・著書に『はじめてのアロマテラピー』『知る・使うアロマ』（池田書店）、『最新４訂版 アロマテラピー図鑑』（主婦の友社）などがある。

佐々木薫【公式】インスタグラム　@treeoflife_ksasaki

生活の木　https://www.treeoflife.co.jp/

生活の木【公式アプリ】　https://www.treeoflife.co.jp/membership

撮影	志津野裕計（CRACKER STUDIO）
	平良　耕（CRACKER STUDIO）
	古谷利幸（F-REXon）
スタイリング	常盤井和子
	熊澤さなえ
イラスト	もり谷ゆみ
	ハルペイ
刺しゅう	たむらひとみ
デザイン	峯岸孝之（COMIX BRAND）
編集協力	佐藤小百合
校正	聚珍社
企画・編集	早川景子

本書は、当社既刊の『ハーブティー事典』に新たな情報を加え、リニューアルしたものです。

ハーブティー事典　改訂版

著　者　佐々木 薫
発行者　池田士文
印刷所　日経印刷株式会社
製本所　日経印刷株式会社
発行所　株式会社池田書店
〒162-0851
東京都新宿区弁天町４３番地
電話03-3267-6821（代）
FAX 03-3235-6672

落丁・乱丁はお取り替えいたします。

©K.K. Ikeda Shoten 2021, Printed in Japan

ISBN 978-4-262-13064-4

[本書内容に関するお問い合わせ]
書名、該当ページを明記の上、郵送、FAX、または当社ホームページお問い合わせフォームからお送りください。なお回答にはお時間がかかる場合がございます。電話によるお問い合わせはお受けしておりません。また本書内容以外のご質問などにもお答えできませんので、あらかじめご了承ください。本書のご感想についても、弊社HPフォームよりお寄せください。
[お問い合わせ・ご感想フォーム]
当社ホームページから
https://www.ikedashoten.co.jp/

本書のコピー、スキャン、デジタル化等の無断複製は著作権法上での例外を除き禁じられています。本書を代行業者等の第三者に依頼してスキャンやデジタル化することは、たとえ個人や家庭内での利用でも著作権法違反です。

24014009